# 泌尿腔内诊治图谱

## 第3版

经 浩 刘定益 编著

人民卫生出版社

**图书在版编目（CIP）数据**

泌尿腔内诊治图谱/经浩,刘定益编著.—3 版.—北京:人民卫生出版社,2017

ISBN 978-7-117-25480-9

Ⅰ.①泌… Ⅱ.①经…②刘… Ⅲ.①腹腔镜检-泌尿系统外科手术-图谱 Ⅳ.①R699-64

中国版本图书馆 CIP 数据核字（2017）第 274543 号

| | | |
|---|---|---|
| 人卫智网 | www.ipmph.com | 医学教育、学术、考试、健康,购书智慧智能综合服务平台 |
| 人卫官网 | www.pmph.com | 人卫官方资讯发布平台 |

**泌尿腔内诊治图谱**
**第 3 版**

编　　著：经　浩　刘定益
出版发行：人民卫生出版社（中继线 010-59780011）
地　　址：北京市朝阳区潘家园南里 19 号
邮　　编：100021
E - mail：pmph @ pmph. com
购书热线：010-59787592　010-59787584　010-65264830
印　　刷：北京盛通印刷股份有限公司
经　　销：新华书店
开　　本：787×1092　1/16　印张：20
字　　数：487 千字
版　　次：1998 年 6 月第 1 版　　2017 年 12 月第 3 版
　　　　　2017 年 12 月第 3 版第 1 次印刷（总第 3 次印刷）
标准书号：ISBN 978-7-117-25480-9/R·25481
定　　价：160.00 元

打击盗版举报电话：010-59787491　E-mail：WQ @ pmph.com
（凡属印装质量问题请与本社市场营销中心联系退换）

# 内容提要

　　本书提供了应用内腔镜对泌尿系统疾病检查诊断和腔内手术治疗的图像。全书以图为主，图文并茂。第一章概论介绍各种泌尿内腔镜及其诊疗技术，泌尿内腔镜摄影技术及其发展历史；第二、三、四、五章介绍尿道、膀胱颈部、膀胱、上尿路的正常和疾病的镜下所见及腔内诊疗操作图解，共摄制彩色图片 1086 幅。这些图片是作者四十余年泌尿临床工作中，数千例泌尿腔内手术的积累，从数万张照片中精选而成；疾病的诊断经过了验证，故而准确可靠。近年来又采用了先进的视频技术和电脑图像采集储存编辑系统，使腔内手术过程的图像更加连续完整，清晰逼真。

　　本书可供泌尿外科医师，泌尿外科研究生、全科医师、进修医师、实习医师、医学生及医院管理者参考阅读。

谨以此书纪念我国泌尿外科奠基人之一、

我们的恩师、著名泌尿外科专家熊汝成教授

诞辰一百零九周年

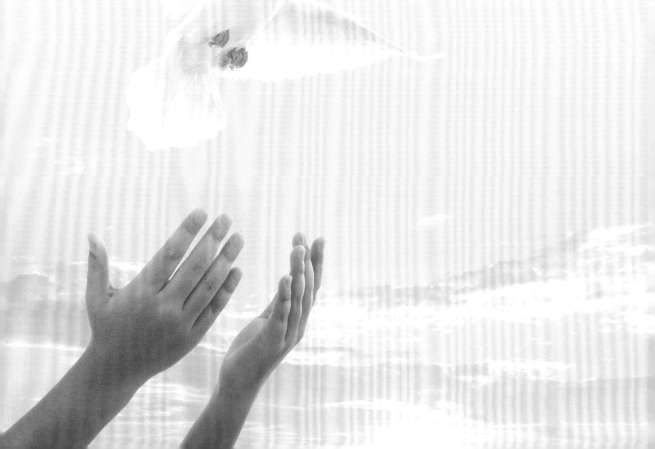

# 作者简介

## 经 浩

1965 年上海第一医学院（现复旦大学上海医学院）医疗系六年学制本科毕业。历任苏州大学教学督导、教授、硕士研究生导师；苏州大学附属第三医院泌尿外科主任医师；常州市医疗事故技术鉴定专家，《中华现代影像学杂志》专家编辑委员会常务编委，《中华综合临床医学杂志》常务编委。发表专业学术论文 40 余篇；主编专业著作四部；获国家专利三项，省、部、市科技成果奖 12 项。

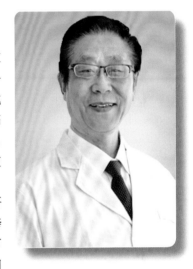

1975 年，引进国内第一台 STORZ 摄影膀胱镜，研究并收集膀胱内窥照片，1984 年出版国内第一本《膀胱内窥摄影图谱》；此后，研究并收集泌尿系内腔镜下手术照片，2001 年再版，更名《泌尿内腔镜摄影图谱》。是开展腔内泌尿外科最早的参考书之一。2009 年，发明"腔内物吸集器"获国家专利，为经尿道前列腺切除术提供了安全、便捷的中国式方案，实现了手术零死亡。

20 世纪 80 年代，常州籍科学家张禄荪研制出中国第一台体外冲击波碎石机，和经浩合作，多次到珠海、广州、深圳等地办学习班推广，为全国各地培训了第一批碎石医生。1992 年由吴阶平院士作序推荐，经浩和张禄荪撰写了国内第一本《体外冲击波碎石》专著，由上海科技出版社出版。

1993 年，经浩创建国内第一家"泌尿介入超声研究室"，开展术中超声、超声导向穿刺、腔内超声诊断、碎石超声及超声尿动力学等课题研究，先后在中华泌尿外科、中华超声影像杂志发表有关经直肠超声、经尿道超声、手术中超声、碎石超声及超声导向穿刺多篇论文。"经直肠超声在诊治前列腺增生症中应用的研究"获部级科技成果奖，"超声监视在复杂性肾结石术中的应用"、"超声导向经皮穿刺膀胱颈悬吊术治疗女性压力性尿失禁"、"经尿道腔内超声在膀胱肿瘤诊断和分期中的应用"、获省厅新技术奖，"超声导向经皮穿刺硬化治疗肾盂旁囊肿"、"超声定位体外冲击波碎石"获市级科技奖。1998 年 9月、1999 年 6 月应解放军总医院邀请为第二、三届全国介入超声学习班讲课，此后多次应江苏省人民医院、山东省医学会、江苏省医学会邀请作"介入性超声在泌尿外科的应用"

专题讲座。2005 年主编撰写《介入性泌尿学》学术专著，由人民卫生出版社出版，第一次在泌尿学界和超声学界提出了一个新兴学科概念。从此，"介入泌尿学"和"腔内泌尿学"并列为两大泌尿分支学科，丰富了"微创泌尿外科"的内容和治疗手段。

研究肿瘤诊断治疗，率先在国内开展"超声监视在肾肿瘤术中的应用"、"经尿道腔内超声对膀胱肿瘤分期诊断"、"经直肠超声诊断前列腺癌及穿刺活检"，擅长泌尿系肿瘤，特别是前列腺癌的早期诊断、鉴别诊断，制订个体化综合治疗方案及泌尿系各种疑难杂症的诊治。

# 作者简介

**刘定益**

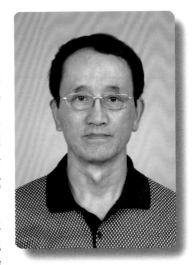

1967年毕业于上海第一医学院（现为复旦大学上海医学院）医疗系六年学制本科。

历任上海交通大学附属瑞金医院泌尿外科主任医师、教授；国际泌尿外科学会会员；国际器官移植学会会员；《中华实验外科杂志》、《临床泌尿外科杂志》、《诊断学理论与实践杂志》编委、常务编委；《中华医学杂志》和三家《大学学报（医学版）》论文评审专家，曾应加拿大蒙特利尔大学附属Notre-Dame医院邀请任客座教授学习、工作一年。

现任上海浦东新区上海浦南医院泌尿外科主任；上海交通大学附属瑞金医院卢湾分院特聘专家；上海邮电医院特聘专家，国际泌尿外科学会资深会员，上海市浦东新区医学会泌尿男科专业第一届委员会顾问。

从事外科临床工作50年，特别在肾上腺肿瘤、泌尿系肿瘤、泌尿系结石、良性前列腺增生开放和微创手术治疗方面积累了近万例经验。

主编、合编医学专著18部；以第一作者在国内外核心医学期刊发表医学论文172篇，其中SCI论文15篇。

获教育部科技成果一等奖2项；上海市科技成果二等奖1项；江西省科技成果三等奖2项。

# 第1版序

　　膀胱镜检查是诊断泌尿男生殖系统疾病的一个常用的方法，通过膀胱镜还可对某些下尿路疾患进行手术治疗。通晓膀胱镜的构造和性能，熟悉膀胱镜检查的基本原理和应用原则，特别是操作技术，固然是泌尿外科医师必须掌握的知识和技能，就是一般外科医师也应该能够运用膀胱镜检查的基本操作。这是因为在广大地、县级医疗单位，目前尚不可能普遍地设置泌尿外科专科和安排专门从事泌尿外科的医务人员。因此，普及膀胱镜检查的应用并加以提高仍是当前临床工作中一项重要任务。

　　为了适应泌尿外科临床工作的需要，培养和提高专业医师的理论知识和膀胱镜检查的技术水平，新中国成立后30余年期间，在我国曾出版了不少有关膀胱镜检查的专著，对广大从事泌尿外科专业医师的成长起了积极的促进作用，取得了可喜的成就，这应是必须加以肯定的。在另一方面，这些图谱基本上是在泌尿外科医师指导和授意下，由绘图人员绘制而成的，因此，在某些方面或在一定程度上，不能认为是完全真实和客观的形象。显然，膀胱镜检查时，内窥摄影所得的图谱更具有其独特的价值和意义。

　　膀胱镜内窥摄影虽在本世纪早期已有人作了尝试，但对膀胱和尿道内的病变准确而成功地拍成彩色照片并汇编成书乃是德人 Hans Joachim Reuter 首次的创举。该书问世后，深受富有经验的内镜专家们一致赞许，为此，美国学者即于1964年特将该书译成英文版发行，认为对泌尿外科的师资培养和专业的发展均有莫大裨益。在我国，膀胱镜检查时拍摄彩色照片的尝试虽在有些单位正在开展，但有待累积更多的经验，故迄今尚未见有这类专著出版。

　　本书作者虽为中年泌尿外科医师，但对此项操作已有多年的实践经验，所拍摄内镜察见的彩色照片能确切地反映出下尿路病变的真实性，具有较好的质量。本书除扼要介绍膀胱镜的构造、种类、光学原理以及膀胱镜检查有关系统知识、操作技术和常见疾病的镜像外，对内窥摄影术的发展史和摄影技术作了详细的描述和阐明。相信本书的出版对我国膀胱内窥摄影的推广应用乃至泌尿外科工作的提高，可能有所帮助和促进。

熊汝成

1983 年 8 月

# 第3版前言

20世纪60年代中期，我们先后离开母校上海第一医学院（现今复旦大学上海医学院），受熊汝成恩师熏陶，走上了泌尿外科之路，从此和泌尿内腔镜结下不解之缘。那时候国内使用的膀胱镜，前端一个小灯泡，外接干电池，不但光线暗，而且是热光源，观察时间受限制。这时国外已有导光纤维冷光源膀胱镜，不但照明好，而且通过膀胱镜能完成泌尿腔内手术。1975年，作者有幸从西德进口了国内第一台可行内窥摄影的STORZ膀胱镜，收集照片成册。书稿由王兵、吴阶平审阅后，陈懿负责编辑，1984年出版了国内第一本《膀胱内窥摄影图谱》，从此结束了我国手工绘制膀胱镜图谱的时代。1987年，巢志复教授在常州举办腔内泌尿外科学习班，由熊汝成教授、沈家立教授、吴开俊教授讲课和手术演示，推广泌尿内腔镜手术并介绍STORZ膀胱镜内窥摄影技术。此后在临床实践中我们不断收集腔内泌尿外科手术的照片，2001年由吴阶平院士亲自题写书名《泌尿内腔镜摄影图谱》再版。

近十余年来，泌尿内腔镜及附属手术设备、器械更为进步、完善，自不必说。腔内手术技术也有了极大的发展，泌尿系腔道内，从肾盂、肾盏、输尿管、膀胱到尿道，结石、肿瘤、狭窄、畸形、异物、前列腺增生等疾病，大都可在泌尿内腔镜下完成手术治疗。以经尿道前列腺切除术为例，按应用设备器械的不同，有经典的经尿道前列腺电切术，也有经尿道前列腺切开术、经尿道前列腺电汽化术、经尿道前列腺等离子双极电切术和剜除术、经尿道前列腺激光汽化、剜除术；按手术方式的不同，有前列腺组织汽化也有前列腺切割小块切除、前列腺剥离大块剜除；在前列腺电切术中有作膀胱穿刺造瘘以提高安全性，也有用回流式电切镜不做膀胱造瘘；各有特色，精彩纷呈。再以肾结石的腔内手术而言，经皮肾镜和微创经皮肾镜取石在上尿路结石的治疗中发挥着越来越重要的作用。结石不仅能被直接取出，而且能够通过激光、气压弹道、超声、液电击碎后排出。带超声和吸引作用的弹道碎石器兼有气压弹道碎石、超声碎石以及同时吸出结石碎片的功能，使肾内压降低，尤其适用于体积较大的感染性结石患者。术中配合软性肾镜可减少多通道的使用，增加一期无石率。随着输尿管镜和激光技术的发展，逆行输尿管软镜配合钬激光治疗肾结石 和肾盏憩室结石取得了良好的效果，使用输尿管软镜配合可弯曲的光纤可以到达绝大多数的肾盏，甚至包括肾盏颈狭窄的肾下盏。应用逆行输尿管软镜和钬激光技术进行肾内碎石，已成为目前肾结石治疗的一种新方法。由于该技术利用泌尿道的自然腔道，不需要建立其他创伤性通道，创伤小、恢复快、疗效好，临床应用前景广阔。

从医五十年过去，弹指一挥间。看来，要完善一本图谱，真得花一辈子的功夫。常见疾病的表现及其手术过程的图像要精选、更新，入选图谱者，百里挑一；少见疾病的图像，要靠时间的积淀。作者从收集第一张腔内摄影照片开始，四十多年来，在数千次的手术中，摄制了数万张可用的照片，经过加工整理，从中精选了千余张成册，涵盖的病种全面，展示的手术过程详尽，对初学者之入门、年轻泌尿医师的借鉴，不无有助。

作者古稀耄耋之年，拨弄电脑撰写文字、编排图片，困难诸多，只能边学边做，谬误之处在所难免，万望读者不吝赐教。

感谢人民卫生出版社的帮助；感谢上海市浦南医院刘卫东院长的大力支持；感谢夏维木主任医师、黄滔副主任医师和唐崎副主任医师为本书整理付出的心血；感谢苏州大学附属第三医院何小舟院长、常州激光医院庄启兵、苗立梅院长的支持和程宝露同志的帮助。

苏州大学附属第三医院　**经　浩**
上海市浦南医院　**刘定益**
2017 年 6 月

# 第 2 版前言

　　《膀胱内窥摄影图谱》出版已有十六年了，这些年来，泌尿内腔镜又有了长足的发展，光导纤维和广角镜技术在内腔镜中的应用，不但提高了膀胱尿道镜的质量，而且制成了各种用途的泌尿内腔镜。经尿道切除镜已成为治疗前列腺增生症、膀胱肿瘤、尿道狭窄的必备武器；经尿道碎石镜是治疗尿路结石的常规设备；输尿管镜、经皮肾盂镜在诊治上尿路疾病也已广为应用。

　　视频技术、电脑配合泌尿内腔镜应用也是对腔内泌尿外科的一大贡献，视频技术可将腔内状况通过摄像系统显示在彩色屏幕上，改进了窥视下操作的诸多不便；利用电脑对内腔图像进行采集、储存更加方便，免去了外接相机的烦恼，电脑数字化处理的图像清晰逼真。由此可见，再版本的摄影范围已从局限于膀胱扩大到全泌尿系统，摄影方式从窥视下外接相机改进成视频电脑采集储存，内容上也从仅为检查诊断发展到诊断治疗，故而再版本定名为《泌尿内腔镜摄影图谱》较为确切。再版本在文字上有较大的改动和补充，增加了腔内手术内容，照片已重新摄制，大部分作了更换，补拍了腔内手术过程的照片。由于经过验证随访，故而内腔镜诊断准确可靠，又因采用视频和电脑系统摄制技术，所以腔内手术操作图像连续完整，清晰逼真，相信这一次献给读者的再版本是一副崭新的面孔。

　　再版本有幸得到著名泌尿外科专家吴阶平教授的指导，表示衷心感谢。为第一版作序并审阅的泌尿界前辈熊汝成教授已离我们而去，在此表示深切的哀悼。对为我们提供支持、帮助的人民卫生出版社陈懿编审、上海第二医科大学附属瑞金医院领导、苏州医学院附属第三医院领导何小舟副院长以及协助图像电脑处理的周文龙副教授、许滔主治医师、吴昂同志表示诚挚的谢意。

**经　浩　刘定益**

2000 年 5 月

# 第1版前言

　　20世纪50年代初期出现了纤维光学。60年代开始,利用纤维导光束,外接强的冷光源,使内镜照明获得了一次"革命"。因为光量强,光源色泽接近自然光,所以采用彩色静态摄影对检查进行记录,能获得清晰而真实的摄影图像,甚至还可以进行彩色电影摄影和电视录象进行动态观察和记录。

　　由于医疗器械工业和纤维光学的进步,在国外,60年代开始,内窥摄影普遍用于临床。Hans joachim Reuter 和 Karl M. Bauer 首先将膀胱内窥摄影汇编成图谱,分别于1964年和1966年问世。

　　在这以前出版的各种膀胱镜检查图谱,皆系手工描画而成,可以说是泌尿专科医师和画师合作而成的艺术品,与摄影图谱比较,发现后者更为真实、客观、清晰。作者在多年临床实践中,使用西德 Storz 冷光源纤维光学膀胱镜及附设的闪光照相机进行外接摄影,收集了膀胱内常见疾病的内窥摄影图像,并选用了 Hans Joachim Reuter 和 Karl M. Bauer 的部分少见病例照片,汇编成册。

　　由于作者水平所限,临床经验不足,错误甚多,敬希批评指正。

**经　浩　刘定益**
1983 年 8 月

# 目 录

**网络增值服务**

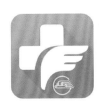

人卫临床助手

中国临床决策辅助系统

Chinese Clinical Decision Assistant System

扫描二维码，
免费下载

**1**

第一章

## 概　论

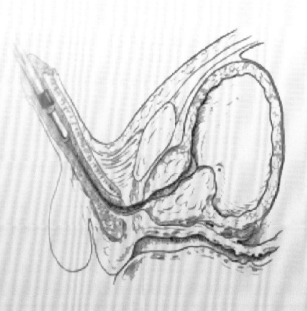

## 第一节　泌尿内腔镜和泌尿内腔镜摄影发展简史

### 一、泌尿内腔镜发展简史

早在十九世纪初期，临床医师鉴于检查膀胱内部的必要，开始从事膀胱镜制造的尝试。1804 年 Philip Bozzini 首先发明配有烛光照明的原始膀胱镜，但所能观察部位仅限于内镜的对侧。嗣后 Ségalas（1826）、Désormeaux（1853）、Bruck（1867）等虽对照明装置作了改进，但均未能摆脱依赖体外光源的设计，以致视野局限于极小范围，因此不能达到满意的效果。直至 1876 年 Max Nitze 将以铂丝制成的光源装在膀胱镜前端，把光源由体外移至膀胱内，对膀胱镜研制和改进作出了卓越贡献。1879 年 Nitze 与 Leiter 合作在接物镜的前面，加入一个直角三棱镜，制造了第一台间接膀胱镜，称为 Nitze-Leiter 膀胱镜，扩大了内镜的视野范围并放大了视物，达到用膀胱镜窥视整个膀胱内部的要求，嗣后 Boisseaux du Rocher 将光学镜与镜鞘分开，并在镜鞘上配有输尿管双插管的装置，提高了膀胱镜使用效果，故在十九世纪末便制成了基本具备现代化膀胱镜特点的检查仪器。

从 20 世纪初期起，Wappler、Otis、Brown、Buerger、Young 及 Mc Carthy 等对膀胱镜的结构先后作了进一步研究和改进，使膀胱镜在临床应用上更臻完善。

近年来由于光学技术出现突飞猛进的发展，尤其是近代纤维光学的发明应用于膀胱镜中，光线通过一根由光学纤维组成的导光束，从体外将冷光源传导至膀胱内，取代了传统的灯泡照明，既有充足照明，又无膀胱内发热的缺点。如 Hopkins 设计的微柱状镜组成的不同角度观察镜的出现，不但提高了膀胱内图像的清晰度，而且扩大了膀胱内观察范围，以至于增加到全尿道的观察。此时把具备尿道观察功能的膀胱镜称为膀胱尿道镜。这些新型装置，使膀胱镜检查效果达到较为理想的地步。

### 二、泌尿内腔镜摄影发展简史

随着膀胱镜结构的不断改进，为使内镜视野扩大和照明光度足够清晰，企图借助自然途径保存膀胱内部所见的景象的愿望也就自然产生，因之对试制摄影膀胱镜的要求愈趋迫切，从而促使人们对此作出不懈努力，以期获得成功。早在 1879 年 Nitze 从改进膀胱镜照明光度着手，进行摄影膀胱镜的研究，但未能达到目的。1888 年 Bela Hermann 应用碳丝照明灯泡，企图拍摄一例膀胱内针头，但异物形象不清，膀胱黏膜的血管网更是模糊。1891 年 R Kutner 在 Nitze 研究的基础上，对准所需要拍摄的区域，在膀胱镜上附加一个指针并限制摄影时间为一分钟，结果亦遭失败。1893~1894 年，Nitze 在其膀胱镜上连接一个离中心的可旋转的圆盘，在其上安置摄影机并加用一三棱镜改进接目镜的视线，从而缩短曝光时间至 3~10 秒，最长不超过 30 秒。用此仪器可连续拍摄 8 至 10 次，摄出照片的直径为 2.8~3.0mm，但所得结果仍不满意。与此同时 W. A. Hirschmann 对 Nitze 摄影膀胱镜作了修改，使操作简便，同时可曝光 4 次，但图像改进也不明显。1899 年 Berger 首次将一向用于拍照的版片改用软片，同时改进光度和企图缩短曝光时间，可惜所摄出的形象并不优于 Nitze 的结果。值得提出的是 L. Casper 的发明，在膀胱镜观察的同时可作摄影，且曝光时间一般不超过 3 秒钟，1898 年 Casper 展出几张膀胱黑白照片，但从临床准确性来看，形象仍差，1907年和1908年F. Fromme首次展出膀胱内部彩色照片，但因仪器本身无任何改进结果亦不满意。重大的功劳应属于O. Ringleb和M. von Rohr，他们在膀胱摄影的光学方面作出贡献，1912年4月29日应用Georg Wolf公司的仪器成功地拍摄出膀胱内黑白照片。1913年他与F. Fromme合作使曝光时间缩短至1/10秒，获得并展出质量良好的照片，由于黑白照片没有红黄对比，不能表现膀胱黏膜的病理变化，因此能使显影逼真的彩色摄影是非常必要的，具有诊断用途的第一个膀胱摄影系由F. Hoff和Th. C. Neef于1938年用Georg Wolf公司所制造的大口径备有强光透镜系统的摄影膀胱镜所拍成，曝光时间由1/5秒缩短到1/15秒，软片是用Kodachrome彩色胶卷。1942年K. E. Loose用Duxo-chrom彩色胶卷也摄出质量较好的照片。嗣后R. Segoud于1943年，H. Kremling于1950年以及H. Börger于1954年对膀胱内彩色摄影进行研究，但对照片质量均未能取得实质性改进。1954年和1955年K. leising、R. lambrecht和H. W. Lechtenberg用Sass-Wolf公司制造的仪器摄制了彩色照片。也是1955年以后，摄影膀胱镜的技术，无论在设计上或者在种类上都有发展，展示出一个新的纪元。如英国的Optec公司，德国的Sass-Wolf和Richard Wolf公司，法国的Gentile公司均能制造有满意质量的摄影膀胱镜。Storz从1960年起先后与Sass-Wolf、Winter和Ibe制造出仪器，备有石英棒所发出的体外闪光可进入膀胱，摄影效果良好，1961年Richard Wolf应用电闪光作为光源显著地提高膀胱内摄影的质量。

光学的迅速发展和医学工程技术的革新扩大了摄影膀胱镜的用途，它不仅可用于拍摄膀胱、尿道病变和手术操作的形象，且可作为活动摄影之用，因之腔内电影的摄制也相应产生。事实上早在1936年G. Ende已尝试膀胱内活动摄影。1937年Gütgemann经过两年的研究展出一卷16mm彩色影片。所用的仪器为Georg Wolf内镜，Leitz公司的中间光学系统，Osram公司特效的灯泡以及装配16mm滚动胶卷的Zeiss-Ikon摄影机。1938年H. J. Funfack首次拍摄一部膀胱取石术电影。1956年M. Jaupitre在电视上放映出膀胱镜内腔摄影。A. Frei 1957年第一次在Hamburg大学医院进行膀胱内乳头状瘤电凝的电视录像，后来在德国电视上作了放映。

值得再次提出的是近代冷光源纤维膀胱尿道镜的应用，尤其是1959年由Hopkins设计的微柱状镜组成观察镜和1968年由Wolf制出Lumina观察镜，明显改善了图像的清晰度，而且利用光学广角镜技术，扩大了观察视野的范围，用0°镜还可直接窥视尿道。现代泌尿内腔镜不仅改善了照明、扩大了视野，而且增加了操作功能，制成各种用途内腔镜，如切除镜、碎石镜等。输尿管镜和经皮肾盂镜可以在输尿管，肾盂、肾盏内，窥视摄影和进行手术。不仅显著提高泌尿内腔镜检查的效果，且对泌尿内腔镜拍摄病变照片和各种手术操作录像提供了优越条件。近年来，OLYMPUS设计的小巧高清摄像头，具有窄带成像技术，有利于发现早期微小病变（图1-1-1）。

视频技术和电脑配合应用更是对腔内泌尿外科的一大贡献，视频技术把泌尿腔内状况通过摄像系统显示在彩色屏幕上，改进了窥视下操作的诸多不便，利用电脑对内腔图像进行采集储存，更为方便，免除了外接照相机的麻烦，而且电脑数字化处理的图像类似摄影照片清晰逼真。时至今日，泌尿内腔镜均配置高清晰度的摄影、录像、显像及储存装置，手术者观看屏幕进行检查治疗，图像资料自动保存，为医疗、教学、科研带来了极大的方便。

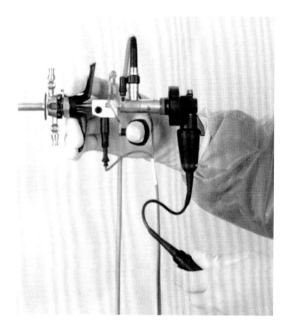

图 1-1-1　OLYMPUS 窄谱光成像摄像头

## 第二节　泌尿内腔镜种类和结构

膀胱尿道镜的种类和规格繁多，大致可分为硬性膀胱尿道镜和软性膀胱尿道镜。常用的硬性膀胱尿道镜主要由镜鞘、闭孔器、闭锁装置、窥镜、操作器、及附件组成。

### 一、硬性膀胱尿道镜

**（一）镜鞘**

镜鞘为膀胱尿道镜的外鞘，用以顺利导入窥镜和冲洗膀胱。全部装置分为前端，镜杆和后端三部分（图 1-2-1，2）。

1. 前端　前端状如鸟嘴，与镜杆成一钝角，有观察窗，为窥镜的接物镜露出之处，用不同角度的窥镜，经此观察窗可观察尿道，膀胱。通过前端开口可充盈膀胱、输尿管插管及进行膀胱内手术。

2. 镜杆　镜杆为金属导管，除特殊用的膀胱尿道镜外，一般镜杆长 20cm，镜杆直径有 8~25F 多种型号，成人常用 21F，儿童用较小型号。近年来产品根据不同大小的镜杆，配有不同颜色的标记，以利识别。

3. 后端　后端由固定槽和冲洗装置组成，固定槽用于接桥的固定。冲洗装置位于镜鞘后端，左右各一，各侧附有开关的水门，可以进水或放水。

**（二）闭孔器**

闭孔器为一金属棒，插入镜鞘后可以封闭镜鞘前端观察窗口，使膀胱镜导入膀胱时不致损伤尿道黏膜（图 1-2-1，2）。不同管径镜鞘具有与之相配的不同颜色标记的闭孔器。

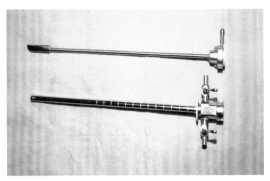

图 1-2-1　膀胱尿道镜镜鞘和闭孔器

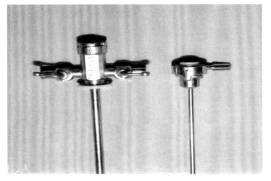

图 1-2-2　膀胱尿道镜镜鞘和闭孔器后端

（三）闭锁装置

闭锁装置由接桥构成，根据不同作用分为三种：第一种是单纯为膀胱、尿道检查用的窥镜接桥（图 1-2-3）。第二种是有一个器械操作腔的窥镜接桥（图 1-2-4）。第三种为有两个器械操作腔的窥镜接桥（图 1-2-5）。

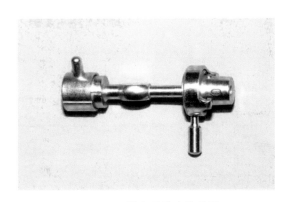

图 1-2-3　检查用的窥镜接桥

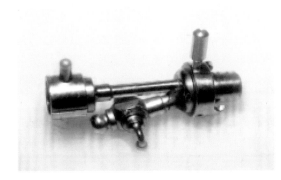

图 1-2-4　一个操作腔的窥镜接桥

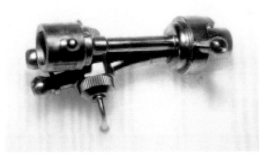

图 1-2-5　两个操作腔的窥镜接桥

（四）窥镜

窥镜分为接目镜和接物镜二部分，两者间为制作精密的光学系统。根据检查目的的不同或者不同的操作要求，选用窥镜的视角范围也不相同，有 0°、5°、12 度、30°、70° 及 120°等（图 1-2-6）。作尿道检查选用 0° 窥镜，普通的膀胱检查用 30° 窥镜，12 度用于经尿道前列腺切除术，而 70° 和 120° 窥镜用于膀胱顶前壁及"盲区"的检查。

将窥镜放入镜鞘时，不应从远处随意把窥镜前端插入镜鞘，这样易损坏窥镜顶端的周边，最好一只手扶住镜鞘，拇指放在套管口，窥镜前端可沿拇指导引放入镜鞘（图 1-2-7）。当取出窥镜时应注意，待

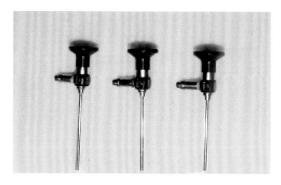

图 1-2-6　不同视角的窥镜

窥镜全部退出后方可改变移动方向，以防造成窥镜镜杆弯曲损坏。窥镜是极为精制而娇贵的部件，应避免碰撞或压在其他器械（如金属探条）之下（图 1-2-8），因为窥镜外管的轻微凹陷都会导致窥镜的损坏。

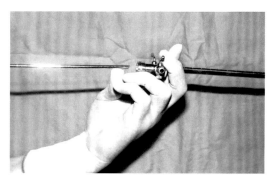

图 1-2-7　拇指引导窥镜头端进入镜鞘

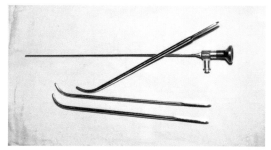

图 1-2-8　重物不应置于窥镜上

（五）操作器

操作器前端装有转向器，可通过该器械后端的控制器活动而升降，转向器可根据需要改变输尿管导管或膀胱内手术器械的方向。操作器后端备有两个金属操作腔可供输尿管插管或放入小的膀胱内手术器械（图 1-2-9）。将操作器从膀胱尿道镜鞘取出时，应保持转向器与窥镜平行的位置，以免损坏转向器。

（六）附件

1. 光源　目前采用冷光源，亮度高、不发热。冷光源内有亮度可调节的灯泡，镀有冷光膜的反射镜，冷却风扇等。箱面配有电源开关，光源调节装置。早期用卤素灯泡、固体金属卤盐灯泡（图 1-2-10），现在多用氙灯泡。300W 全自动氙灯泡亮度强、寿命长，有自动调节内镜亮度的功能。术毕应随手关闭光源，因长时间开着的光源会把无菌巾烧穿，进而灼伤皮肤。

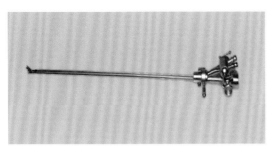

图 1-2-9 操作器

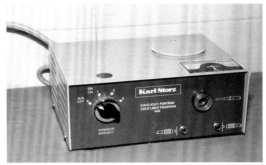

图 1-2-10 冷光源

2. 光导纤维束 光导纤维束由石英结晶纤维玻璃丝制成，导光性能好，照明可以达到极清晰的程度（图 1-2-11）。这种光学纤维比较精密，但较脆弱、易于折断。正确取下光导束的方法是扶住光导束的插头，将其取下（图 1-2-12）。应避免拿在光导束上取下（图 1-2-13），同时注意不要过度弯曲光导束，以防光学纤维折断而影响照明度。近年来有软性液晶光导束，有更大的可曲性。

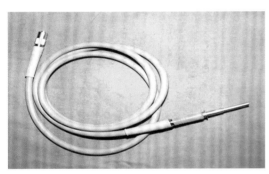

图 1-2-11 光导纤维索

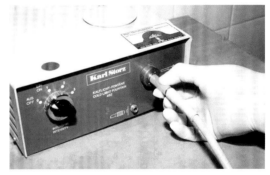

图 1-2-12 拔下导光索的正确方法

3. 摄像装置 摄像装置由摄像镜头、转换器、监视器组成。将内镜图像转变为电视信号，通过监视器同步播出。手术者操作更加灵活，方便了助手配合，提高了教学质量。

4. 橡皮小帽 橡皮小帽专用于套在膀胱腔内手术器械操作的接桥或操作器的管腔上，以防漏水，有不同形状。

5. 配件 配件有活检钳、异物钳、剪刀钳、高频电极、输尿管导管等。

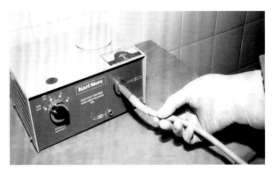

图 1-2-13 拔下导光索的错误方法

近年来 Olympus 生产的一体化膀胱镜，不需要镜鞘，因此有更细的外径、更粗的内径。可以高温高压灭菌，更加方便。

## 二、软性膀胱尿道镜

软性膀胱尿道镜无金属镜鞘，也具有冲水和操作通道，通过操作手柄可控制窥镜的尖端部在膀胱内弯曲。软性膀胱尿道镜优点是管径小（通常为16F），患者可取平卧位或侧卧位、能对膀胱颈部全面观察（图1-2-14）。使用软性膀胱镜检查，与硬性膀胱镜相比，具有损伤小、视野无盲区、相对舒适等优点。超声膀胱软镜能显示肿瘤浸润膀胱壁的深度，为膀胱癌的术前分期诊断提供新的模式。但是，软性膀胱尿道镜管径细，冲洗液进出速度慢、而且只有一个操作孔道，只能行一侧输尿管插管，加之价格昂贵、容易损坏，至今未能得到广泛应用。

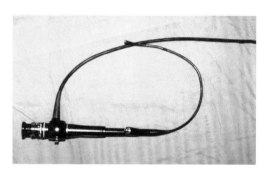

图 1-2-14   软性膀胱尿道镜

## 三、教  学  镜

教学镜套于膀胱尿道镜的接目镜上，可以使学习者与术者同时观察到膀胱检查的全过程。教学镜的设计有直杆型、多关节型和可弯曲的纤维导光型（图1-2-15）三种。自从有了内镜监视摄像装置后（图1-2-16），教学镜已经淘汰。

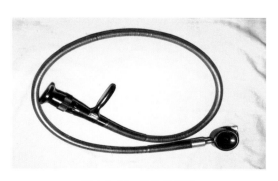

图 1-2-15   软性教学镜

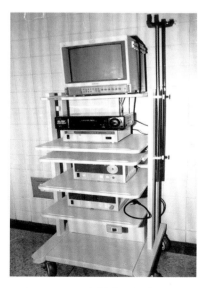

图 1-2-16   内镜监视摄像系统

### 四、摄影膀胱尿道镜

摄影膀胱尿道镜记录和显示图像，能使许多人看到，便于会诊，方便教学和建立标准图谱。20世纪70年代，作者使用西德 Storz 摄影膀胱尿道镜，作静态膀胱尿道内窥摄影。随着时代的进步，现在已不适用。它的部件有：

（一）照相机

照相机可用 Rolleiflex、Olympus、海鸥 D-F 照相机。各种照相机配有不同的内窥专用镜头（图 1-2-17）。使用固定装置将照相机和膀胱尿道镜的接目镜衔接（图 1-2-18）。

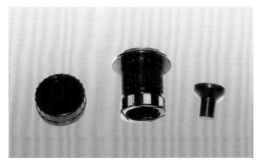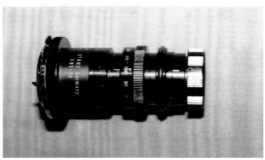

图 1-2-17　国产摄影镜头和德国产摄影镜头

（二）电闪光发生器

电闪光发生器为产生闪光的光源仪器（图 1-2-19）。摄影时将电闪光发生器和电闪光管、照相机连接。

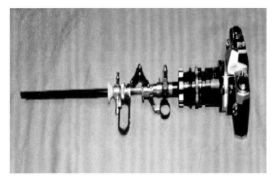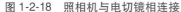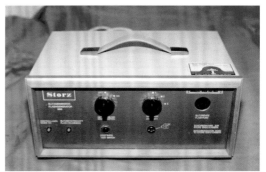

图 1-2-18　照相机与电切镜相连接　　　　图 1-2-19　电闪光发生器

（三）电闪光管

电闪光管为将体外产生的强闪光光源传入膀胱内的仪器（图 1-2-20），摄影时安放在冷光源的纤维束和膀胱尿道镜之间。

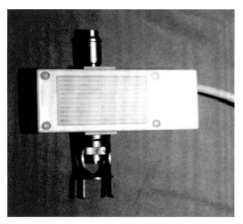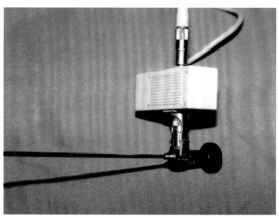

图 1-2-20  电闪光管、电闪光管与观察镜相连

## 五、手术膀胱尿道镜

（一）尿道镜

尿道镜主要用于尿道检查和尿道内切开手术。通常外径为 20F，镜鞘上有刻度，镜鞘后端旁有斜侧孔，便于输尿管导管或金属导管插入（图 1-2-21）。根据尿道狭窄的程度和范围，可以使用不同形状的切开刀。现代的膀胱尿道镜已涵盖了尿道镜的功能，不再需要单独购置尿道镜。

（二）切除镜

切除镜主要用于经尿道前列腺切除或膀胱肿瘤切除。由镜鞘、闭孔器、操作件、窥镜、电切环组成。

1. 镜鞘  镜鞘为金属管，管径有 22~28F 等型号，常用 24F。尖端部附以绝缘材料，多为陶瓷。（图 1-2-22）小儿用切除镜通常为 10.5F 和 13.5F。根据有无同步排出灌注液分为连续冲洗式和非连续冲洗式两种类型。

2. 闭孔器  闭孔器主要封闭镜鞘头端，在导入膀胱时不损伤尿道（图 1-2-22）。不同管径镜鞘具有与之相配的不同直径闭孔器。有的产品头端有活动关节，可稍向背侧弯曲，以利插入膀胱。

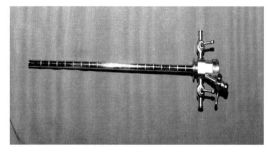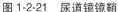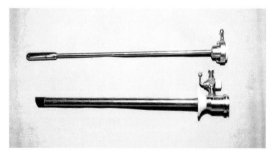

图 1-2-21  尿道镜镜鞘            图 1-2-22  电切镜镜鞘与闭孔器

3. 操作件 操作件固定窥镜和电切环，通过移动操作件控制电极移动，配合脚踏开关进行切割、止血。根据操作方式不同，分为单手式（图 1-2-23）、双手式（图 1-2-24）、主动式和被动式。

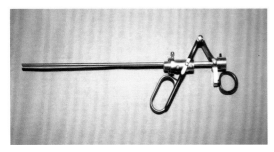

图 1-2-23 操作件（单手式）

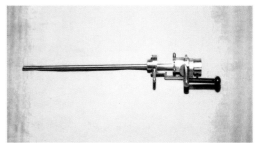

图 1-2-24 操作件（双手式）

4. 窥镜 窥镜根据腔内手术不同需要，通常选用 0°、12° 及 30° 窥镜。

5. 电切环 根据手术不同要求，常用不同类型和角度电极环，有半环型、钩型、球形、片型等。

（三）碎石镜

碎石镜在膀胱尿道镜的基础上，配以碎石钳进行机械碎石（图 1-2-25，26）。由于碎石钳不能粉碎大于 2cm 膀胱结和碎石时清晰度差原因，现在多数医师更喜欢配用激光碎石、气压弹道碎石、超声碎石或液电碎石。

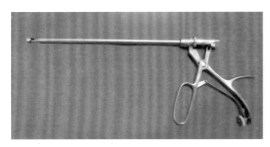

图 1-2-25 碎石钳

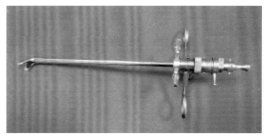

图 1-2-26 碎石钳

## 六、输尿管硬镜和输尿管软镜

经尿道输尿管镜分为硬性、半硬性和软性三种。经尿道输尿管硬镜又分为输尿管肾盂镜（长镜）（图 1-2-27）和输尿管镜（短镜）二型。外径有 F7、F9.5、F12.5 及 F13 多种，输尿管软镜可分为拆卸软镜和一体化软镜。主要用于输尿管，肾盂疾病的诊断和泌尿腔内手术的治疗。

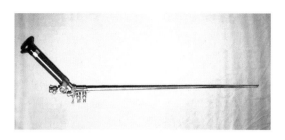

图 1-2-27 输尿管肾盂镜

## 七、经皮肾盂镜

经皮肾盂镜分为硬性肾盂镜和可弯性肾盂镜两类。硬性肾盂镜镜身一般为 20~26F，具有 4mm 的操作通道和进出水通道（图 1-2-28）。可弯性肾盂镜与纤维胆道镜通用，又称为可弯性胆道肾盂镜。主要用于经皮肾通道的肾盂、肾盏内的腔内手术。

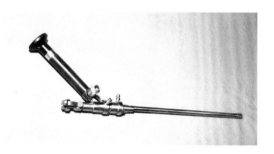

图 1-2-28 经皮肾盂镜

## 八、窄谱膀胱镜

白光膀胱镜（White light cystoscopy，WLC）显示自然色图像，不易发现早期微小病变。窄谱膀胱镜是用窄带滤光器过滤掉内镜光源中的宽带光谱，仅留下窄带光谱用于诊断疾病。窄带成像（Narrow Band Imaging，NBI）用于膀胱镜叫"窄谱膀胱镜"。窄带成像是一种新技术，能够更好地帮助医生发现早期肿瘤，从而提高诊断的准确率。

具有窄带成像功能的内镜其外形和常规操作与普通内镜基本一致，在操作中可随时切换 WLC 和 NBI 模式观察病灶。在对病灶近距离放大观察后再开启 NBI 模式，能更清晰地了解病灶表面的黏膜形态及血管，方便对病灶进行定性与靶向活检。目前，NBI 在临床工作中的应用包括：①微小病灶的早期发现与诊断；②放大观察其细微结构，进一步评价其特性并预测组织病理学结果；③作为病灶靶向活检及内镜下治疗的定位手段。

窄谱膀胱镜采用窄带滤光器代替传统的宽带滤光器，对不同波长的光进行限定，仅留下 605nm、540nm 和 415nm 波长的红、绿、蓝色窄带光波。窄带光波穿透黏膜的深度是不同的，蓝色波段（415nm）穿透较浅，红色波段（605nm）可以深达黏膜下层，用于显示黏膜下血管网，绿色波段（540nm）则显示两者之间的血管。这样便于增加黏膜上皮和黏膜下血管的对比度和清晰度。启用 NBI 系统后，黏膜表面毛细血管及黏膜下的静脉颜色，分别显示为青色及棕色，具有相当于黏膜染色的功效，有人又叫窄谱光成像内镜为"电子染色内镜"。但是，这种染色不需要喷洒染色剂、药物或造影剂，容易和其他染色内镜概念混淆不清。窄谱光成像内镜染色是通过改变光波实现的，作者认为可以叫"电子变光内镜"。

　　窄谱膀胱镜显示黏膜表面微细结构和黏膜下血管，较传统的白光模式内镜清楚，立体感更强，有助于微小病灶的早期发现与诊断。当同时使用两者进行检查时，仅能通过 NBI 发现而不能通过 WLC 发现的肿瘤占 17.1%，反之仅占 1.9%。有 42% 尿细胞学阳性而 WLC 检阴性患者在接受 NBI 检查时发现膀胱肿瘤。在 NBI 指示下进行膀胱肿瘤电切手术，与白光下电切术相比，能够降低至少 10% 的术后 1 年复发率。

　　作者应用窄带成像技术对膀胱肿瘤进行了观察和研究，初步报告如下。

（一）设备

1. Olymp CH-S190-08-LB 具有 NBI 模式的摄像镜头（图 1-2-29）。

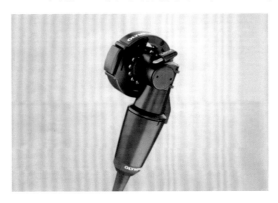

图 1-2-29　Olympus 摄像镜头

　　2. Olympus OTV-S190 图像处理装置　可以使用 NBI 技术，增强黏膜表面血管和其他组织的可视性（图 1-2-30）。

　　3. Olympus CLV-S190 300W 氙灯冷光源　配有用于 NBI 的特殊涂层的滤光片（图 1-2-31）。

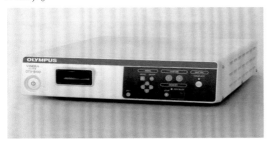
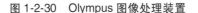

图 1-2-30　Olympus 图像处理装置

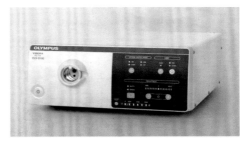

图 1-2-31　Oclympus 氙灯冷光源

（二）摄影图谱的研究

　　选择同一患者，同一视野，同一时段，摄制普通模式图像和 NBI 模式图像，进行对比观察，发现 NBI 模式图像较普通模式图像在以下五个方面有助于诊断。

　　1. 微小病灶的早期发现　白光内镜显示的自然色图像，不易发现微小病变，容易对早期肿瘤误诊、漏诊。NBI 模式增加黏膜上皮和黏膜下血管的对比度和清晰度，使早期肿瘤一目了然（图 1-2-32~35）。

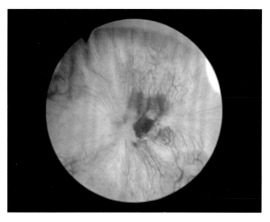

图 1-2-32　普通模式显示的微小肿瘤

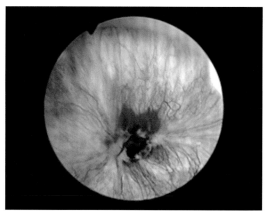

图 1-2-33　NBI 模式显示的微小肿瘤

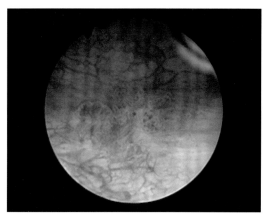

图 1-2-34　普通模式显示的微小肿瘤

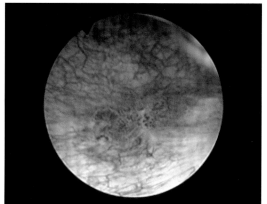

图 1-2-35　NBI 模式显示的微小肿瘤

2. 微小病灶内镜治疗的定位　经尿道电灼微小肿瘤是早期膀胱癌的首选方法，采用 NBI 模式准确定位十分重要（图 1-2-36，37）。

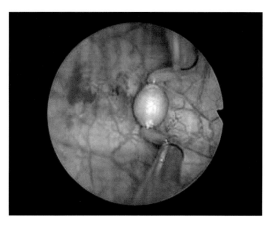

图 1-2-36　普通模式电灼治疗的定位

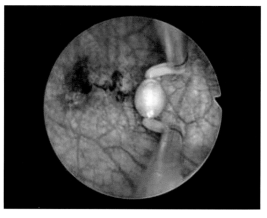

图 1-2-37　NBI 模式电灼治疗的定位

3. 预测组织病理学结果　靠肉眼目测病灶，很难判断其良恶性程度。切换 NBI 模式后，显示病灶血管非常少，就是良性病变的证据。尤其是手术后复查，判断手术瘢痕有无复发，帮助较大（图 1-2-38，39）。

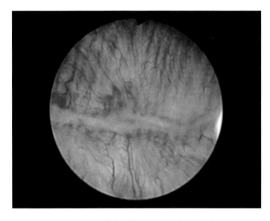 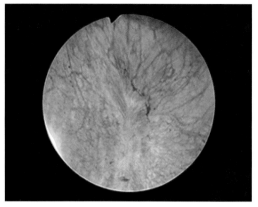

图 1-2-38　普通模式显示的手术瘢痕　　　　图 1-2-39　NBI 模式显示的手术瘢痕

4. 较大病灶的全面诊断　虽然普通模式图像对较大病灶能作出诊断，但是其周围小的浸润病灶，容易漏诊，切换 NBI 模式观察，可弥补此不足（图 1-2-40～45）。

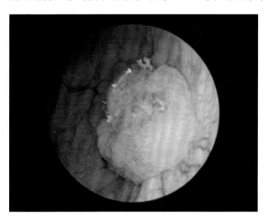 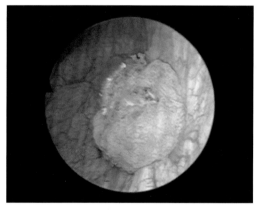

图 1-2-40　普通模式观察肿瘤周围浸润灶　　　图 1-2-41　NBI 模式观察肿瘤周围浸润灶

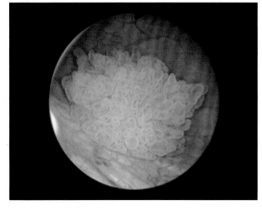 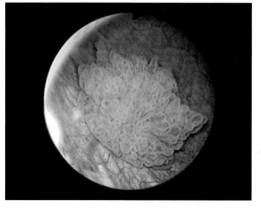

图 1-2-42　普通模式观察肿瘤周围浸润灶　　　图 1-2-43　NBI 模式观察肿瘤周围浸润灶

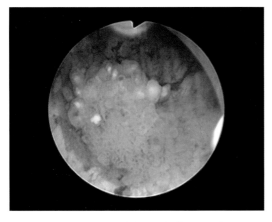

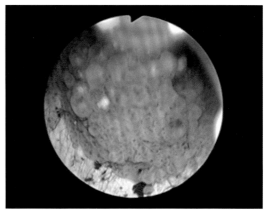

图 1-2-44　普通模式观察肿瘤浸润灶　　　　　图 1-2-45　NBI 模式观察肿瘤浸润灶

5. 在较大病灶内镜治疗中，指导经尿道切除肿瘤　切换 NBI 模式观察，指导进一步治疗，一次性清除全部肿瘤，可提高治疗效果（图 1-2-46~50）。

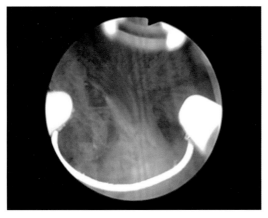

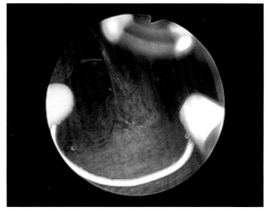

图 1-2-46　普通模式监视 TURBT 图像　　　　　图 1-2-47　NBI 模式监视 TURBT 图像

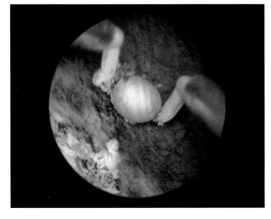

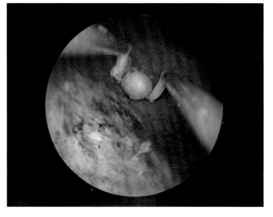

图 1-2-48　NBI 模式监视，电灼残余肿瘤　　　　图 1-2-49　NBI 模式监视，仍见残余肿瘤

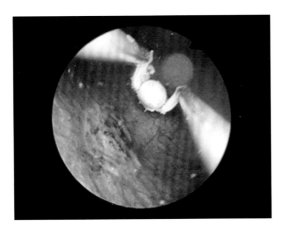

图 1-2-50　NBI 模式监视，仍见小点状残余肿瘤

但是，窄谱膀胱镜在检测肿瘤时，存在假阳性较高的缺点，会造成对非肿瘤组织无意义的切除。NBI 作为新的光学诊断技术，对非肌层浸润性膀胱肿瘤提供了更好的评估，NBI 和 WLC 相结合可能是未来更好的选择。

## 九、荧光膀胱镜（fluorescence cystoscopy）

荧光膀胱镜检查是通过向膀胱内灌注光敏剂，产生的荧光物质，高选择的积累在新生的膀胱黏膜组织中，在激光激发下病灶部位显示为红色荧光，与正常膀胱黏膜的蓝色荧光形成鲜明对比，从而能够发现普通膀胱镜难以发现的小肿瘤或原位癌，检出率可以提高 14%～25%。荧光膀胱镜应用于膀胱肿瘤的诊断，以其善于发现微小的、早期扁平型病变的优势，以及在其引导下进行经尿道膀胱肿瘤电切术，不仅切除彻底，而且明显减少复发率，节省医疗费用，优化了膀胱肿瘤的诊疗过程，而受到广泛的重视。

荧光膀胱镜的缺点是诊断膀胱癌的特异性相对不高，炎症、近期膀胱肿瘤电切术和膀胱灌注治疗会导致假阳性结果。但是，随着新型光敏剂的问世，假阳性组织研究的深入，以及荧光量化技术和相干光断层成像技术的发展，使其对膀胱肿瘤诊断的敏感度和特异度有大幅度的提高，具有广阔的应用前景。

## 第三节　泌尿内腔镜诊疗所应具备的解剖知识

## 一、男性尿道

男性尿道自膀胱颈部至尿道外口，全长约 15～20cm，尿生殖膈将其分为前尿道和后尿道，前尿道长约 14cm，后尿道长约 4cm。

### （一）前尿道

前尿道分为外口部，舟状窝、海绵体部及球部。外口部即尿道外口，是尿道最狭小处。舟状窝是紧接尿道外口的第一膨大部，其背侧正中有一弧状皱襞称舟状窝瓣，此瓣与舟状窝背侧壁形成向前开放的 Guerin 氏窦，深约 6～12mm。Guerin 氏窦后方通常有一向前方开口的大隐窝，称为巨隐窝，平均深约 6～12mm，深者可达 45mm，但有些人此窝甚浅或呈平面。海绵体部为舟状窝到球部的一段，在 11 点和 1 点处有散在尿道腺开口。阴茎悬韧带海绵体附着处将海绵体尿道分为前后两段，前段可随阴茎改变，后段稍呈水平状。球部是尿道海绵体到尿道膜部之间的部分，是尿道第二膨大部，前段呈水平位，后段呈弧形向上方折转，止于尿生殖膈下缘。

**（二）后尿道**

后尿道包括尿道膜部、前列腺部和尿道内口。尿道膜部位于尿生殖膈上下两层肌膜间，位置固定，是尿道球部延续部，因为有外括约肌围绕，所以除排尿时外常常处于收缩状态。前列腺部位于膜部和尿道内口之间，往往向前倾斜，是尿道第三膨大处，这段尿道下端固定于尿生殖膈面上，被前列腺包绕，所以位置比较固定。精阜位于其后壁中央。尿道内口位于膀胱颈部，是膀胱出口，内口周围有内括约肌围绕。

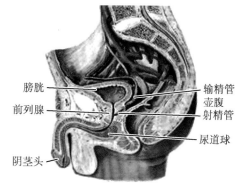

图 1-3-1　男性尿道示意图

男性尿道除上述三个膨大处外，尚有两个生理性弯曲和三个生理性狭窄处。两个弯曲：前曲在耻骨联合前方，凹向后下，称耻骨前弯曲；后曲在尿道膜部凹向前上，称耻骨下弯曲，由于前列腺及尿生殖膈固定，如将阴茎拉向腹壁，前曲消失。尿道三个狭窄是尿道外口、尿道膜部和尿道内口（图 1-3-1）。

## 二、女 性 尿 道

女性尿道位于耻骨联合后方，起于尿道内口，向下、向前贯穿尿生殖膈，止于阴道口前上方的尿道外口，女性尿道分上、中、下三部。上部尿道为尿道内口，膀胱颈部的环状肌和此处环状肌连贯，形成肥厚的平滑肌内括约肌。中部尿道在平滑肌层外有一些随意环肌，具有轻微的外括约肌作用。下部为尿道外口。女性尿道短，长约 4~5cm，宽约 8~10mm（图 1-3-2）。

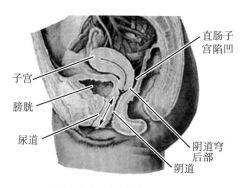

图 1-3-2　女性尿道示意图

## 三、膀　胱

成人膀胱位于耻骨联合之后，盆腔之内，男性膀胱在直肠之前，其间为直肠膀胱间隙，其后外侧与输精管末端、精囊及输尿管下端相邻。女性膀胱在子宫和阴道之前，底部偏外侧有输尿管下段。在成人当膀胱空虚时顶端不超过耻骨联合上缘。小儿由于骨盆尚未发育，膀胱位置较高，即使膀胱处于空虚状态也有一部分高于耻骨联合上。膀胱的形态与充盈尿液多少有关，膀胱尿液排空时一般呈三角形，可分为尖、体、颈三部，尖部顶端细小朝向前上方，膀胱正中韧带与脐相连，中间膨大部称为体部，与尿道连接部为膀胱颈。膀胱中等度充盈时，男性膀胱为圆形，女性膀胱因受子宫影响而呈扁圆形，膀胱容量在成人一般为 250~400 毫升（图 1-3-3）。

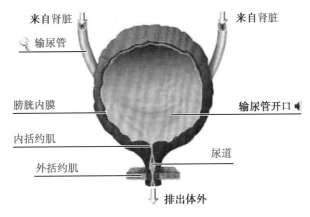

图 1-3-3　膀胱示意图

## 四、输　尿　管

输尿管连接肾盂与膀胱，既可蠕动又能扩张的肌性管道，全长约 25~30cm，呈"s"形，位于腹膜后。临床上将输尿管分为上、中、下三段，骨盆缘以上为上段，从骨盆缘至骶髂关节下缘为中段，骶髂关节以下为下段。输尿管腔直径 2~5mm 不等。有 3 个生理狭窄段，在进行输尿管镜操作时尤须注意。膀胱壁段输尿管最狭窄，直径仅 1~2mm，输尿管镜进入时阻力最大，最易损伤，常常需要扩张后才能进入。斜跨髂总动脉的输尿管段直径为 3mm，是第二个狭窄段。肾盂输尿管连接处管径 2mm，为第三狭窄段。输尿管镜伸至斜跨髂总动脉处的输尿管时，可见输尿管壁传导动脉搏动。镜端至输尿管上段时，可见输尿管随呼吸活动，在肾盂输尿管连接处可见稍稍隆起的环形带状结构。

## 五、肾

肾脏位于脊柱两侧，其纵轴斜向下、前、外。右肾较左肾略低，右肾门平对第二腰椎横突，左肾门与第一腰椎横突相对。第十二肋斜向越过右肾后面的上部，左肾后面的中部。右肾前上 2/3 与肝脏紧贴，前下 1/3 与结肠肝曲相融，内侧与十二指肠降部相邻。与左肾相邻的有胃，空肠，胰腺及结肠脾曲。两肾后上方最重要的解剖关系是肾上腺与胸膜腔。因此，经十二肋上穿刺或穿刺肾中、上盏时极易引起气胸。肾的位置随呼吸上下移动，移动范围约3~5cm，经皮肾穿刺时，可见针尾随呼吸上下摆动。肾脏被膜从里向外由肾包膜，脂肪囊和肾周筋膜组成。肾包膜是一层紧贴在肾实质表面的坚韧的纤维膜，在施行经皮肾穿刺时，除了受腰脊肌膜阻力之外，还会受到肾包膜的阻抗，患者常会感到疼痛不适。肾周筋膜在尾侧延伸至输尿管中部，与髂窝腹膜外组织融合。经过肾操作时灌洗液外渗、出血，可以通过此缺口流至髂窝腹膜外，或越过中线至对侧（图1-3-4）。

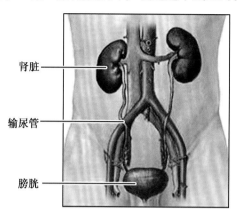

图1-3-4　肾、输尿管、膀胱示意图

## 第四节　泌尿内腔镜诊疗的适应证、禁忌证、并发症及其防治

### 一、适应证和禁忌证

（一）膀胱尿道镜诊疗的适应证

1. 泌尿系疾病　经排泄性尿路造影或CT不能明确病变性质和部位者，尤其是显影不满意时需作膀胱尿道镜检查和逆行肾盂输尿管造影。

2. 怀疑膀胱或尿道病变或需取活体组织进行病理检查者。

3. 为了诊断、治疗目的需作输尿管导管插入者。

4. 用于手术治疗者　包括输尿管狭窄扩张术、输尿管取石碎石术、输尿管口囊肿切除术、膀胱肿瘤切除术和电灼术、膀胱异物取出术、膀胱结石碎石术、经尿道前列腺切除术等，此外，对乳糜尿病例可作肾盂灌洗治疗。

（二）膀胱尿道镜诊疗的禁忌证

1. 急性全身感染性疾病　如急性上呼吸道感染、败血症、全身化脓性感染。

2. 病情严重、全身出血性疾患、或肾功能严重减退者。

3. 泌尿生殖器官急性炎症　如急性尿道炎、急性膀胱炎、急性肾盂肾炎以及急性附睾精索炎。

4. 膀胱容量小于50ml者。

5. 严重尿道狭窄以及骨关节病变畸形无法进行膀胱尿道镜检查者。

6. 月经期妇女。

（三）经尿道输尿管镜、经皮肾盂镜诊疗适应证

1. 用于检查目的　①静脉尿路造影或逆行造影发现肾盂，输尿管充盈缺损；②各种X

线检查正常，但尿细胞学有阳性发现；③可透 X 线阴性结石，B 超又不能确诊者；④不明原因的输尿管狭窄或梗阻；⑤上尿路肿瘤术后随访；⑥来自上尿路的原因不明的血尿。

2. 用于治疗目的 ①上尿路结石，结石不能自然排出，体外冲击波碎石失败者；②肾盂输尿管异物；③上尿路表皮肿瘤活检及电切术；④肾盂输尿管连接部狭窄，输尿管狭窄扩张或切开术；⑤上尿路出血电灼止血。

**（四）经尿道输尿管镜，经皮肾盂镜诊疗的禁忌证**

1. 泌尿系感染急性期、局部皮肤急性感染或其他皮肤病。

2. 膀胱挛缩病变。

3. 尿道狭窄、前列腺增生、输尿管狭窄影响内腔镜进入者。

4. 骨盆腔手术，外伤，放射治疗史，使插管困难易造成穿孔者。

5. 高危、血液系统或其他重要脏器疾病不能耐受手术者。

## 二、并发症及其防治

进行膀胱尿道镜检查时，如准备不当或违反操作常规或操作不慎，均可引起各种并发症。

**（一）损伤及出血**

尿道及膀胱黏膜十分娇嫩，具有丰富的血管，而膀胱尿道镜前端有一角度，镜鞘的观察窗有时难免有棱角，所以膀胱尿道镜检查时可引起尿道与膀胱黏膜的损伤和出血。损伤轻微时，患者仅感尿道疼痛或轻微血尿，在排尿时疼痛更甚。输尿管插管时有时也可引起血尿，上述情况一般在 1~3 天内逐步消失。如果违反操作程序，动作粗暴可造成严重损伤。

1. 尿道损伤 由于不熟悉尿道解剖，选用膀胱尿道镜粗细不当，滑润油涂抹太少，膀胱尿道镜鞘闭孔器与观察窗闭合不严密，运用膀胱尿道镜时未将转向器放平或插膀胱尿道镜时遇有阻力仍用暴力强行插入，定会引起黏膜出血、撕裂（图1-4-1），甚至造成假道或贯通伤。如处理不当，早期可造成感染，久之会形成尿道狭窄，甚至瘘管。在小儿镜检时，因小儿组织脆弱，患儿检查不合作，如操作不慎，极易造成此类损伤。

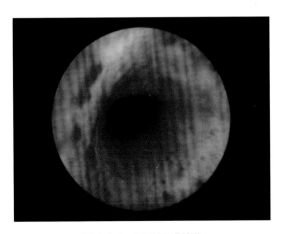

图 1-4-1 尿道黏膜擦伤

尿道挫伤或轻微擦伤，少量出血不需要特殊处理，一般经 1~3 天即可自愈。如出血明显时可行体外压迫出血部位的尿道，片刻即可止血。遇广泛尿道黏膜撕裂或尿道贯通伤，应放置导尿管 1~2 周。对尿道贯通伤并发尿潴留，插入导管失败或留置导管无效者，则按尿道外伤的治疗原则进行治疗。有尿外渗时，需作切开引流。

2. 膀胱损伤

（1）膀胱挫裂伤：膀胱尿道镜插入过快过深，观察时镜鞘移动或转动幅度太大，输尿管插管时抬高的转向器钩住黏膜，使用异物钳、碎石器和活体组织钳等器械时，误将正常黏膜钳夹，均可产生膀胱黏膜挫伤或撕裂（图 1-4-2），尤其在膀胱内充水不足，或膀胱黏膜充血、水肿、溃疡、糜烂等情况下更易发生这些损伤。出血时因损伤程度和范围而异、出血量大时常有大量血块。少量血尿可采用保留导尿及定时膀胱冲洗，保持尿路通畅治疗。大量血块则需先用 Ellick 冲洗器吸出，如仍不能止血、应行手术处理。

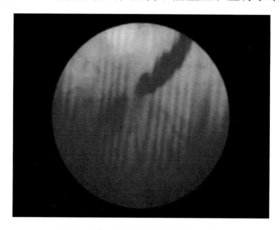

图 1-4-2　膀胱黏膜挫伤出血点

（2）膀胱破裂：膀胱破裂可见于下列情况：①膀胱镜插入过深或过猛；②膀胱充水过多，患者又处于腰椎麻醉或全身麻醉下，膀胱感觉消失；③结核性膀胱挛缩，膀胱容量小于 50ml，如膀胱壁充血水肿严重，膀胱壁弹性差，更易于穿孔；④膀胱镜下取异物、碎石及取活体组织时，使用器械不当；或电切肿瘤时电切过深；⑤膀胱内有活动性溃疡或憩室内严重炎症时，常使膀胱对刺激极为敏感。若膀胱容量减少，插入膀胱尿道镜前又未将膀胱排空，检查时可因患者精神紧张或疼痛引起腹部肌肉紧张和膀胱剧烈收缩，导致腹压和膀胱内压突然增高，可在膀胱病变处造成破裂。这种间接暴力所致膀胱破裂在临床上少见。膀胱破裂时，患者立即出现腹痛、腹肌紧张、反跳痛等腹膜刺激症状，全身出现脉搏细速，冷汗淋漓。灌入膀胱内的液体量大大超过引出的量，膀胱破裂诊断多能迅速确定，并应及时进行手术治疗。

为减少和预防上述损伤及出血并发症的发生，应采取下列措施：①操作者必须充分了解膀胱尿道镜检查有关解剖知识；②膀胱尿道镜检查前应从患者病史中了解有无尿道和膀胱病变，如有尿道狭窄应先解决，直至尿道腔有足够的口径，挛缩性小膀胱（容量小于 50 毫升）不可作膀胱尿道镜检查；③麻醉必须完善，取得患者合作。按膀胱尿道镜检查操作程序（后述）轻巧插入膀胱尿道镜，预防膀胱尿道镜检查操作和出血。如遇阻力可在肛指引导下插入膀胱内；④膀胱内有病变时，膀胱充盈不宜过度，操作尤应慎重；⑤膀胱尿道镜下手术时，应反复冲洗膀胱，只有在看清病变后，方可进行相应手术，避免损伤正常组织。

3. 输尿管和肾脏的损伤 由于选择不适当的输尿管导管（如导管过粗、质地过硬）或插管方向不对仍用暴力插管，可引起输尿管黏膜损伤或穿通性损伤。在少数病例，肾盂、肾盏，甚至肾实质亦可遭受类似损伤。临床上可见剧烈疼痛和严重血尿。采用输尿管套石篮套取输尿管结石时，尤其是在结石远端的输尿管有黏膜水肿、狭窄的情况下，若用力拉拽，常可引起黏膜撕脱或输尿管断裂。导致腹膜后血肿，尿外渗及感染。临床上出现血尿，局部疼痛和发热。输尿管镜检查的主要并发症是输尿管损伤，包括穿孔、黏膜撕脱、狭窄及坏死等。肾盂镜检查切忌使用暴力，否则有可能造成肾盂穿孔、出血，甚至有撕裂肾实质的危险。输尿管黏膜撕脱或穿孔伤，有血尿而无明显尿外渗者，可留置支架管。轻度肾盂、肾实质损伤也可采用保守疗法治疗，对输尿管以及肾实质贯通伤并发尿外渗又不能放入双J管内引流，或严重腹膜后血肿则需紧急手术治疗。

（二）腰痛

腰痛多发生在逆行肾盂造影的患者，当注入造影剂过多，注射速度过快，常伴有剧烈腰痛，在造影片上经常可见造影剂淋巴反流（图1-4-3）。应给予输液等对症治疗。如造影剂用量从少开始，根据造影片逐渐增加剂量或在电视荧光屏监视下造影，可避免上述情况。

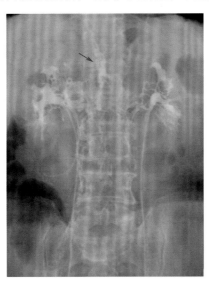

图1-4-3 双侧肾盂逆行造影，造影剂经淋巴管入乳糜池

（三）感染

膀胱尿道镜检查并发感染大多是由于对患者局部准备不充分、消毒不彻底、器械和敷料灭菌不严以及操作过程中污染等方面引起。

1. 尿道炎、膀胱炎 因膀胱尿道镜检查对膀胱和尿道的刺激而引起黏膜的充血水肿，产生尿频、尿急、尿痛等膀胱刺激症状，一般经1~3天可自愈。若黏膜损伤严重，细菌侵入，引起感染，则可导致尿道炎和膀胱炎。细菌也可经前列腺管开口及射精管开口引起急性前列腺炎和附睾炎。

2. 肾盂肾炎 肾盂肾炎一般发生在上述操作24~48小时。常见原因为尿路原有感染，检查前未用抗生素控制，检查后感染加重，尤其是上尿路存在梗阻积水时，逆行插管造影易引起感染加重或引起新的感染。临床症状主要是寒战、高热、腰痛以及尿频、尿急、血尿等。应给予抗生素治疗，肾盂积水者如药物治疗无效，可再行逆行输尿管插管持续引流或行经皮肾穿刺引流，可获好的治疗效果。

3. **菌血症**　菌血症多发生在膀胱尿道镜检查 24 小时内，系因细菌经擦伤黏膜处侵入血液所致，也可因激发了存在于下尿路潜在感染致使病菌播散到血液循环中去。患者出现寒战、高热、周身不适及呕吐等，历时约 2～3 天逐渐恢复。若患者抵抗力差，细菌毒力强或治疗不当，病程可延续一周左右。少数病例可发展成脓毒血症，感染性休克，甚至死亡。

为了预防膀胱尿道镜检查后感染的发生，应注意以下几点：①检查前作好患者准备以及器械、敷料的消毒工作，严格遵守无菌操作；②认真提高膀胱尿道镜检查水平，操作轻巧，缩短检查时间，减少损伤的可能；③对上尿路、下尿路有梗阻者或合并慢性感染者，术前、术后均应用抗生素；④术后常规用药预防感染。

**（四）尿潴留**

尿潴留多发生在前列腺增生的患者，原已排尿不畅，膀胱尿道镜检查后加重膀胱颈部的水肿或因膀胱内的血块，常导致急性尿潴留。

**（五）无尿**

在输尿管插管或逆行肾盂造影之后偶可出现少尿或无尿，一般认为多因输尿管插管或造影剂的刺激所致反射性短暂的肾功能抑制。也有可能在原有肾功能不全基础上加上输尿管插管、肾盂造影的刺激以及损伤出血、感染的影响，进一步促使肾功能损害，而导致急性肾衰竭。在膀胱尿道镜检查前，对疑有肾功能减退的患者应作肾功能检查，对双侧上尿路病变最好分次检查，检查后应注意观察尿量。一旦出现肾衰竭应按肾衰竭治疗原则处理。

**（六）电灼伤、电击伤**

膀胱尿道镜照明灯泡电压是通过变压电箱将 220 伏电压变为 3～4 伏。如检查过程中变压箱损坏、误将 220 伏电压接于膀胱尿道镜上，则会导致患者严重电击伤。高频手术电刀绝缘不良，或术中贴在患者身上电极板固定欠妥，均会造成深度电灼伤。如事先作好器械电路及变压电箱检查可以预防，一旦发生应按电击伤处理原则治疗。目前膀胱尿道镜是用冷光源，较少发生电灼与电击现象。

**（七）器械折断或零件脱落**

器械折断或零件脱落于体内，膀胱尿道镜检查中有可能发生，输尿管导管、套石篮折断，活组织钳、手术剪关节松动脱落于膀胱尿道内。异物残留会引起感染、出血、疼痛或梗阻。有人认为如异物小而光滑可作短暂观察，待其自行排出，但一般而论，应立即经膀胱尿道镜或手术取出异物。因此，应将术前仔细检查器械作为常规，术中要细心操作，避免器械折断于体内。

## 第五节　泌尿内腔镜诊疗室设备及器械准备

泌尿内腔镜诊疗室应配有暗室条件，检查室旁应配有厕所及待查室，以利患者等待检查和术后休息。

# 一、标准泌尿内腔镜诊疗室

一个门的标准泌尿内腔镜诊疗室（12~14 英尺），患者进入之前应准备好无菌桌并给予无菌单盖好，避免患者触及（图 1-5-1）。两个门的标准诊疗室（16~20 英尺），医生和护士由刷手间一个门进入，患者由另一门进出，这样患者可以十分方便的推到检查台旁不需要移动其他部件（图 1-5-2）。

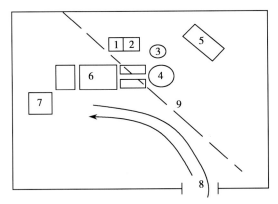
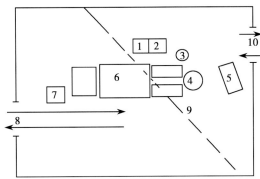

图 1-5-1　单门膀胱镜检查室平面图　　　　　图 1-5-2　双门膀胱镜检查室平面图

1. 高频电源装置　2. 光源　3. 冲洗吊瓶　4. 接水桶　5. 器械桌
6. 检查台　7. 麻醉机　8. 患者进出门　9. 虚线：无菌区界线　10. 医务人员进出门

# 二、室内设备和用品

## （一）泌尿内腔镜诊疗台

现代化的泌尿内腔镜诊疗台具备 X 线摄影装置，闭路电视和录像装置，可将患者的尿道膀胱和输尿管肾脏动态以及病理性改变在电视中显示，并可随时录像，作为诊断、研究的依据。患者的泌尿内腔镜检查、插管、造影或手术可在台上一次完成，这样可以缩短检查时间，减少感染机会。检查台的前后段应分别能够上下倾斜便于调节患者体位，台的后端两侧各附有一托腿架，可使患者取截石位，台面下有一可以前后活动带孔的水槽，使冲洗膀胱液由此流出到一收集器内。

## （二）泌尿内腔镜检查时的辅助用品

1. 盐水架　架上挂有刻度的吊瓶，吊瓶应高于患者平面一米左右。冲洗用液体一般应用生理盐水。膀胱内电切或电灼时，切忌应用生理盐水，因盐水含有电解质，能导电，有灼伤正常组织的危险，冲洗液的温度最好稍低于人体温度。

2. 光源　过去膀胱镜光源一般采用 220 伏交流电，经变压箱降至 3~4 伏。通过电流调节装置，调节膀胱镜灯泡到产生微白光为准。目前冷光源装置则采用溴钨灯泡通过一纤维导光束传入膀胱内。

3. 常备器械　常备器械有：①金属探子；②各种型号泌尿内腔镜；③各种型号的输尿管导管；④腔内手术器械，如活组织钳（图 1-5-3），输尿管口切开剪，不同类型的套石篮（图 1-5-4），异物钳（图 1-5-5）等。

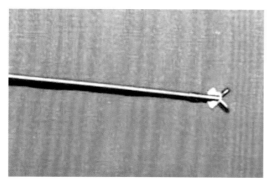

图 1-5-3    活检钳头端

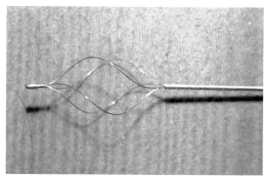

图 1-5-4    套石篮

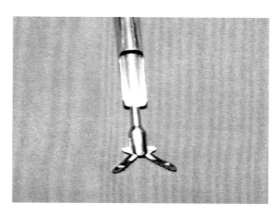

图 1-5-5    异物钳头端

# 第六节    泌尿内腔镜的灭菌和维护

## 一、泌尿内腔镜的灭菌

煮沸灭菌、高压蒸汽消毒可损坏内腔镜的镜片；酒精浸泡消毒会使镜上粘合剂溶解脱落；甲醛溶液溶液浸泡会使膀胱尿道镜表面失去光泽；氧氰化汞溶液、来苏尔溶液、活戊二醛剂浸泡都已弃用。现在大部分医院都使用低温过氧化氢等离子灭菌或环氧乙烷气体灭菌。

## 二、其他器械用品和药物的准备

### （一）器械用品准备

除常规用品外，还应备有消毒 Ellick 冲洗器（图 1-6-1）、导尿管、阴茎夹、消毒试管等。

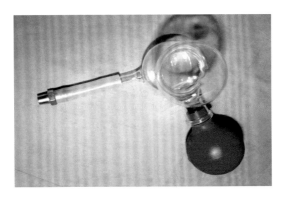

图 1-6-1　Ellick 冲洗器

**（二）常备药品**

常备药品有润滑剂、用于肾功能试验的酚磺酞、靛胭脂，以及逆行肾盂造影用的 12.5%碘化钠或 60%泛影葡胺等。此外尚需准备一些肾上腺素、安钠咖，尼可刹米、异丙肾上腺素、氢化可的松之类急救药品。

### 三、泌尿内腔镜的维护

泌尿内腔镜上有许多管道、阀门、孔洞和旋钮，必须拆开彻底冲洗才能去掉黏液、血块。用"水枪"清洗器械效果良好，冲洗完后把"水枪"接在压缩空气管道上，用来吹干器械。干燥后涂滑润剂，最简单而又便宜的滑润剂是灭菌液体石蜡。可用一个带细针的注射器作为滴滑润剂工具，以保持器械上一些小关节的灵活性。不要用毛巾擦透镜，以免透镜前端划伤。如无"水枪"可用干或湿的棉棍清洁接目镜。

## 第七节　泌尿内腔镜诊疗前准备和麻醉方法

泌尿内腔镜检查前，医生必须认真了解病史，以明确检查目的，对患者进行一些解释和说明，使患者了解检查的必要性，消除恐惧心理，来配合检查。如为治疗目的，更应做好心理护理及家属签字同意手续。

### 一、患　者　准　备

术前一天备皮，温肥皂水清洗外生殖器及会阴部 1~2 次，对需作逆行肾盂造影的患者，前一天晚间口服蓖麻油或日间用蕃泻叶代茶饮。

一般采用下列方法外阴部消毒：①先用 2%肥皂水擦洗外阴部皮肤，无菌水冲洗，继之用 1∶1000 升汞溶液消毒；②局部无菌水冲洗后，用硫柳汞酊液涂擦外阴部皮肤两次；③对汞类过敏者采用 1∶1000 苯扎溴铵、1∶1000 氯己定溶液或黏膜碘局部消毒。

男性包皮过长者应翻转包皮彻底消毒龟头及尿道口。对女性患者应注意前庭及尿道口周围的消毒。消毒完毕立即铺盖无菌巾。

### 二、麻　醉　方　法

尿道黏膜对器械刺激比较敏感、正常膀胱黏膜对器械刺激不产生疼痛，但在膀胱炎症或其他病变时，黏膜对器械刺激非常敏感。为了尽可能减少患者痛苦，应选用适当麻醉。

**（一）表面麻醉**

一般常用表面麻醉剂有 1～2% 可卡因、2% 利多卡因、0.5～1% 丁卡因、2% 丙胺卡因胶浆。其中可卡因、丁卡因表面黏膜麻醉力较强，但其毒性较大，普通男性患者用 1% 丁卡因 8～10 毫升，效果良好；丙胺卡因、利多卡因麻醉效果好，而且毒性低。对男性患者可用普通注射器抽吸 10 毫升麻醉剂缓慢注入尿道，用手指或阴茎夹夹住冠状沟处尿道 5 分钟，同时用手按摩会阴部，将麻醉剂从前尿道挤入后尿道、使尿道达到麻醉目的，如需延迟药物吸收可加入 1∶1000 肾上腺素。胶浆表面麻醉赛洛卡因制剂 10ml 注入尿道后，不但使尿道麻醉，而且有滑润作用。女性患者检查时只需用棉签浸 1% 丁卡因液缓慢插入尿道 2～3cm，约经 2～3 分钟取出棉签，即可达到满意麻醉效果。必须指出在尿道黏膜有损伤的情况下，对毒性较大的表面麻醉药不应再次使用。

**（二）鞍区麻醉**

用于感觉特别敏感的男性患者。操作方法：患者取坐位，操作与脊椎麻醉相同，麻醉剂缓慢注入蛛网膜下腔，保持原坐位 10 分钟，待大部分麻醉剂与神经接触后可改为半卧位。鞍区麻醉效果满意，但术前要禁食，术中及术后要观察血压变化。由于膀胱感觉消失，如冲水过度，操作粗暴损伤膀胱时，患者可无反应，故应特别注意。

**（三）骶管麻醉**

骶管麻醉实际上是一种低位硬膜外的神经阻滞麻醉，麻醉范围局限于会阴部，效果较满意，且术后不影响患者行走，适用于一般门诊患者。

操作方法：患者俯卧、下腹部垫一枕头或侧卧，常规消毒骶尾部，于尾骨上方 2～3cm 处扪及骶骨裂孔位置，用细的普通注射针头或腰穿针与皮肤成 45° 角刺入。当感觉突破骶尾韧带时，将针体与骶骨轴线平行推进 4～5cm，进入骶管。此时注入盐水阻力甚小，回抽无脑脊液及血液流出，即可确定针头已进入骶管腔，经针头注入 2% 利多卡因约 10ml，一般经 15～20 分钟后，可得到满意的麻醉作用。

**（四）全身麻醉**

适用于上述方法药物过敏，极不合作的患者或小儿。有静脉麻醉、氯氨酮麻醉、复合诱导麻醉等。术前 6 小时禁食，并肌注阿托品。同时应具备氧气，吸引器及气管插管等条件，便于发生窒息时的抢救。

## 第八节　泌尿内腔镜诊疗技术

### 一、膀胱尿道镜插入法

行膀胱尿道镜检查前应将消毒好的膀胱尿道镜及其附件用无菌水冲洗干净，并检查各部件是否配套完善，逐步试调灯泡光度直至射出足够白色光芒为度，如冷光源，一般用中等强度的光度即可。B–B 型膀胱镜或 Karl Storz 膀胱尿道镜，先将闭孔器插入镜鞘，旋紧固定环，将一侧水门开关器放开，Nitze 型膀胱镜应将窥镜插入镜鞘。镜鞘前端外涂灭菌滑润油，以利器械插入和减少尿道黏膜损伤。准备好有关的膀胱冲洗装置。检查者站在患者两腿之间，左手中指及环指夹住阴茎冠状沟部，向上提起，使阴茎与腹部呈锐角，以左手拇指及示指分开尿道口，右手持镜，分下述三步骤插入膀胱内（图1-8-1）。

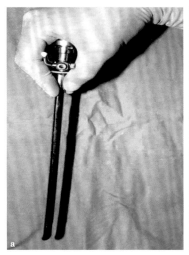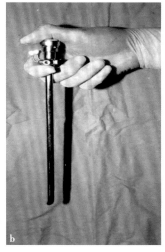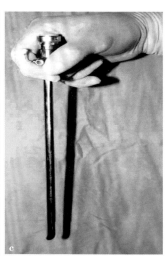

图 1-8-1  不同的持镜方式

（一）男性膀胱尿道镜检查

第一步骤：提起阴茎消除尿道第一弯曲，将膀胱尿道镜前端插入尿道口，先贴尿道后壁经过 3cm，可避开 Guerin 窦，然后紧贴尿道前壁，同时抬起膀胱尿道镜的后端使镜身与腹部呈垂直位，借镜身的重力使之缓慢下降至球部（图1-8-2）。

第二步骤：左手继续上提阴茎，右手保持镜身于中线，稍加用力，作一弧形动作将镜鞘下压并轻巧向前推进，使外括约肌被迫开放，将膀胱尿道镜导入尿道前列腺部（图1-8-3）。

第三步骤：进一步压低镜身，使之呈水平位或更低，后尿道遂呈一直线，同时将镜身进一步推向前，使膀胱尿道镜顺利进入膀胱，若见到尿液由水门开关内流出，以及膀胱镜可前后移动，左右方向自由旋转，即进一步证实镜鞘已进入膀胱（图1-8-4）。

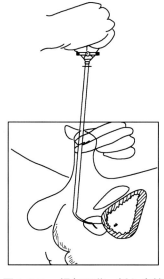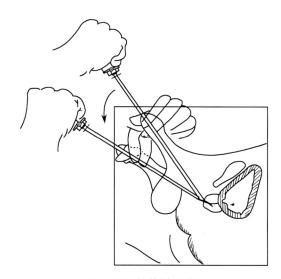

图 1-8-2  提起阴茎，插入内镜　　　　　图 1-8-3  镜体缓慢放平

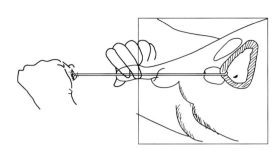

图 1-8-4　膀胱镜置入膀胱

　　有些医师为了防止尿道损伤，不用上述的盲目膀胱尿道镜插入法，而直接采用 0° 窥镜，当膀胱尿道镜进入尿道后即开始边冲水边观察，边看边沿尿道腔前进，直到进入膀胱后换用 30° 或 70° 窥镜观察，后种方法比较安全。

　　**（二）女性膀胱尿道镜检查**

　　女性尿道短而粗，基本呈一直线。在女性膀胱镜检查应注意两点：①防止滑入阴道，特别是老年患者尿道外口较紧，紧靠阴道口，应先看清尿道外口，然后轻巧将镜鞘插入尿道。②女性膀胱基底部多被子宫顶起，如不注意会引起膀胱基底部损伤，在插镜过程中把镜鞘外露部分稍压低就可避免损伤膀胱基底部。

　　**（三）小儿膀胱尿道镜检查的注意事项**

　　小儿膀胱尿道镜检查的适应证，禁忌证基本上与成人膀胱尿道镜检查要求相同。因小儿膀胱镜和金属尿道探子头部细而较锐，小儿尿道组织又十分娇嫩，检查时应特别注意以下事项：①小儿膀胱尿道镜应由熟悉小儿解剖特点，小儿膀胱尿道镜检查应由操作较熟练的医师进行；②操作应轻巧、任何过度用力均可造成尿道或膀胱严重损伤；③小儿膀胱容量较小，充盈量以达到膀胱黏膜皱襞完全展平为度，冲水速度不宜太快，水温要合适，否则会导致膀胱收缩或痉挛，影响对膀胱的观察；④小儿病变区域较小，膀胱视野亦小，需仔细观察，才不致遗漏膀胱内病变；⑤输尿管导管可选用 F3，F4 或硬膜外导管，禁忌在导管内放钢丝芯，以免导管穿破输尿管。输尿管导管插入深度，一般 1 岁左右是 10 ~ 12cm，10 岁以上可插入 20~24cm。

## 二、膀胱尿道镜插入困难主要因素

　　**（一）麻醉效果不佳或患者精神极度紧张，引起尿道外括约肌持续痉挛**

　　**（二）未按正常步骤操作**

　　膀胱尿道镜前端尚未达尿道膜部时过早下压，使膀胱尿道镜前端非旦不能进入膜部尿道，反而使镜鞘外移。或者在第三步骤膀胱尿道镜前端进入膜部，未将膀胱尿道镜后端进一步压低，则膀胱尿道镜前端不能沿尿道的生理弯曲通过尿道膜部。

　　**（三）尿道或膀胱颈部原有病变**

　　尿道狭窄、肿瘤、前列腺增生以及膀胱内巨大结石或肿瘤，常使膀胱镜导入发生困难，切忌过度用力推进，要求有较熟练操作技术方可进行。

## 三、膀胱尿道镜检查应注意事项

### （一）操作轻巧

始终保持膀胱镜身在中线位，并按操作常规进行，麻醉不满意时可加用表面麻醉，但如尿道黏膜有损伤，则不宜加用有较大毒性的表面麻醉药，因为药物可被损伤组织吸收进入体内，造成严重毒性反应，此时应换用其他麻醉方法。如尿道口或尿道有狭窄应行尿道口切开或尿道扩张，一般要扩到 F24#。遇到前列腺增生或外括约肌痉挛所致阻力时，切忌暴力，术者可把两肘紧夹自己胸旁，以便更好控制膀胱尿道镜进入的速度和深度，防止阻力突然过多消失，将膀胱尿道镜捅入膀胱而引起的损伤。如膀胱尿道镜头部不能导入后尿道，可将左手放在会阴部，把膀胱尿道镜前端上托，常可帮助膀胱尿道镜顺利进入后尿道。如通过后尿道有困难，可将左手示指插入直肠内，扪及膀胱镜前端，引导镜身插入方向，使之插入膀胱。现代膀胱尿道镜观察尿道十分清晰，为防尿道损伤，插膀胱尿道镜时直接用观察镜而不用闭孔器，当膀胱镜进入尿道后即可边冲水边观察，边看边沿尿道腔推进。

### （二）测定残余尿和膀胱容量

患者上膀胱尿道镜检查台前，先令其排空膀胱，膀胱尿道镜插入后拔除闭孔器，（Wolf型镜拔出窥镜或开放 Storz 镜鞘后端的冲水装置）所放出尿量即为残余尿量。可根据病情需要送常规检查或细菌培养。开放吊瓶夹子使消毒冲洗液缓慢进入膀胱，直至膀胱有尿意感或胀满感时为止，进入的液量表示膀胱容量。一般正常成人膀胱容量为 250~400ml。

### （三）膀胱冲洗注意事项

膀胱检查时注入水量一般控制在 150~200ml，水量过多，因接物镜离膀胱壁距离远、不易看清病变。注入水量太少，则膀胱皱襞未能充分展平，距离过近，物象模糊不清。

血液、血块、脓液或乳糜液造成混浊，应冲洗膀胱数次达到视野清晰要求，冲洗膀胱量应从少开始（30~40ml 液体），逐步增加冲洗液量，直至患者感到尿意或胀感为止，此时即为膀胱最大充液量。膀胱尿道镜检查时，充盈膀胱液体量应略少于此量，否则可因冲洗量大导致膀胱强烈收缩，尿液沿镜鞘周围喷出，或反流到冲洗吊瓶内。

如反复冲洗，血块或乳糜块仍难以冲洗干净，可用 Ellick 冲洗器将其吸出，如仍不能使内景清晰，可采用具有边冲洗边检查功能的电切镜进行窥视。

## 四、膀胱尿道镜窥视方法和观察顺序

### （一）尿道窥视法

观察尿道常用 0 或 5°镜，可以清晰见到镜体所在部位光滑尿道腔的全貌。在外括约肌处可见放射状皱褶环，通过外括约肌向内可见隆起的精阜和前列腺部尿道，进而可见洞状的膀胱颈，通过膀胱颈即可进入膀胱。

### （二）膀胱窥视法

膀胱充盈后一般呈椭圆形或圆形，具有相当的容积，而通过膀胱尿道镜窥镜所能看到的单个视野面积是很小的，只有将所有的视野组合起来，方能算是看到了膀胱的全貌。为了确保检查到膀胱的全部，防止漏诊，检查时必须熟悉窥视方法和观察顺序两方面的操作技术。

1. 前后移动窥视法　即按膀胱长轴方向前后移动，其最大移动范围是在膀胱颈和膀胱后壁之间。每一次前后移动均可看到与镜轴方向一致的狭长区域膀胱黏膜，通过不同区域的前后移动就可看到膀胱全部。

2. 旋转运动窥视法　即围绕膀胱镜长轴方向旋转运动。膀胱尿道镜在原位每转动一圈，可以观察到与镜轴横断面一致的环形区域膀胱黏膜，同样也可以对不同区域进行旋转运动窥视。

3. 各方摆动窥视法　即以膀胱颈部为支点，将膀胱尿道镜前端在膀胱内向各方向摆动。用此方法可以随意使膀胱尿道镜接近或远离病灶，从各种不同角度仔细窥视膀胱各部分。

在膀胱镜检查时，上述三种窥视方法应相互配合，才能全面看到膀胱内部。

（三）观察顺序

膀胱尿道镜插入膀胱后，常用30°镜，首先观察窗口向上，左手持冲水装置冲水，右手控制膀胱尿道镜后端作前后、旋转或摆动。为了有顺序的检查及有利于病变定位，可把膀胱分为六个区，各区之间没有明显解剖边界，并在一定程度上相互重叠，这六区分别是前壁、顶壁、后壁、左右二侧壁、底部三角区。检查时最好按前壁，顶壁，后壁，二侧壁，底部三角区以及膀胱颈部顺序观察避免遗漏。在膀胱空虚时，可边冲水边观察，这样可看到膀胱皱襞。随着膀胱容量的增加而逐步消失，当黏膜清晰可见时即停止进水。从膀胱颈开始，分段把膀胱尿道镜推向后壁，每次向膀胱后壁推动约2cm左右，在推动过程中观察膀胱壁，同时辅以左右转动膀胱尿道镜，在每次左右转动的同时，均需配合摆动观察，以便全面观察病变的形态、大小和范围。依次全面观察前壁、顶部及后壁。当膀胱充盈过度时，因前壁、顶部及后壁离接物镜较远。不易看清细微变化，此时可由助手在下腹部轻压膀胱或放出部分液体，使前壁及顶部接近接物镜，以便仔细观察。继之将观察窗口分别向左右旋转90°，以同样方法观察膀胱左右侧壁。最后将观察窗口向下观察膀胱底部、三角区和颈部。一般镜面与观察物相距2.5cm时成像与实物的形状大小类似，紧贴观察时则可放大4倍，如观察时借助输尿管导管的刻度测量，可从刻度上得出真正的病变大小。膀胱底部及三角区是病变好发部位，约有75%~80%的膀胱病变发生于此，故应着重仔细观察。三角区与底部有一横形隆起的嵴，称为输尿管间嵴。由于三角区血管丰富而底部血管较少，若将窥镜视野的前半放在三角区，后半放在底部，即可看出前后浓淡的对照，这也是寻找输尿管间嵴的方法。沿此间嵴将窥镜向左右移动，在间嵴两端即可看到输尿管口。最后将膀胱尿道镜向外缓慢拉出，使膀胱尿道镜窗口部分在尿道、部分在膀胱，光线直接照于膀胱颈而不能直接射到膀胱壁，因而使鲜红明亮而有光泽的膀胱颈与淡暗红色的膀胱腔成明显对比。在此位置将膀胱尿道镜旋转一圈，即可窥察到颈部的全貌。正常膀胱颈的上4/5呈光滑的圆弧形，其下1/5处呈横形或微凸状。在女性患者颈部黏膜有时出现皱襞，属正常现象。继续把膀胱尿道镜向外拉出1~1.5cm，边冲水边将镜杆稍许来回运动，则可清楚见到精阜。如将膀胱尿道镜旋转一圈即可窥察后尿道黏膜的全貌，此时也可换成0或5°镜，按前述动作，边冲水边观察，同时退出膀胱尿道镜，这样可以再一次检查尿道。膀胱窥察完毕，如不需要输尿管插管或其他手术治疗，先拔出窥镜放出冲洗液，插入闭孔器，转动膀胱镜前端指向膀胱顶部，以弧形动作，与插入相反动作缓慢地拔出膀胱镜。

（四）影响视野明暗的常见原因及处理

当窥镜插入镜鞘后，有时看不清膀胱内病理变化，甚至一片漆黑。此时不应立即拔出膀胱尿道镜，而应寻找原因予以纠正，以减少患者痛苦。常见原因及纠正办法如下：

1. 视野完全黑暗　原因为：①窥镜方向装反，接物镜未对着观察窗口。将窥镜方向改正即可。目前的窥镜与观察窗口之间有明显对接口，可避免此类现象；②电源接头松动，电源中断，或灯丝烧毁。此时应检查电源线路及接头有无脱落松动。如无此类情况才考虑拔出膀胱尿道镜。若灯丝发黑，说明灯丝烧坏，应换灯泡。如在电源稳定情况下，窥察中视野突然变黑，多为灯丝烧坏所致。目前使用冷光源时出现视野完全黑暗是因冷光源内灯泡损坏。

2. 视野时明时暗　是因为通电线路接触不良所引起。应检查电线插头或插销开关。

3. 视野暗淡不清　原因为：①电源不足，多因在插入膀胱尿道镜前未调好光度。也有可能因交流电变压器或总电源电压故障所致；②因膀胱充盈不足或因冲洗液沿膀胱尿道镜漏出，使膀胱壁紧贴于膀胱尿道镜窗口上或因膀胱本身病变激惹痉挛所引起。改正方法根据造成原因处理。在膀胱瘘病例可用手指、橡皮手套或阴茎套充水膨胀后经阴道或直肠堵塞瘘口后观察；③膀胱尿道镜插入过浅，未进入膀胱，而在后尿道视野呈一片暗红，或插入过深，膀胱尿道镜前端被膀胱壁黏膜包埋。前者将膀胱尿道镜推入膀胱，后者将其退出到适当位置即可；④膀胱尿道镜前端插入肿瘤、血块内或由于膀胱内有巨大、多发结石。大的血块可用 Ellick 冲洗器吸尽，如遇巨大肿瘤、结石或多发结石可适当调节膀胱尿道镜的深度和方向；⑤膀胱内活动性出血或严重乳糜尿，大量乳糜凝块，需反复冲洗，有时要用 Ellick 冲洗器吸出，对膀胱内活动性出血者，可同时采用边冲洗边观察的方法；⑥膀胱外或膀胱本身病变所致膀胱移位变形，如子宫肌瘤、卵巢肿瘤、子宫脱垂或巨大膀胱憩室等。上述情况插入膀胱尿道镜可能会遇到困难，或插入后视野暗淡不清，甚至一片黑暗、有时改变窥镜方向或前后移动可能得到满意结果。

## 五、输尿管镜操作技术

用输尿管硬镜或输尿管软镜向输尿管内置入导丝，沿导丝放入输尿管硬镜或输尿管软镜，如有困难，可行输尿管壁间段扩张，或用可控液压扩张后，再完成输尿管镜操作。输尿管镜直接从尿道插入膀胱，沿导丝找到输尿管口，在推入镜体时应在直视下进行，生理盐水灌洗液连续冲洗。通过壁段输尿管时可能稍紧，在跨过髂动脉时，需要下压镜尾，使镜端上抬，此时能见到输尿管出现脉冲搏动，进入上段输尿管时，可观察到输尿管随呼吸移动，在肾盂输尿管连接处，可看到有环状隆起。

## 六、经皮肾盂镜操作技术

经皮肾盂镜检查术是应用内镜经过扩张后形成的皮肤至肾收集系统通道，进入上泌尿道施行检查、诊断和治疗的一种技术。经皮肤至肾收集系统通道可在 B 超或 X 线荧光透视下进行。肾盂镜放入收集系统后，沿安全导丝找到肾盂输尿管连接部并进入上段输尿管，可看到逆行插入的输尿管导管，然后再退回连接部按顺序行肾盂、肾盏的检查和治疗。

## 第九节　泌尿内腔镜诊疗后处理

### 一、麻醉后处理

表面麻醉的患者检查完后，只需休息片刻即可回家。骶管麻醉患者需待麻醉作用完全消失，无任何不良反应方可离院。腰椎麻醉及全身麻醉后则需留院观察。

### 二、泌尿内腔镜检查后常见症状的处理

泌尿内腔镜检查后常有尿道疼痛，轻微的肉眼血尿，或尿道口少量滴血。输尿管插管逆行肾盂造影或肾盂药物灌注后常有腰痛。上述情况一般于术后 1～3 天内可逐渐消失。术后应嘱患者多饮开水，以增加尿量，稀释尿液。同时给予抗生素预防感染。如疼痛明显，可给予解痉剂、止痛剂，血尿明显者给予止血剂。发生急性尿潴留者应置保留导尿管。如患者频繁呕吐，不能进食，应予补液。如上述情况严重或有严重尿道感染、尿道损伤，应留院内观察或住院治疗。上尿路的检查或作内腔镜下治疗者，一般皆需住院治疗。偶尔可出现尿闭或黄疸等罕见并发症，则需住院进行相应急症处理。

### 三、填写有关检查记录单

泌尿内腔镜检查后应立即填写有关检查记录单，以免遗忘或发生不同患者的相互混淆，应详细记录检查的发现，标明病变的部位、大小和数目，作为明确诊断和拟定治疗的依据或参考资料，对收集的肾盂尿液标本和组织，必须填好化验单并及时送去检查。

## 第十节　泌尿内腔镜摄影技术

### 一、泌尿内窥摄影是一种特殊的摄影

泌尿内腔摄影技术是泌尿专科技术和摄影技术的结合，它要求检查者既是一位泌尿专科医师，又是一位摄影师。泌尿外科医师必须先学习普通摄影和内窥摄影的有关知识，要熟悉所用的照相机的结构和性能，并掌握摄影操作才能完成泌尿内腔摄影的任务。

内窥摄影是一种特殊的摄影，由于物体和照相机之间距离短，相机上配备有一个特殊的镜头。和普通摄影相比，内窥摄影的条件的变化比较小，一般说来它的光源、光圈和快门的速度，不需要作很多的调节。在照相机和胶卷不变的情况下，先经过试拍认为照片满意时，在以后的摄影中即不再需要变动光圈和快门的速度。曝光时间依据距离而定，例如拍摄尿道部，由于距离短，反光强烈，曝光时间可以缩短，在拍摄膀胱顶部由于距离远、反光差，可适当延长曝光时间。

### 二、泌尿内窥摄影技术

一般在摄影前先作有关的泌尿内腔部分全面检查，认为在需要摄影时再装上摄影装置，进行重点摄影。也可以一开始就装好摄影装置，检查者通过照相机的取景器进行检查

和操作，在认为需要摄影的时候随时即可摄下需要的内景。

摄影装置有三个部分，即照相机、电闪光管和电闪光发生器。第一步是按捺照相机的弹簧压脚或固定装置将照相机镜头卡到内腔镜的接目镜上。第二步将电闪光管接在冷光源纤维导光束和泌尿内腔镜之间，接头地方都有螺丝可以旋紧，再将电闪光管和电闪光发生器相连。第三步将电闪光发生器和照相机同步插孔相连接，从而使电闪光和照相机快门同步。

摄影前先检查照相机胶卷是否装好，并准确记录胶卷的数目。在摄影过程中，检查者需要轻轻转动镜头后面的粗、细调距器，以调节焦距，使成一清晰图像，当认为满意时即可按动照相机快门，这时就发生一次闪光，摄下一张图像。先摄 1~2 张病变的远像，以便辨别清楚其位置和毗邻关系，然后调节接物镜使其接近病变部位，再摄 2~3 张病变部位的近像。照相后应及时准确地记录下照相的部位，病变形态和照相数目，以便冲洗胶卷后对照印洗放大照片。

作者使用西德 Storz 带有电闪光发生器和电闪光管装置的冷光源纤维导光膀胱尿道镜，Rolleiflex 照相机及 Olympus 照相机，柯达 21 定彩色胶卷，光圈固定不变，快门速度 1/30 秒，效果满意。少数需要缩短曝光时间者可用 1/60 秒，或需延长曝光时间者可用 1/15 秒。全部未用三角架支持并未发生照片模糊。短曝光时间可以避免由于患者或摄影者的活动引起的模糊形象。如采用高速胶卷，曝光时间用 1/100 秒或更少。要注意的是，引起照片模糊不清的因素必须予以清除，如接目镜上附着的消毒溶液，摄影时将显示一层薄雾而影响照片质量，所以必须将接目镜擦干并保持清洁。接物镜被血液或组织沉渣、脓性分泌物污染遮盖在窥镜窗口而产生模糊，这时必须进行有效的冲洗，至清晰时才能摄影。照相机和电闪光管，可用薄的无菌塑料袋包裹后操作。也可把摄影过程放在全部操作的最后程序，接触照相机和电闪光管后，操作者更换一副手套（图 1-10-1）。

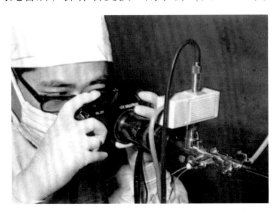

图 1-10-1　早期泌尿内腔镜摄影

彩色视频技术临床应用后，图像数据全部存在存储器中，图像的查阅、编辑、打印更加方便，使用照相机彩色胶卷内窥摄影已成为历史。

• 主要参考文献 •

1. 黄健，孙颖浩. 泌尿外科微创技术标准化教程. 武汉：华中科技大学出版社，2014：3-12
2. 那彦群，叶章群，孙颖浩，等. 中国泌尿外科疾病诊断治疗指南. 北京：人民卫生出版社，2014；

24-32

3. 张振声，蔡小兵，许传亮，等. "超声膀胱软镜"可辅助用于初发膀胱肿瘤术前分期诊断. 第二军医大学学报，2011，32（6）：590-594

4. Shen YJ, Zhu YP, Ye DW, et al. Narrow-band imaging flexible cystoscopy in the detection of primary non-muscle invasive bladder cancer：a" second look" matters？1nt Urol Nephrol，2012，44（2）：451-457.

5. Zhu YP, Shen YJ, Ye DW, et al. N arrow-band imaging flexible cystoscopy in the detection of clinically un-confirmed positive urine cytology. Urol Int，2012，88（1）：84-87

6. Naselli A, 1ntroini C, Timossi L, et al. A randomized prospective trial to assess the impact of transurethral re-section in narrow band imaging modality on non-muscleinvasive bladder cancer recurrence. Eur Urol，2012，61（5）：908-913

7. Kriegmair M, Baumgartner R, Knuechel R, et al. Detection of early bladder cancer by 5-aminolevulinic acid induced porphyrin fluorescence. J Urol，1996，155：105-110

8. Grossman HB, Gomella LG, Fradet Y, et al. The use of hexvix and fluorescence cystoscopy as an adjunct in the diagnosis of stage Ta／T1 urothelial cancer in the urinary bladder. J Urol，2004［Abstract 3877］

9. Dieter J ocham, Herbert Stepp, Raphaela Waidelich. Photodynamic Diagnosis in Urology：State-of-the-Art. Eur Urol，2008，53：1138-1150

10. Tritschler S, Scharf S, Karl A, et al. Validation of the diagnostic value of NMP221 BladderChek1 test as a marker for bladder cancer by photodynamic diagnosis. Eur Urol，2007，1：403-408

11. 刘定益，经浩. 尿道、膀胱及肾盂内镜摄影技术. 内镜，1986，3（1）：32

# 2

## 第二章

### 尿 道

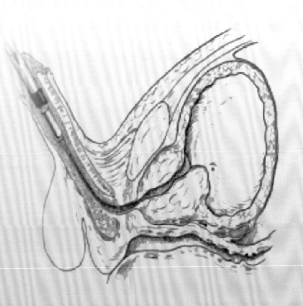

## 第一节  正 常 尿 道

### 一、男 性 尿 道

从外尿道口至膀胱颈全长约 15～20cm，尿生殖膈将尿道分为前尿道和后尿道两部分。

**（一）前尿道**

由悬垂部和球部尿道组成总共长约 14cm。尿道上皮淡红色，光滑而有弹性（图 2-1-1，2），通常在 11 点和 1 点处可以见到尿道腺开口（图 2-1-3），由于这些腺体开口斜向外尿道口，所以排尿时腺体外口自动关闭，因此尿液不会进入腺体导管。悬垂部尿道上皮连续螺旋状排列成环，这是由于尿道黏膜下肌层呈螺旋状排列，因而呈现来复枪枪管状外貌，这样结构有利于精液排出（图 2-1-4）。

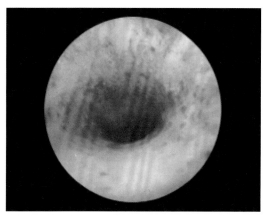

图 2-1-1　前尿道黏膜淡红色、
光滑有弹性

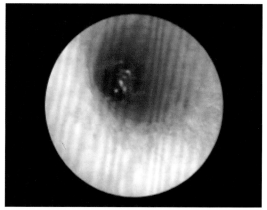

图 2-1-2　前尿道黏膜淡红色、光滑，
可见小气泡

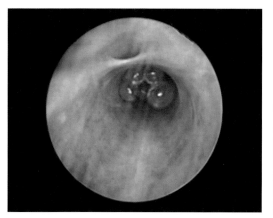

图 2-1-3　12 点处见尿道腺体开口，
可见多个气泡

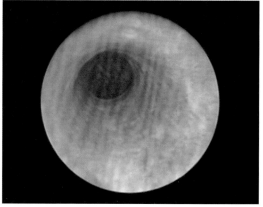

图 2-1-4　悬垂部尿道黏膜连续螺旋状

（二）后尿道

后尿道包括膜部尿道，前列腺部尿道和尿道内口（膀胱颈口）。

1. 膜部尿道　膜部尿道通过尿生殖膈，长约 1~2cm，由尿道外括约肌包绕，管腔窄。尿道舒张时黏膜呈放射状（图 2-1-5）。当尿道黏膜皱褶时呈星状（图 2-1-6），有时呈裂缝状（图 2-1-7）。这是膀胱尿道镜通过最困难处。

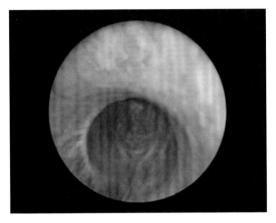

图 2-1-5　膜部尿道，黏膜呈放射状

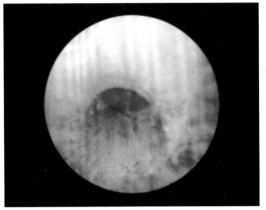

图 2-1-6　膜部括约肌使尿道腔变小，呈星状

2. 前列腺部尿道　前列腺部尿道约 3~4cm 长，管腔宽。

（1）尿道嵴：尿道嵴为沿后尿道后壁的一条纵行隆起黏膜皱襞。（图 2-1-8~10）。

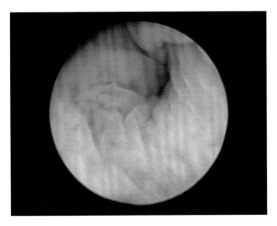

图 2-1-7　膜部括约肌使尿道腔变小，呈裂缝状

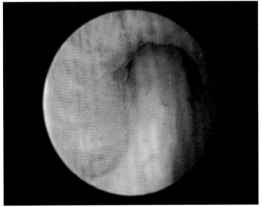

图 2-1-8　尿道嵴

（2）精阜：在距尿道内口约 1~1.5cm 处，尿道嵴有一樱桃状的隆起，叫做精阜（图 2-1-11）。精阜为淡红色，表面平滑而带有光泽（图 2-1-12）。精阜有不同的外形（图 2-1-13~16），更有特殊外形，看似病理、实非病理状态（图 2-1-17，18）。精阜顶部明显凹陷处称为前列腺囊，又称精阜腔（图 2-1-19）。有时在精阜顶点可见深红色精阜腔开口（图 2-1-20）。精阜是经尿道手术的重要标志。

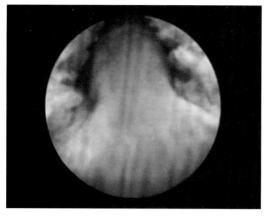

图 2-1-9　尿道嵴，尿道黏膜呈放射状

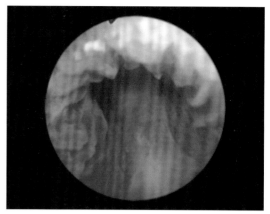

图 2-1-10　尿道嵴，外括约肌使尿道
黏膜呈放射状

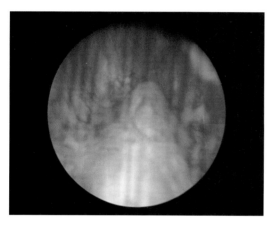

图 2-1-11　精阜，尿道嵴上樱桃状的隆起

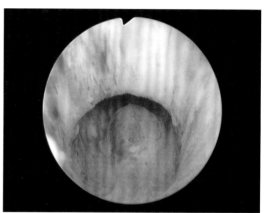

图 2-1-12　精阜，淡红色，表面平滑而带有光泽

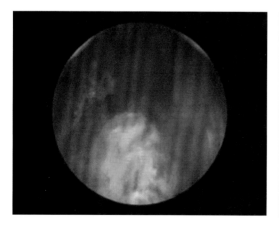

图 2-1-13　精阜，鸟蛋状

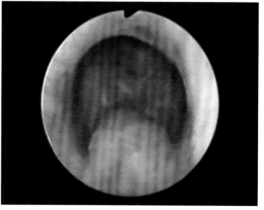

图 2-1-14　精阜，寿桃状

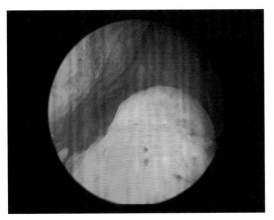

图 2-1-15 精阜，山丘状

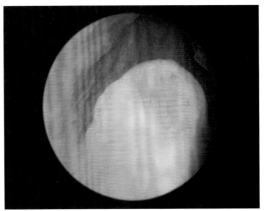

图 2-1-16 精阜，鸭梨状

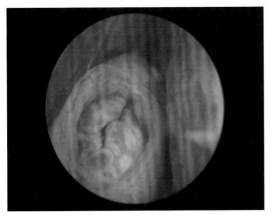

图 2-1-17 特殊外形的精阜

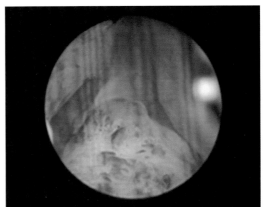

图 2-1-18 特殊外形的精阜

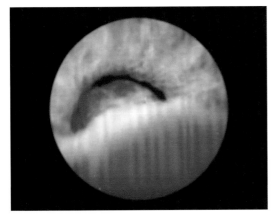

图 2-1-19 圆丘状精阜，顶部凹陷为前列腺囊

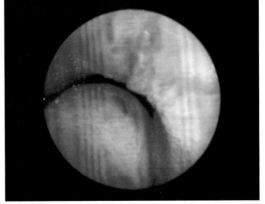

图 2-1-20 精阜，顶部可见精阜腔开口

3. 尿道内口　尿道内口即膀胱颈口。膀胱镜从精阜向前推进，可见膀胱颈上部呈半月形或凹形弧线，表面平滑而整齐，三角区前面的颈部，变成平坦，有的略呈凸形（图 2-1-21～23）。此处有尿道内括约肌围绕，膀胱空虚时，黏膜成放射状皱襞（图 2-1-24）。将膀胱尿道镜拉至尿道内口，即可见到光亮而半透明的膀胱颈部和暗黑的膀胱内腔（图 2-1-25）。观察整个膀胱颈部，必须用膀胱镜环视一周。

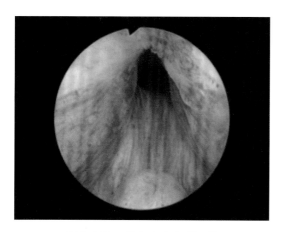

图 2-1-21　精阜上方之后尿道

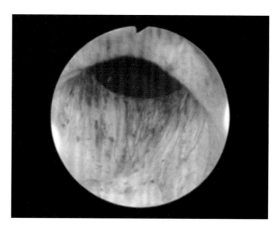

图 2-1-22　从精阜向前推进，可见膀胱颈部

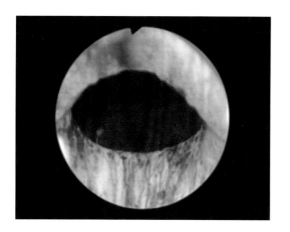

图 2-1-23　膀胱颈口，隐约可见膀胱内景

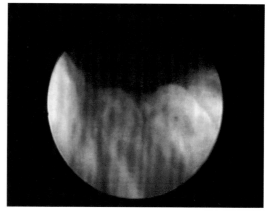

图 2-1-24　膀胱颈部有括约肌围绕，
黏膜成放射状皱襞

（三）女性尿道

女性尿道长 5～6cm，宽为 8～10mm，在尿道内可见纵形皱襞，在 5 和 7 点处比其他处尤为明显（图 2-1-26，27）。采用 0°镜冲水观察，尤其是用手指伸入阴道压迫尿道近端时可以观察到尿道全貌。

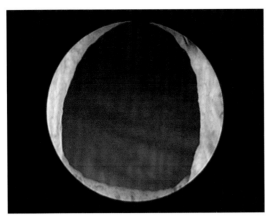

图 2-1-25 尿道内口，光亮的膀胱颈部和
暗黑的膀胱内腔

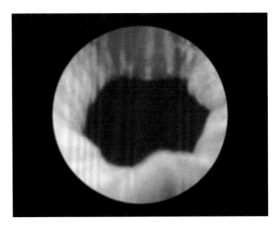

图 2-1-26 女性尿道黏膜纵形皱襞

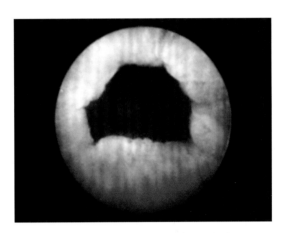

图 2-1-27 女性尿道黏膜纵形皱襞

## 第二节 尿 道 畸 形

### 一、尿 道 瓣 膜

尿道瓣膜为先天性畸形。多数位于精阜两侧，称后尿道瓣膜，少数于前尿道的阴茎阴囊交接处，称前尿道瓣膜。临床症状有排尿困难、尿滴沥，膀胱有大量残余尿。前尿道瓣膜常伴发尿道憩室，于阴茎阴囊交接处出现肿块，挤压肿块有尿排出。本病虽可出现于任何年龄，但多见于 10 岁以下儿童。

尿道瓣膜造成尿流梗阻，排尿时受尿流的冲力，瓣膜张大，堵塞尿道，但从远端注入液体或放入器械却能通过。因此，排尿性尿道造影容易发现尿道瓣膜，而逆行尿道造影和尿道探子检查对诊断帮助不大。在后尿道瓣膜，尿道镜检查往往在前列腺尿道远端处看到瓣膜，若让患者排尿或压迫膀胱时，在尿道内可见尿道瓣向外张开，容易发现瓣膜。同时可见梗阻近端尿道扩张，膀胱内出现小梁、小室、假性憩室、结石等尿路梗阻的病理改变。前尿道瓣膜，尿道镜可见瓣膜位于前尿道，突入尿道腔，但不影响镜鞘通过，梗阻近端尿道局限性向外膨出，尿道腔呈不规则状扩张（图 2-2-1）。

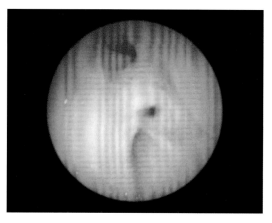

图 2-2-1　前尿道瓣膜，12 点处为尿道腔，下方见膨出的瓣膜

## 二、重 复 尿 道

重复尿道为少见的尿道先天性畸形，患者有正常尿道和副尿道（图 2-2-2，3），两个尿道分别与膀胱相连，副尿道也可能是盲管不与尿路相通。排尿性膀胱尿道造影可显示重复尿道畸形。如无症状可不予治疗。

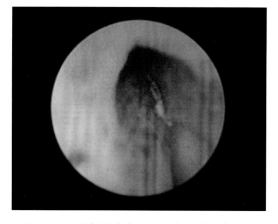

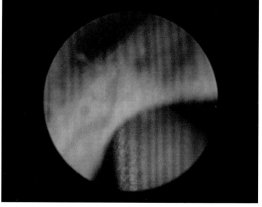

图 2-2-2　重复尿道畸形，12 点见副尿道开口　　　图 2-2-3　重复尿道畸形，主尿道插入红色导尿管

## 第三节　尿 道 炎 症

尿道炎症早期可见广泛黏膜水肿、充血、黏膜光泽消失　（图 2-3-1）。保留导尿者，由于导尿管的刺激常会引起尿道黏膜出血（图 2-3-2）。严重尿道炎症可见脓苔或渗出物。尿道炎症后期表现为局部充血，黏膜破坏，黏膜呈黄红色或苍白色，环形瘢痕形成，缺乏弹性（图 2-3-3，4）。

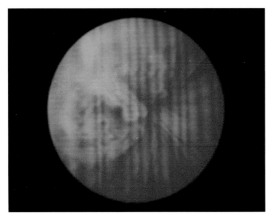

图 2-3-1 尿道炎，黏膜广泛充血水肿、无光泽

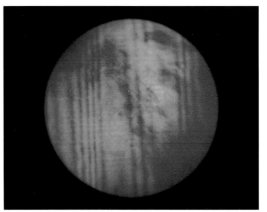

图 2-3-2 尿道黏膜广泛充血、出血，

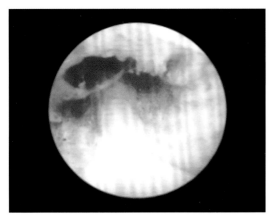

图 2-3-3 尿道慢性炎症，
精阜两侧黏膜不规则增生

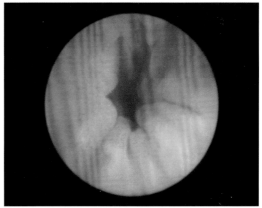

图 2-3-4 尿道慢性炎症，
黏膜苍白、瘢痕形成

## 第四节 尿 道 结 核

尿道结核常继发于肾结核，尿道壁上多见结核性溃疡和结核结节，溃疡面脏，常有钙盐附着，微高出黏膜（图 2-4-1），结核结节深黄色，周围充血，边界清楚，伴有感染时水肿的黏膜上可见脓性分泌物覆盖（图 2-4-2）。治愈后尿道黏膜溃疡消失，可见苍白而缺乏弹性的黏膜（图 2-4-3）。

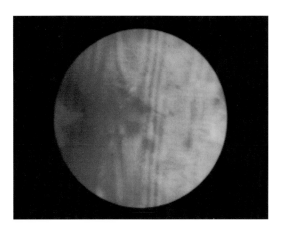

图 2-4-1　尿道结核，见溃疡面上钙盐附着

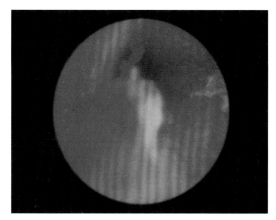

图 2-4-2　尿道黏膜水肿，
有脓性分泌物覆盖（7点处）

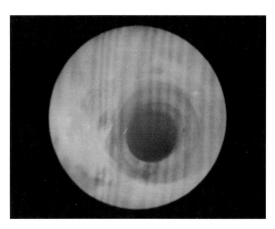

图 2-4-3　已治愈的尿道结核，尿道黏膜苍白、
缺乏弹性

## 第五节　尿道结石

　　大部分尿道结石是肾、输尿管、膀胱结石经尿道排出时嵌于尿道所致的继发结石（图2-5-1~5）。尿道原发结石多因尿道狭窄，尿道异物或尿道憩室引起，如前列腺尿道支架结石（图2-5-6）。尿道内口结石，前半结石呈圆柱状嵌于后尿道，后半结石位于膀胱颈部（图2-5-7，8）。由于尿道细而难于冲水扩张，膀胱尿道镜在尿道内仅能见到结石部分，无法观察全貌，尿道外口结石，可用止血钳夹碎后取出，止血钳难以处理的，可用钬激光碎石。

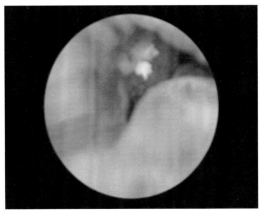

图 2-5-1 精阜右上侧可见结石

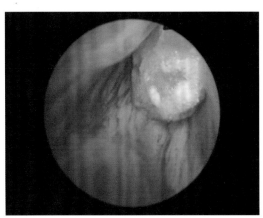

图 2-5-2 精阜左上侧可见结石

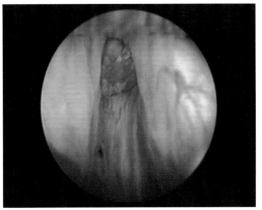

图 2-5-3 前列腺两侧叶可见一小结石

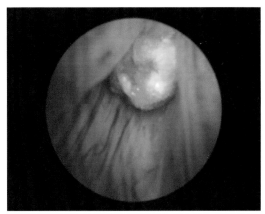

图 2-5-4 前列腺两侧叶可见一较大结石

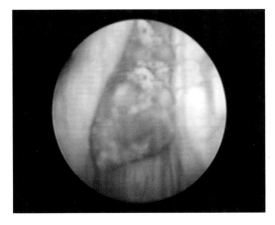

图 2-5-5 前列腺两侧叶可见一大结石

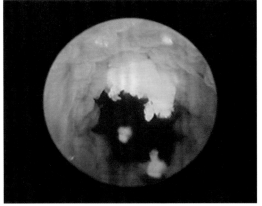

图 2-5-6 前列腺尿道支架结石

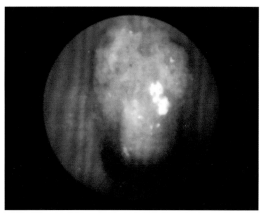

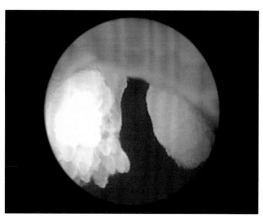

图 2-5-7　膀胱颈部结石，后部圆柱状，前部毛糙　　　　图 2-5-8　尿道内口见两枚结石

## 第六节　尿道异物

尿道内可放入各种异物，异物放入尿道后有三种去向，一种是进入膀胱，变成膀胱异物，另一种是在尿道内被排出的尿液冲出，最后一种是异物尖端刺在尿道黏膜上。膀胱尿道镜能见到异物（图 2-6-1）。

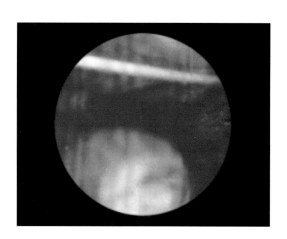

图 2-6-1　后尿道异物，金属异物横于精阜上方

## 第七节　尿道肿瘤

原发性尿道肿瘤少见。男性尿道癌往往起自球部、膜部，肿瘤可广泛侵犯海绵体。女性尿道癌多于尿道远 1/3 段，侵犯阴道壁和外阴。尿道癌可继发于膀胱癌、输尿管癌、肾盂癌。早期尿道癌会与尿道息肉、尿道尖锐湿疣相互误诊。

## 一、良性尿道肿瘤

良性尿道肿瘤表面光滑，常常有蒂，类似膀胱乳头状瘤（图2-7-1~3）。

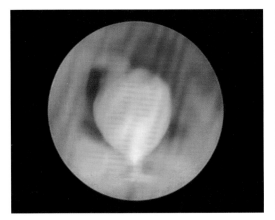

图 2-7-1　良性尿道肿瘤，表面光滑，有蒂

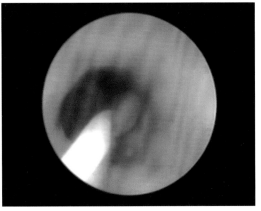

图 2-7-2　良性尿道肿瘤，表面光滑（可见导丝）

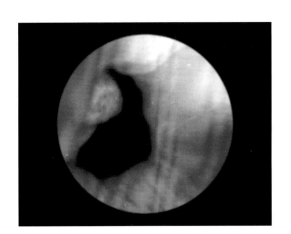

图 2-7-3　尿道内口 10 点处腺瘤，表面光滑

## 二、恶性尿道肿瘤

恶性尿道肿瘤为外形不规则的肿块，可伴有溃疡、表面坏死、周围黏膜水肿（图2-7-4，5）；如造成排尿梗阻，膀胱内则有小梁、小房、假性憩室等表现。

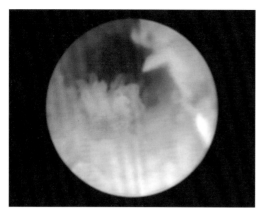

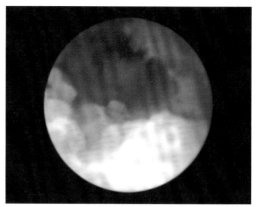

图 2-7-4　恶性尿道肿瘤，外形不规则　　　　图 2-7-5　恶性尿道肿瘤，周围黏膜水肿

## 三、尿 道 息 肉

长期炎症刺激可引起炎性尿道息肉（图 2-7-6~8），其本质并非肿瘤，易与肿瘤混淆。有些妇女尿道内口有假性息肉，头部光滑呈囊状，无病理意义（图 2-7-9）。

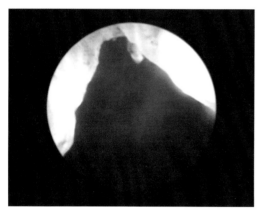

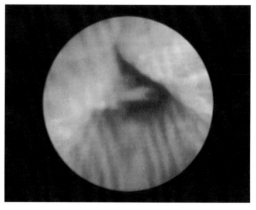

图 2-7-6　尿道内口 12 点处炎性息肉　　　　图 2-7-7　尿道内口 9 点处炎性息肉

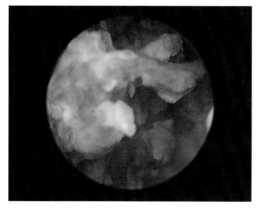

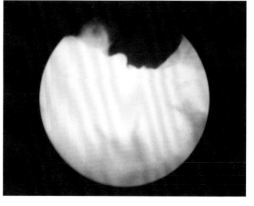

图 2-7-8　尿道炎性息肉　　　　图 2-7-9　尿道内口假性息肉，表面光滑，呈囊状

尿道尖锐湿疣大多数发生在距尿道外口 3cm 之内，呈乳头状暗色新生物，也容易误为肿瘤。

## 第八节　尿道损伤和狭窄

尿道外伤处理不当，后期会形成尿道狭窄，炎性尿道狭窄多有长期反复尿道感染史，患者表现为排尿困难，尿流变细或滴状排尿。伴有尿路感染时有尿频、尿急、尿痛现象，残余尿多者可表现充盈性尿失禁。严重者可引起肾功能损害。

外伤性尿道狭窄，膀胱尿道镜难以通过狭窄处，采用窥视下边进镜边检查，在狭窄处可见尿道变细，周围环绕白色瘢痕，环形瘢痕周围尿道黏膜呈现慢性炎症变化（图 2-8-1~4），严重尿道狭窄者尿道完全闭塞，检查时可试插细导丝或导管，了解狭窄的程度（图 2-8-5，6）。外伤性尿道狭窄患者，膀胱尿道镜常常发现假道开口，多为医源性伤害所致（图 2-8-7，8）。

炎症性尿道狭窄，病变范围广泛，常常累及全尿道，黏膜增厚、苍白、瘢痕增生，管腔变细。膀胱尿道镜难以进入膀胱。

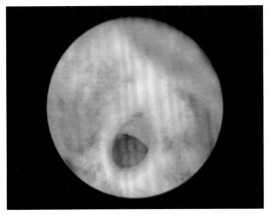

图 2-8-1　外伤性尿道狭窄，周围环绕白色瘢痕

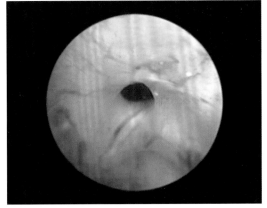

图 2-8-2　尿道变细，周围组织增厚

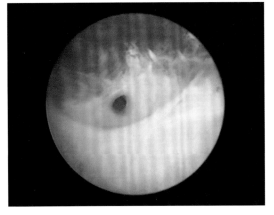

图 2-8-3　尿道变细，周围大片白色瘢痕

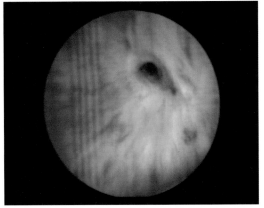

图 2-8-4　尿道变细，周围有白色瘢痕

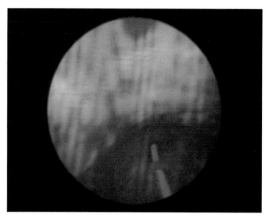

图 2-8-5　尿道闭塞，试插细导丝

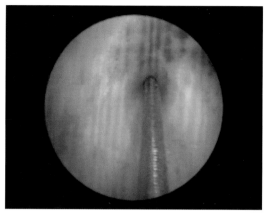

图 2-8-6　严重尿道狭窄，插入导丝检查

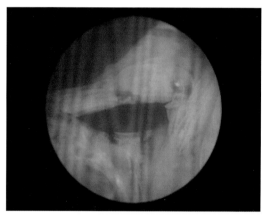

图 2-8-7　医源性伤害所致假道

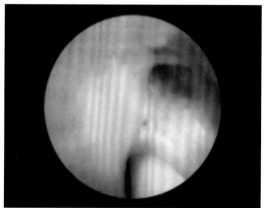

图 2-8-8　导管插入假道，上方为狭窄的尿道口

# 第九节　经尿道治疗尿道狭窄

经尿道治疗尿道狭窄的手术有尿道内冷刀切开术、尿道内瘢痕切除术和尿道内植皮术。尿道内瘢痕手术常用有：冷刀切开、高频电刀切除、激光切除、等离子切除等。

## 一、尿道内冷刀切开术

### （一）适应证

先天性、创伤性、炎症性以及手术后尿道狭窄，能通过金属导丝或输尿管导管，尿道狭窄段短于 1.0cm、瘢痕不严重的患者，均可经尿道行尿道内冷刀切开术治疗，扩大尿道内径。

### （二）器械准备

常用器械有：①尿道镜，通常镜鞘外径为 20F，镜鞘上有刻度，刻度可显示尿道狭窄处距尿道外口距离，镜鞘后端有输尿管导管或金属导丝插入孔；②0°窥镜；③操作件；

④不同形状的尿道内切开刀（图2-9-1）；⑤冷光源、纤维导光索、金属导丝、输尿管导管及生理盐水。

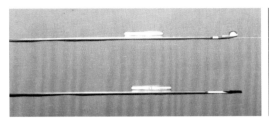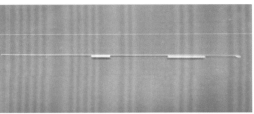

图2-9-1 不同形状的尿道内切开刀

### （三）手术方法

手术方法：①截石位；②置入镜鞘，持续滴入生理盐水。通过0°窥镜可见正常尿道黏膜为粉红色，狭窄部尿道内壁少血管，呈灰白色，管腔变细，且质地致密（图2-9-2）；③经镜鞘侧孔插入输尿管导管或金属导丝，通过尿道狭窄处，进入膀胱（图2-9-3、4）；④术者用左手示指和拇指提起患者阴茎头，右手控制操作件，使手术冷刀伸出镜鞘少许，刀刃对着12点位置，沿输尿管导管或导丝伸入狭窄环（图2-9-5、6），从狭窄远端向近端，由浅入深，往返纵向切开狭窄环，边切边向膀胱内推进。切开尿道狭窄环后，应超过瘢痕组织继续切开正常尿道黏膜0.5cm作为尿道内切开的长度，当瘢痕组织完全被切开后可见较软而容易出血的正常组织，表明切开深度已足够。同法切开3、6、9点，作放射状切开，此时可见尿道狭窄段口径明显增大（图2-9-7、8）；⑤退出镜鞘，将F18～20Foley导尿管置入膀胱；⑥如果尿道瘢痕较深较多，估计冷刀切开效果不理想者，可继续作瘢痕切除。如果瘢痕切除范围较广，可植入全层游离包皮，可以减少尿道再狭窄的机会。

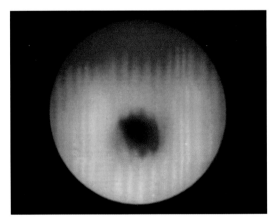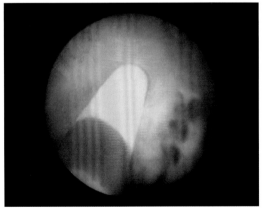

图2-9-2 尿道球部狭窄，管腔细，黏膜苍白　　　　图2-9-3 输尿管导管通过狭窄尿道

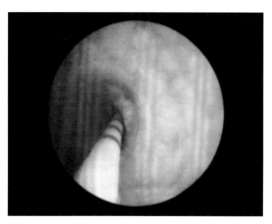

图 2-9-4　导管通过狭窄尿道进入膀胱

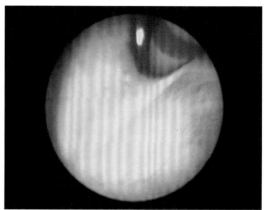

图 2-9-5　冷刀在导管右侧切开狭窄尿道

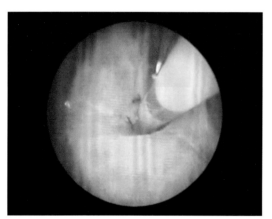

图 2-9-6　沿输尿管导管伸入内切开刀

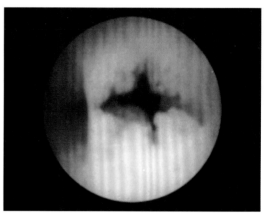

图 2-9-7　切开 3、6、9、12 点，管腔明显增宽

（四）术后处理

1. 应用抗生素　预防感染。

2. 留置导尿管　时间长短主要根据尿道狭窄长度和切开范围决定，一般留置导尿管 2~6 周。

（五）并发症及处理

1. 出血　术中切穿阴茎海绵体可引起出血，可通过镜鞘压迫阻止出血。应尽快结束手术，放置 Foley 导尿管压迫止血。术后如有前尿道出血，血液由导尿管周流出，可通过包扎阴茎压迫止血。如后尿道出血，可见 Foley 导尿管内流出血尿，应通过持续牵引

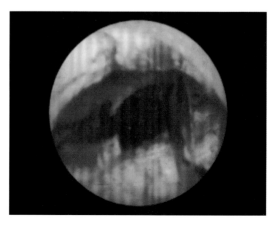

图 2-9-8　尿道球部狭窄行内切开后

Foley 导尿管止血，必要时予以膀胱冲洗。

2. 冲洗液外渗　多因切得太深、尿道穿孔引起。通过术后托高阴囊，经过 2~3 天，外渗液会自行吸收。

3. 菌血症　术前控制尿道感染，术后应用抗生素，能防止菌血症发生。

## 二、尿道内瘢痕切除术

适应证、器械准备、手术方法、术后处理同尿道内冷刀切开术。根据需要将尿道内切开刀换用高频电刀、钬激光或等离子。

（一）尿道内高频电刀瘢痕切除术（图 2-9-9~12）

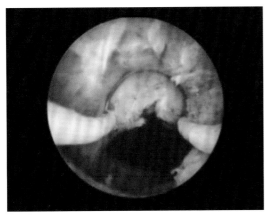

图 2-9-9　电刀切除尿道 12 点处瘢痕

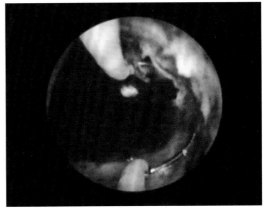

图 2-9-10　电刀切除尿道 3 点处瘢痕

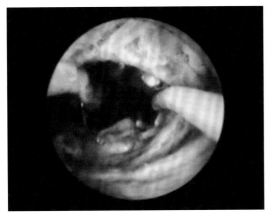

图 2-9-11　电刀切除尿道 6 点处瘢痕

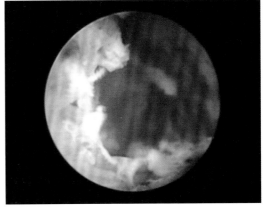

图 2-9-12　尿道内高频电刀瘢痕切除术后

（二）尿道内钬激光瘢痕切除术（图 2-9-13~15）

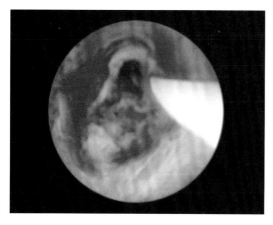

图 2-9-13　导丝通过狭窄的尿道

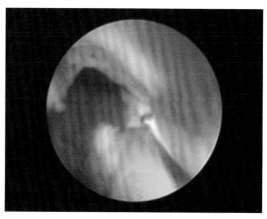

图 2-9-14　钬激光切除尿道瘢痕

（三）尿道内等离子瘢痕切除术

1. 等离子柱状电极瘢痕切除（图 2-9-16~19）

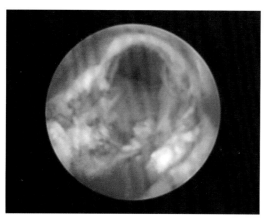

图 2-9-15　钬激光瘢痕切除术后

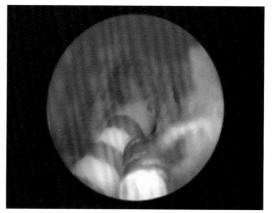

图 2-9-16　导管通过狭窄进入膀胱，
柱状电极靠近狭窄处

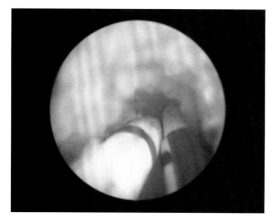

图 2-9-17　柱状电极沿导管向前推进，切除瘢痕

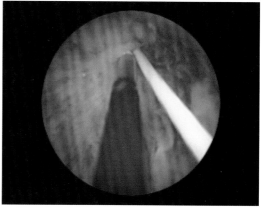

图 2-9-18　导丝和输尿管导管通过尿道狭窄处

2. 等离子环状电极瘢痕切除（图 2-9-20～23）

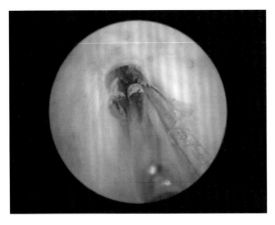

图 2-9-19 柱状电极沿导管向前推进，切除瘢痕

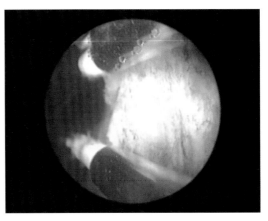

图 2-9-20 等离子电刀切除尿道 3 点处瘢痕

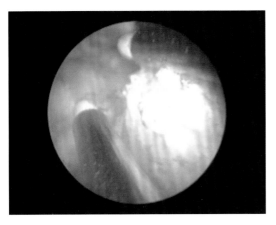

图 2-9-21 等离子电刀切除尿道 5 点处瘢痕

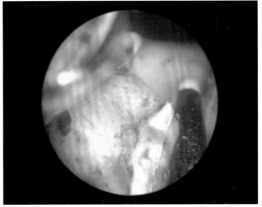

图 2-9-22 等离子电刀切除尿道 8 点处瘢痕

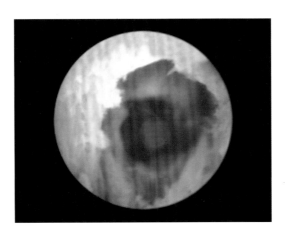

图 2-9-23 尿道瘢痕已切除

## 三、尿道内植皮术

### (一) 适应证

1. 外伤性尿道狭窄　尤其适用于大于 1cm 后尿道狭窄。
2. 新鲜尿道损伤　外伤性后尿道断裂，断端大于 1cm，膀胱造瘘 7~14 天后行植皮术

### (二) 器械准备

1. 同尿道内瘢痕切除及尿道内切开术
2. 三腔双囊导尿管　两囊相距 3cm（图 2-9-24）。

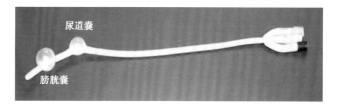

图 2-9-24　三腔双囊导尿管

### (三) 手术方法

手术方法如下：①耻骨上切开膀胱；②窥视下尿道内切开，切除瘢痕组织，使内镜能顺利进入膀胱；③尿道会师，将三腔双囊导尿管从尿道外口引入膀胱，继而引至耻骨上腹壁外；④取游离包皮片 3cm×5cm，剔净皮下组织，外表面向内包绕双囊导尿管之尿道囊，5~0 可吸收线连续缝合形成皮管，两端系紧在导尿管上，充盈双囊导尿管之尿道囊使成直径 1~1.5cm，记录所需的液体量，供下一步参考；⑤双囊导尿管从腹壁外送回膀胱，双囊导尿管之膀胱囊充盈 5ml 左右液体，向外牵引导尿管有阻力时停止，使膀胱囊停留在尿道内口水平。充盈尿道囊（按上述记录量）使游离皮管紧贴尿道创面；⑥耻骨上膀胱造瘘，保留双囊导尿管 6 周，尿道镜复查（图 2-9-25，26）。

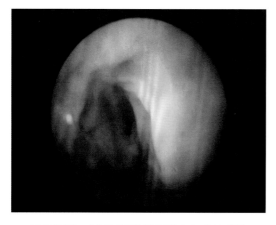

图 2-9-25　6 周后尿道镜见游离包皮已成活

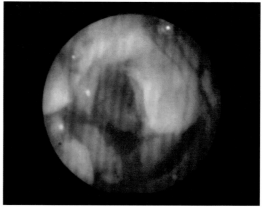

图 2-9-26　包皮皮管已覆盖尿道创面

（四）术中可能发生的问题及处理

1. 后尿道闭锁或有假道形成者，窥视下尿道内切开可能有困难　可用示指从膀胱入尿道内口插入后尿道近段盲端，与尿道内之金属尿道探子会师，并将尿道内之尿道探子引入膀胱，继之置入电切镜，切除狭窄段瘢痕。

2. 后尿道新鲜损伤，可采用窥视下腔内尿道会师术　不致加重断裂处尿道的损伤。从膀胱造瘘口插入尿道探条至膀胱颈口后尿道，从尿道外口插进尿道镜至后尿道伤处，可窥见尿道探条及尿道断端，将输尿管导管从尿道镜侧孔插入越过伤处进入膀胱，从膀胱造瘘口取出导管一端，通过尿道外口端输尿管导管引入双囊导尿管至腹壁外。

3. 尿道内植皮的关键是将处理后包皮皮管准确地固定在尿道损伤部位　术中使用经直肠超声监视最为可靠，尿道膜部长约 1~2cm。在超声图像上此处呈 90°弯曲状，极易辨认，经直肠超声监视除协助植皮定位外，还能鉴别导尿管有无误入假道。若无经直肠超声设备亦可使用尿道镜测量伤处至尿道外口的距离，然后在双囊导尿管上作一标记，手术完成时将导尿管标记处放在尿道外口部位。

## 第十节　经尿道治疗尿道瓣膜

### 一、适　应　证

有尿流梗阻的后尿道瓣膜、前尿道瓣膜都适应经尿道瓣膜切除术。

### 二、术前准备

器械准备同尿道内切开术，如果患者为儿童，应准备小儿切除镜。有水电解质失衡及尿路感染者　先留置导尿管引流，待情况好转再行手术。

### 三、手术方法

手术方法如下：①以精阜为标志，从精阜向两侧观察，一般能发现存在的瓣膜；②冲盈膀胱加以按压，使瓣膜膨胀，用钩形电极钩住瓣膜，轻轻牵引，可见羽状薄膜、缺少血管纹理、两侧对称、与精阜相连；③用钩形电极在5、7、12点处切开瓣膜，也可以用弧形电极切除瓣膜；④前尿道瓣膜手术方法与后尿道瓣膜基本相同。

### 四、手术注意事项

手术中应注意以下几点：①儿童患者一定要采用能顺利通过的尿道镜或输尿管镜，因为小儿尿道娇嫩，过粗的尿道镜容易充血水肿，易因器械损伤引起狭窄；②小婴儿不能经尿道放入内镜可经膀胱造口处放入，顺行切除瓣膜；③瓣膜切开的关键是切到瓣膜的基底部，否则不能完全解除梗阻；④注意避免切开过深损伤尿道外括约肌，引起尿失禁。

## 第十一节　经尿道治疗尿道结石

尿道外口结石可直接用血管钳取出或夹碎取出，根据情况可以用局部麻醉。取出时局部加用润滑油有一定的帮助。

位于球部小结石可在尿道镜下用异物钳取出或夹碎取出（图 2-11-1）

后尿道结石可推入膀胱，按膀胱结石碎石治疗。

因嵌顿不能推回者，也可在尿道镜下原位钬激光碎石治疗。

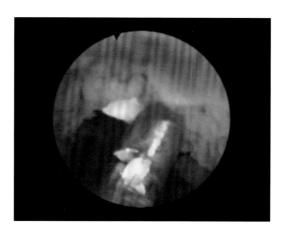

图 2-11-1　异物钳取除尿道支架结石

## 第十二节　经尿道治疗尿道异物

尿道异物如果一端外露尿道口时，可先用血管钳夹住外露异物一端，防止继续滑入。然后让患者平卧放松。先从尿道外口注入黏膜麻醉剂，按摩 3-5 分钟，再从尿道外口注入润滑油，轻轻地、缓慢地向外拔出，遇有阻力可以左右上下旋转，一般都能成功。

如异物位置深在，则需要在尿道镜下用异物钳取出（图 2-12-1）。方法同膀胱异物取出术。如异物头端刺入尿道黏膜，钳住异物后向刺入的相反方向推进，待异物头端离开尿道组织后，再拉出尿道，切不可暴力拉扯，以免损伤尿道。

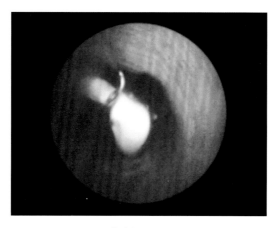

图 2-12-1　尿道球部异物，见一塑料管，
正用异物钳（11 点处）取出

## 第十三节　经尿道治疗尿道肿瘤

膀胱全切术后尿道残端癌、膀胱癌浸润到尿道，应行尿道切除术，不宜经尿道治疗。后尿道良性肿瘤、浅表的尿道癌可行经尿道切除（图 2-13-1～4），方法同经尿道膀胱肿瘤切除术。前尿道多为尖锐湿疣，也可以经尿道切除，但容易复发。

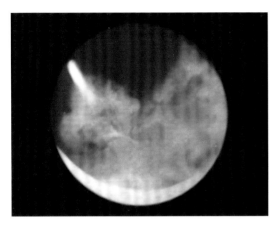

图 2-13-1　尿道内口息肉，息肉后方见电切环

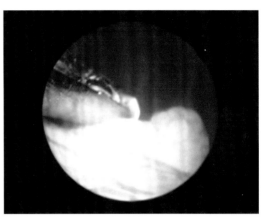

图 2-13-2　尿道内口腺瘤，腺瘤左侧可见活检钳

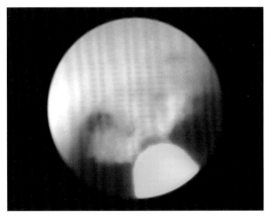

图 2-13-3　尿道内口腺瘤，准备钬激光治疗

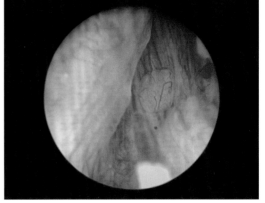

图 2-13-4　后尿道腺瘤（4～5 点处），
准备钬激光治疗

## 第十四节　经皮穿刺治疗女性压力性尿失禁

压力性尿失禁指腹压突然增加时，尿液不随意逸出。女性尿道依靠骨盆内筋膜保持膀胱颈、尿道内口与耻骨相连，形成膀胱尿道后角。正常膀胱尿道后角为 90°～100°，压力性尿失禁时，膀胱尿道后角消失，膀胱颈部成漏斗状并下垂（图 2-14-1）。"膀胱颈悬吊术"恢复膀胱尿道后角，故而可以达到治疗目的。

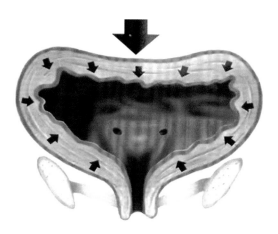

图 2-14-1　女性压力性尿失禁发病机制示意图

## 一、适　应　证

非手术治疗无效或尿失禁严重者

## 二、器　械　准　备

本手术需准备的器械有：①膀胱尿道镜；②便携式超声仪及穿刺探头、穿刺导向器；③腹部-阴道穿刺长针（自制：克氏针一根，前端针尖后钻一小孔，作引线用）。

## 三、手　术　方　法

手术方法如下：①头低臀高截石位，常规消毒皮肤及阴道，留置气囊导尿管，囊内注水 10ml 并向外牵拉，重锤拉钩暴露阴道前壁；②阴道前壁作 1.5cm×3.0cm 横方形"阴道壁瓣"，作为膀胱颈悬吊术"悬吊带"留于原位。潜行游离阴道黏膜下组织及膀胱颈、尿道周围组织；③耻骨上腹壁右侧超声横切查扫，显示膀胱颈部（可见导尿管水囊），避开膀胱、肠管，标出穿刺导向线，腹部-阴道穿刺针经皮穿刺膀胱颈入阴道，针孔穿线，一端拉至耻骨上，一端留阴道。用大圆针将阴道端线头穿入，在阴道壁瓣右端连续缝合 3-4 针。同上方法，穿刺点外上方移动 2cm 再次穿刺，将阴道线头穿入腹阴针拉至耻骨上（图 2-14-2）；④同上方法穿刺，操作左侧；⑤缝合切开的阴道黏膜，覆盖阴道壁瓣；⑥膀胱内注水 200ml，耻骨上腹壁正中超声纵切查扫，慢慢拉紧耻骨上悬吊线，观察膀胱尿道后角逐渐恢复，到 90°～100°为止；⑦膀胱尿道镜检查：确认膀胱、膀胱颈、尿道无穿刺损伤；⑧左右

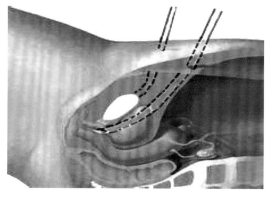

图 2-14-2　经皮穿刺阴道壁瓣膀胱颈悬吊术示意图

两根耻骨上缝线分别用"皮下缝合法"打结固定；⑨术后保留导尿，阴道纱布填塞，二天

后取出。

## 四、手术注意事项

手术中应注意：①初学者术中超声可请超声科医师协助；②膀胱尿道后角小于90°术后可能排尿困难，大于100°可能还有失禁。是判断悬吊程度的量化指标；③悬吊缝线可用4#~7#丝线，也可用可吸收线；④"皮下缝合法"：用大圆针穿线，从原针眼进，经过皮下，到另一针眼出，打结后将皮肤拉起，线结即可留在皮下。术后不用拆线。

对比无张力阴道吊带术或经闭孔无张力阴道吊带术治疗女性压力性尿失禁，两者皆为安全有效的微创手术，疗效相似；但超声导向下经皮穿刺阴道壁瓣膀胱颈悬吊术，创伤更小、费用更少、能准确调整悬吊的松紧度。

### ●　主要参考文献　●

1. 郭应禄. 腔内泌尿外科学，北京：人民军医出版社，1995：75-150

2. 那彦群. 泌尿外科内腔镜诊治图谱，郑州：河南科学技术出版社，2001：69-175

3. Levine J，Wessells H. Comparison of open and endoscopic treatment of posttraumatic posterior urethra1 strictures. World J Surg，2001，25：1597-1601

4. CeistE，HartungR. Altemative endourological techniques in the treatment of urethra1strictures-Review of the current 1iterature. 1n：Schreiter F，ecl. Reconstructive Urethra1 Surgery. Heiderberg：Springer Medizin，2006. 94-103

5. 张炯，撒应龙，傅强，等. 直视下尿道内切开术治疗尿道狭窄20年经验总结. 中华泌尿外科杂志，2011，32：554-557

6. 经浩，巢志复，徐仁方，等. 尿道腔内会师植皮术治疗外伤性后尿道断裂. 中华泌尿外科杂志，2000，21（10）：627-629

7. Delancey JO. Structural support of the urethra as it relates to stress urinùry incontinence：the hammock hypothesis. Am J ObstetGynecol，1994，170：1713-1720，discussion 1720-1723

8. Ulmsten U，Henriksson L，Johnson P，et al. An ambulatory surgical procedure under local anesthesia for treatment of female urinary incontinence. Int Urogynecol J Pelvic Floor Dysfunct，1996，7：81-85，discussion 85-86

9. 经浩，徐仁方，何小舟，等. 经皮穿刺阴道壁悬吊术和无张力阴道吊带术治疗女性压力性尿失禁对比研究. 中华泌尿外科杂志，2008，29（11增刊）：77-7811

10. 刘定益，经浩，巢志复，等. 52例外伤性尿道狭窄的治疗体会 中华创伤杂志 2002：12：762-763

11. 刘定益，经浩，巢志复，等. 开放手术和内窥镜手术治疗男性尿道狭窄83例报告，临床泌外杂志 2007：22：917~919

12. 刘定益，王名伟，张翀宇，等. 冷刀加电切与等离子杆状电极、电切治疗尿道狭窄的比较 中国内镜杂志 2009：5（10）：1104~1106

13. 刘定益，王健，唐崎，等. 自制无张力尿道吊带治疗女性压力性尿失禁18例疗效观察. 中外健康文摘. 2013，16（20）：13~14

# 3

## 第三章

## 膀胱颈部

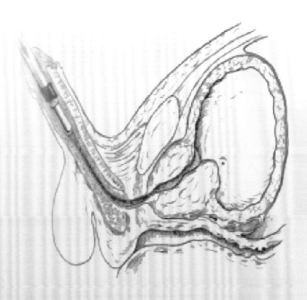

## 第一节　良性前列腺增生

良性前列腺增生（Benign prostatic hyperplasia，BPH）是 50 岁以上男性常见的疾病。组织学上，前列腺间质和腺体增生；解剖学上，前列腺增大（Benign prostatic enlargement，BPE）；尿动力学上，膀胱出口梗阻（Bladder outlet obstruction，BOO）；症状学上，下尿路征群（Lower urinary trac symptoms，LUTS）。良性前列腺增生发病率随着年龄的增长而递增，增生的前列腺体压迫后尿道，导致下尿路梗阻，进而并发输尿管反流、输尿管扩张、肾盂积水和肾功能损害，严重者可因尿毒症而危及生命。

### 一、良性前列腺增生的病理变化

前列腺由腺体和肌肉纤维组成，腺体约占 70%，肌肉纤维约占 30%。Lowsley（1912）把前列腺划分为五叶：位于前列腺尿道两侧者为左右二侧叶，两根输精管和尿道之间的腺体为中叶，其后称为后叶，位于两侧叶之前的肌肉纤维组织称为前叶。Mc Neal（1972）把前列腺分三带为：移行带（transititional zone），围绕近膀胱开口到近射精管开口之间的尿道，约占成人腺体的 5%~10%；中央带（central zone）约占整个腺体 22%~25%，位于近端尿道后方，输精管通过中央区开口于精阜；外周带（peripheral zone）包绕中央带的周围，约占腺体 70%~75%。腺体前方为前纤维肌肉基质（anterior muscular stroma）（图 3-1-1）。外周带是前列腺癌最常发生的区域，而移行带是发生前列腺增生的唯一区域。

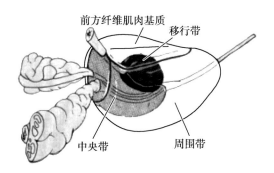

图 3-1-1　前列腺分带

#### （一）膀胱颈部的病理变化

前列腺增生限于膀胱颈部到精阜段移行带腺体，前列腺二侧叶增生时，外周带腺体受压，被推向外周形成前列腺包囊，通常称为外科包膜。由于增生的前列腺体受到前方耻骨和下方坚韧的三角韧带限制，增生的前列腺体只能向上、向后和二侧发展。如不能突破内括约肌，则压迫尿道，并将膀胱底向上推移，使前列腺尿道部伸长和弯曲，形成膀胱外型尿路梗阻，这情况多见于两个侧叶增生。如增生的腺体能突破内括约肌进入膀胱，在膀胱内口形成唇状突起，引起排尿梗阻，临床上称为膀胱内型尿路梗阻，这情况多见于中叶增生。

#### （二）尿道的病理变化

前列腺增生可使后尿道延长和管腔变细，严重者尿道呈裂隙状。在侧叶增生中尤为明显（图 3-1-2）。当腺体增生不均匀时，后尿道会出现粗细不一的管腔，使膀胱镜插入阻力增加。正常尿道嵴处有一向前弯曲的角度，在前列腺中叶增生时，弯曲角度明显增加，出现后尿道弯曲变化，当膀胱镜进入此处时，要注意下压膀胱镜后端，使其前端上抬，容易进入膀胱。根据膀胱颈部到精阜的距离可以大致推测前列腺的重量：膀胱颈到精阜距离3.0-3.5cm，前列腺重约 20～35g，膀胱颈到精阜距离 3.6～4.0cm，前列腺重约 36～50g，膀胱颈到精阜距离 4.1～4.5cm，前列腺重约 51～99g，膀胱颈到精阜距离>4.6cm，前列腺重>100g。

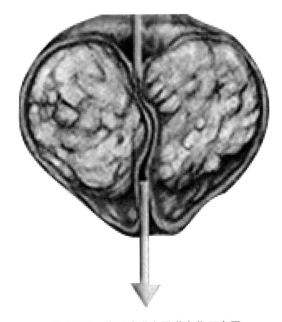

图 3-1-2　前列腺增生尿道变化示意图

### （三）膀胱的病理变化

由于前列腺增生，前列腺部尿道变长、变细和弯曲，使后尿道阻力增加，膀胱逼尿肌只能通过代偿性增生来克服尿道阻力的增加，久之增生的逼尿肌束会高出膀胱黏膜表面，互相交叉成格子状突起，称为膀胱小梁。小梁先出现于膀胱三角后区和输尿管开口周围，继而发展到膀胱二侧壁和顶部。膀胱三角区逼尿肌增生使输尿管间嵴明显肥厚，三角区后隐窝更为凹陷。由于膀胱内压持续增加，小梁之间形成深浅不一、大小不等的凹陷，称为小房或小室，大而深的小房或小室称为假性憩室。当膀胱进入到部分代偿期，不能把膀胱内尿液完全排空，就会出现残余尿，残余尿的出现，容易引起膀胱的感染或形成膀胱结石。随着残余尿的增加，会导致尿潴留的发生。

### （四）肾和输尿管的变化

当长期膀胱颈部梗阻不能解除，最终破坏输尿管膀胱壁间 Waldeyer 鞘的抗反流作用，膀胱进入失代偿期，此时产生输尿管反流，引起输尿管和肾盂扩张，肾盂压力增加，引起肾功能损伤，导致氮质血症或尿毒症的发生。

## 二、膀胱尿道镜检查

通过临床症状，PSA 检测、直肠指诊、B 型超声检查，尿流动力学检查或静脉尿路造影，可以对前列腺增生诊断、治疗方法的选择做出初步判断。但前列腺增生合并下列情况需要进行尿道膀胱镜检查，尿道膀胱镜检查的目的是了解下尿路梗阻原因、前列腺增生的严重程度和膀胱内有否其他病变。

（一）膀胱尿道镜检查适应证

1. 合并原因不明的血尿患者。

2. 合并上尿路病变，IVU、CT 或 MRI 检查后还不能确定病因者。

3. 不能肯定前列腺增生是下尿路唯一梗阻的原因者。

（二）尿道膀胱镜检查禁忌证

1. 合并泌尿生殖急性感染者。

2. 严重肾功能损害者。

3. 全身情况极差，不能承受膀胱镜检查者。

（三）膀胱尿道镜检查表现

为防止膀胱尿道镜导入膀胱引起尿道和前列腺的损伤，通常选择合适口径，插好闭孔器的尿道膀胱镜，先行盲插，通过尿道外口。然后，在生理盐水持续灌注窥视下，通过监视器观察尿道，随着尿道生理弯曲逐步进入膀胱。

1. 膀胱颈部和前列腺尿道的观察　　正常前列腺不突向尿道腔，前列腺部尿道宽敞，看不到前列腺腺体。正常膀胱颈上 4/5 及二侧为弧形，光滑而整齐（图 3-1-3～5），下 1/5 平坦或微微隆起（图 3-1-6），正常前列腺者精阜到膀胱颈部距离<2.9cm（图 3-1-7），在精阜处可以同时看到膀胱内腔（图 3-1-8），进一步推镜，到达尿道内括约肌处，可见黏膜皱襞（图 3-1-9），再进一步，见膀胱颈部为圆形（图 3-1-10）。

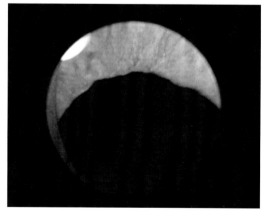

图 3-1-3　膀胱颈上 4/5 呈弧形

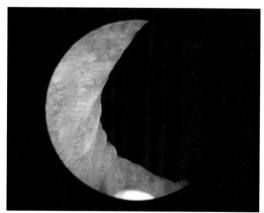

图 3-1-4　膀胱颈左侧呈弧形

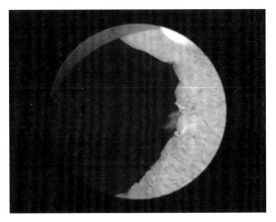

图 3-1-5　膀胱颈右侧呈弧形

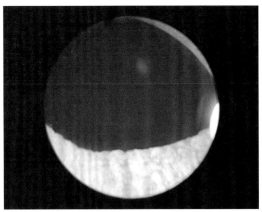

图 3-1-6　膀胱颈下 1/5 微微有些隆起

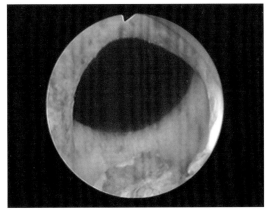

图 3-1-7　精阜到膀胱颈<2.9cm

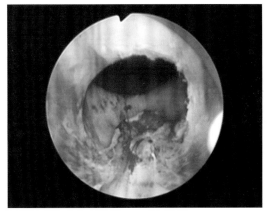

图 3-1-8　从精阜看到膀胱腔

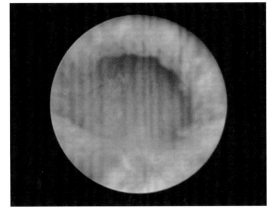

图 3-1-9　尿道内括约肌处可见黏膜皱襞

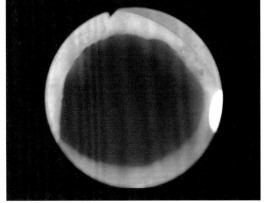

图 3-1-10　膀胱颈部呈圆形

前列腺增生患者，前列腺部尿道变长、弯曲、口径变小、内腔不规则（图 3-1-11~14）。检查前列腺增生患者，应该在持续灌注下观察尿道（图 3-1-15），随时调整尿道膀胱镜方向，安全进入膀胱（图 3-1-16）。

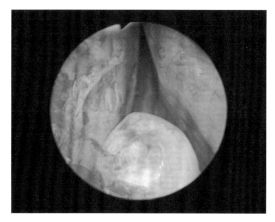

图 3-1-11　前列腺增生，尿道变细

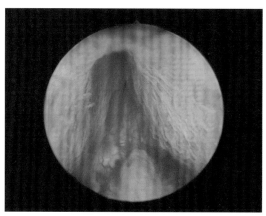

图 3-1-12　前列腺增生，尿道弯曲

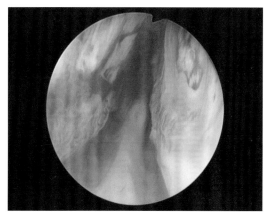

图 3-1-13　前列腺增生，内腔不规则

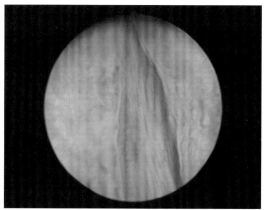

图 3-1-14　前列腺增生，尿道变长

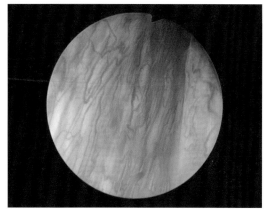

图 3-1-15　持续灌注，扩张尿道

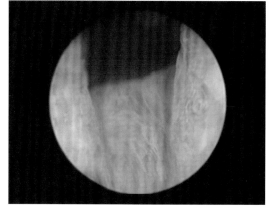

图 3-1-16　安全进入膀胱

2. 前列腺腺体的观察

（1）前列腺两侧叶增生：前列腺两侧叶增生约占前列腺增生的 80%，早期轻度侧叶前列腺增生，膀胱镜检时一般无明显改变。中度两侧叶增生时，可见膀胱颈部两侧呈圆弧

状凸起，致使尿道内口变为不同程度纵行裂缝状改变（图 3-1-17～23），有时前列腺二侧叶不对称增生，表现为后尿道内单侧叶明显外突。

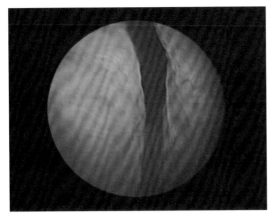

图 3-1-17　前列腺二侧叶中度增生

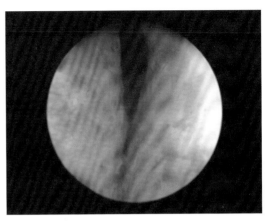

图 3-1-18　前列腺二侧叶中度增生

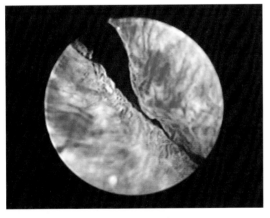

图 3-1-19　前列腺二侧叶中度增生

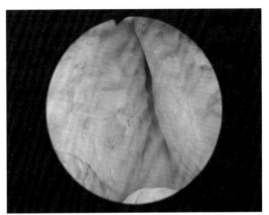

图 3-1-20　前列腺二侧叶中度增生

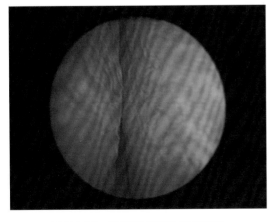

图 3-1-21　前列腺二侧叶重度增生

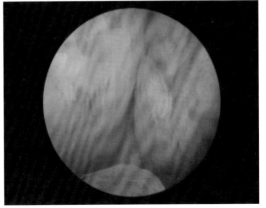

图 3-1-22　前列腺二侧叶重度增生

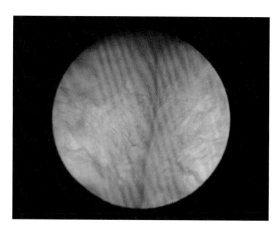

图 3-1-23    前列腺二侧叶重度增生

（2）前列腺中叶增生：前列腺中叶增生者在膀胱颈下唇边缘隆起或为一球状块物突于膀胱内，而其他部位的膀胱颈均呈半月形，中叶与两侧叶交界处如裂缝状（图 3-1-24～28）。前列腺正常大小的膀胱颈部，在膀胱镜同一视野下，不能同时看到膀胱颈和输尿管口，但在中叶增生患者，突入膀胱内增生腺体接近输尿管开口，有时在膀胱镜同一视野中可看到膀胱颈和输尿管口；若中叶特别肥大，膀胱三角及输尿管开口均被其遮盖，则不能看到三角区，成为膀胱镜检查的盲区，在此情况下难以完成输尿管插管、输尿管镜检查和输尿管内腔镜手术。

（3）前列腺三叶增生：前列腺三叶增生时，肥大的前列腺突出于膀胱颈口，形成三个肥厚、光滑、半圆的弧状隆起，使整个膀胱颈呈一倒"V"形（图 3-1-29）。部分增生的前列腺表面会有炎性滤泡增生或满佈扩张的血管（图 3-1-30），尿道膀胱镜检查时容易引起前列腺出血。

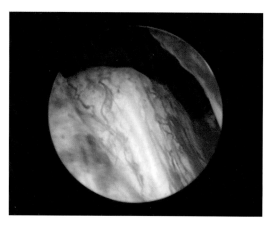

图 3-1-24    前列腺中叶增生

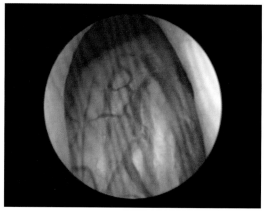

图 3-1-25    前列腺中叶中度增生

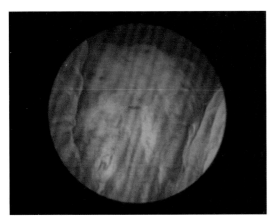

图 3-1-26 前列腺中叶重度增生

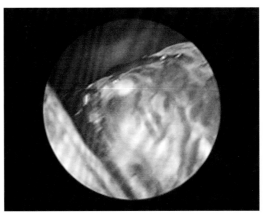

图 3-1-27 前列腺中叶重度增生

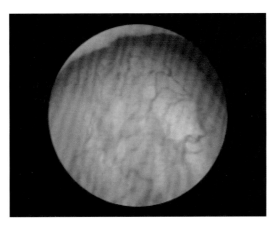

图 3-1-28 前列腺中叶重度增生

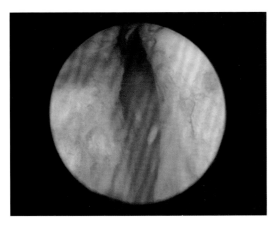

图 3-1-29 前列腺三叶增生

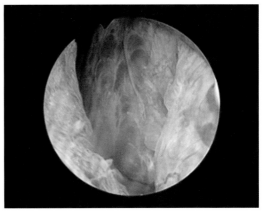

图 3-1-30 前列腺三叶增生，血管扩张

（4）前列腺不规则增生：前列腺不规则增生相当常见，在两侧叶中可以一侧叶增生，另一侧完全正常（图 3-1-31，32）；也可以在任何一叶表现为局部肿瘤样外凸（图3-1-33~38），这些不规则增生，容易误诊。有时，前列腺增生会合并膀胱颈部纤维化，应

注意识别（图 3-1-39）。

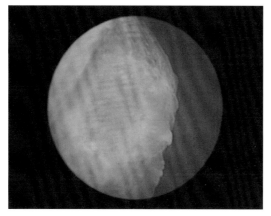

图 3-1-31　前列腺右侧叶增生

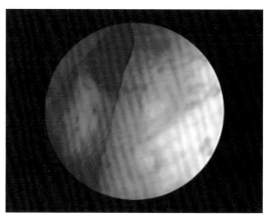

图 3-1-32　前列腺左侧叶增生

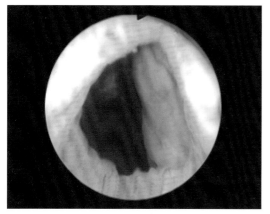

图 3-1-33　前列腺左侧叶局部增生

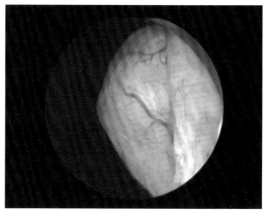

图 3-1-34　前列腺左侧叶（近膀胱颈处）局部增生

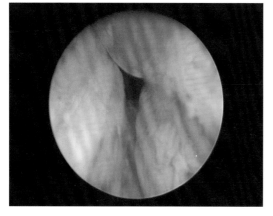

图 3-1-35　前列腺左侧叶不规则增生

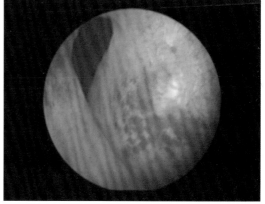

图 3-1-36　前列腺左侧叶局部增生，肿瘤样凸起

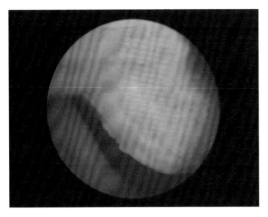
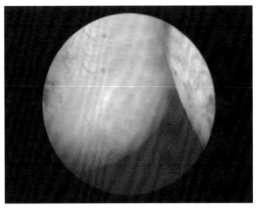

图 3-1-37　前列腺不规则增生，肿瘤样凸起　　　　图 3-1-38　前列腺不规则增生，肿瘤样凸起

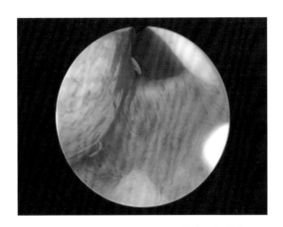

图 3-1-39　前列腺增生合并膀胱颈纤维化

（5）前列腺增生与其他前列腺占位性疾病的鉴别：前列腺不规则增生需与前列腺癌、前列腺囊肿、基底细胞腺瘤等占位性疾病鉴别，前列腺癌的肿块不规则、尿道黏膜不完整、不光滑；前列腺囊肿为非实质性肿块，内容物为液体，容易鉴别（图 3-1-40，41）。前列腺基底细胞腺瘤应结合病理检查才能判断（图 3-1-42，43）。

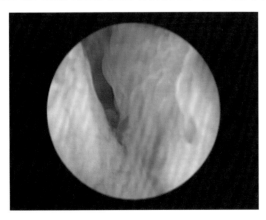
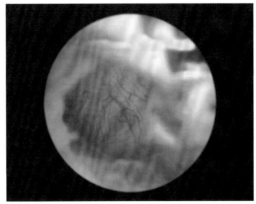

图 3-1-40　前列腺左侧叶囊肿　　　　　　　图 3-1-41　前列腺囊肿电切去顶后见囊腔

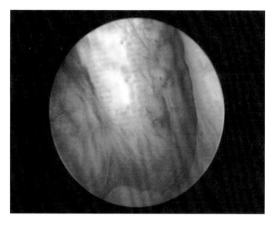 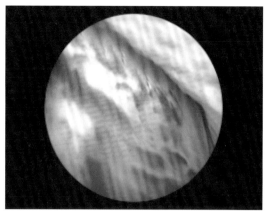

图 3-1-42　前列腺基底细胞腺瘤　　　　　图 3-1-43　前列腺基底细胞腺瘤

3. 膀胱内并发症的观察

（1）膀胱小梁：早期出现在膀胱三角后区和输尿管口外侧，严重者在膀胱二侧壁及顶部也可看到。小梁形成往往纵横交叉，长短不一，粗细不匀，有时可将输尿管口完全掩盖。无感染时，小梁表面黏膜色泽多属正常或略带苍白，血管清楚（图 3-1-44，45）。

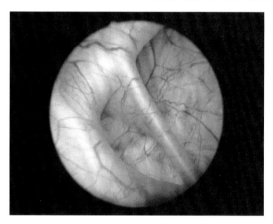 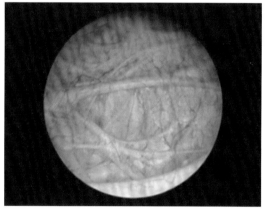

图 3-1-44　膀胱小梁形成　　　　　　　图 3-1-45　膀胱小梁形成

（2）小房及假性憩室：小房指小梁之间的凹陷，假性憩室因前列腺增生，长期梗阻，增高的膀胱内压可使膀胱壁某一薄弱处向外突出扩大形成（图 3-1-46）。假性憩室一般呈圆形或椭圆形，颜色暗淡，有时可合并结石形成（图 3-1-47）。

（3）输尿管口的变化：输尿管口的变化可出现四种情况：其一，因增生的前列腺中叶突入膀胱，阻挡视野而看不到输尿管开口。其二，在中叶增生时，在同一视野下同时可看到膀胱颈及输尿管开口。其三，输尿管口扩张：因长期前列腺增生梗阻，膀胱内压力增高，可使输尿管膀胱交接处扩张，呈洞穴状，产生逆流，此洞色泽深暗，缺乏正常收缩活动，尿液喷射无力。其四，输尿管口间距增宽，输尿管口与膀胱颈距离增宽，输尿管间嵴肥厚。

（4）膀胱炎症：膀胱炎大多因继发性感染所引起，亦可由导尿或尿道内器械操作不慎所致。轻者为黏膜充血、水肿（图 3-1-48），失去正常色泽而呈暗红色，或有黏膜下出血，重者会出现溃疡、泡状水肿或炎性肉芽肿等（图 3-1-49）。

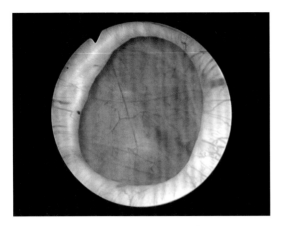

图 3-1-46　膀胱内假性憩室

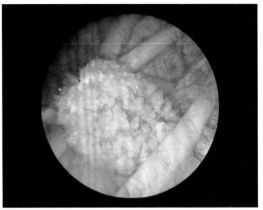

图 3-1-47　膀胱内结石形成

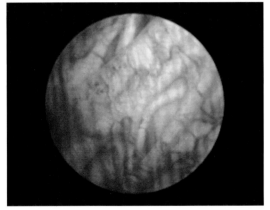

图 3-1-48　膀胱黏膜表面血管扩张充血

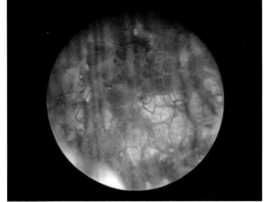

图 3-1-49　膀胱小梁及炎性肉芽肿

（5）其他：前列腺增生患者后期常伴有膀胱扩张，少数可并发膀胱肿瘤。

（四）注意事项

前列腺增生症患者膀胱镜检查应注意：①尿潴留或膀胱过度膨胀的患者不应立即行膀胱镜检查，因短时间放空膀胱，使膀胱内压锐减，可引起黏膜下静脉大出血、腹压平衡突然发生紊乱而导致休克；②膀胱镜检查前应测定残余尿量；③前列腺增生患者后尿道弯曲，精阜处尿道角度增加，有时成直角改变，因此在膀胱尿道镜通过膜部后，必须将接目镜端下压，并缓慢向前推进，有些患者两侧叶增生不对称，尿道不规则弯曲，因而在向前推进时，必须在灌注窥视下，配以左右旋转动作。患者后尿道延长，膀胱尿道镜前端常常不能到达膀胱，这时需尽量将膀胱尿道镜向内推进，压短阴茎长度才能完成；④前列腺增生患者多为年龄大，病程长，体力差，肾功能不全，兼之后尿道伸长变窄，黏膜充血水肿，膀胱镜插入及检查时应特别注意无菌措施和操作技巧，避免污染和组织损伤，防止感染、出血、尿道假道形成和穿孔等并发症的发生。膀胱镜检查后，酌情给予抗生素，对尿路梗阻严重的病例，放置导尿管引流。

## 第二节　前列腺癌

前列腺癌（Prostate cancer）是男性泌尿生殖系统中最为常见恶性肿瘤之一。世界范围内，前列腺癌发病率在男性所有恶性肿瘤中位居第二。在美国前列腺癌的发病率已经超过肺癌，成为第一位危害男性健康的肿瘤。在欧洲，男性患前列腺癌几率为 59.2 人/10 万人。近年来，我国男性患前列腺癌的发病率逐年增加，位于男性肿瘤发病率的第九位。中国发病率虽然远低于欧美国家，但其增长远比欧美国家更为迅速。前列腺癌患者主要是老年男性，新诊断患者中位年龄为 72 岁，高峰年龄为 75~79 岁。在我国，小于 60 岁的男性前列腺癌发病率较低，超过 60 岁发病率明显增长。由于早期前列腺癌无症状，加之未普遍开展前列腺癌的筛查，约 80%~90% 的患者被发现时已属于晚期。

### 一、前列腺癌的诊断和治疗

早期前列腺癌通常没有症状，但肿瘤后期阻塞尿道或侵犯膀胱颈时，则会发生下尿路症状，骨转移时会引起骨骼疼痛等症状。

大多数前列腺癌起源于前列腺的外周带，直肠指诊（digital rectal examination，DRE）对前列腺癌的早期诊断和分期有重要价值。前列腺特异性抗（prostate-specific antigen，PSA）检测有较高的前列腺癌阳性诊断预测率。经直肠超声检查（transrectal ultrasonography，TRUS）或超声造影在部分前列腺癌患者外周带可见低回声结节，通过超声可以初步判断肿瘤的体积大小。前列腺系统性穿刺活检是诊断前列腺癌最可靠的检查。MRI 检查可以显示前列腺包膜的完整性、肿瘤是否侵犯前列腺周围组织及器官，CT 和 MRI 可发现骨转移的病灶，在临床分期上有较重要的作用，但 CT 和 MRI 显示盆腔淋巴结受侵犯的作用有限，CT 显示盆腔淋巴结受侵犯的几率是 25%~40%，MRI 显示盆腔淋巴结受侵犯的几率是 0%~40%。全身核素骨显像检查（ECT）可比常规 X 线片提前 3-6 个月发现骨转移灶，敏感性较高，但特异性较差。

2006 年 Miyake 等报告应用实时定量反转录酶 PCR（Real-time reverse tramscriptase polymerase chain reaction. RT-PCR）技术，对 52 例新辅助内分泌治疗后的前列腺癌进行根治性前列腺切除术，清扫 989 枚淋巴结，对淋巴结组织进行 PSArnRNA 和 PSMArnRNA 定量检查分析，通过 PSArnRNA 和 PSMArnRNA 定量检查分析前列腺癌淋巴结癌微转移；52 例前列腺癌中发现 4 例病理检查淋巴结转移阳性者、RT-PC 检测 PSArnRNA 和 PSMArnRNA定量检测也为阳性。29 例病理检查淋巴结阴性者，RT-PCR 检测 PSArnRNA 和 PSMArnRNA 检测也为阴性。19 例病理检查淋巴结阴性者，但 RT-PCR 检测 PSArnRNA 和 PSMArnRNA 阳性者，通过随访证实 RT-PCR 检测 PSArnRNA 和 PSMArnRNA 阳性者术后容易生化复发，证实病理检查淋巴结阴性是未能发现淋巴结内前列腺癌微转移灶或病理检查难以发现新辅助内分泌治疗后变性、萎缩的前列腺癌细胞。Miyake 等采用上述方法大大提高了前列腺癌淋巴结微转移灶的检出率。但该项技术是在前列腺根治性切除后才有结论，而在前列腺根治性切除前取不到淋巴结标本则无法术前预测。自 2006 年起，LIU 等在 C 臂 X 线机指导下对 81 例高危前列腺癌行双侧足背淋巴管造影（图 3-2-1，2），在前列腺根治性切除术前进行经皮淋巴结抽吸淋巴液和术后对切除的淋巴组织进行 RT-PCR 定量

PSAmRNA 和 PSMAmRNA 检测。Liu 等报告，前列腺癌术前行双侧足背淋巴管造影，通过手术前 C 臂 X 线机引导下细针抽吸盆腔淋巴结的淋巴液，结合 RT_PCR 技术对抽吸的淋巴液进行 PSArnRNA 和 PSMArnRNA 定量检查分析，可以明显提高手术前判断前列腺癌淋巴结微转移的几率，可以术前指导前列腺癌盆腔淋巴结清扫范围，为前列腺癌患者前列腺根治性切除术后生化复发做出较准确的预判。

前列腺癌分期可以指导选择治疗方法和评价预后。其中，原发肿瘤的局部情况，主要通过 DRE、MRI 和前列腺穿刺阳性活检数目和部位来确定，肿瘤病理分级和 PSA 可协助原发肿瘤的分期。远处转移灶情况，可通过全身核素骨显像，MRI、CT 检查确定。根据 PSA、Gleason 评分和临床分期把前列腺癌分为低危、中危、高危三个等级：低危前列腺癌 PSA<10ng/ml、Gleason≤6、临床分期≤T2a；中危前列腺癌 PSA 10-20/ng/ml、Gleason 7、临床分期 T2b；高危前列腺癌 PSA>20ng/ml、Gleason≥8、临床分期≥T2c。

根治性前列腺切除术是治愈局限性前列腺癌最有效的方法之一。对严重的心血管疾病、肺功能不良、严重出血疾病、骨转移或其他远处转移、预期寿命不足 10 年者为手术禁忌。目前围术期死亡率为 0-2.1%，主要并发症有术中严重出血、血管损伤、直肠损伤、术后阴茎勃起功能障碍、尿失禁、膀胱尿道吻合口狭窄、尿道狭窄、深部静脉血栓、淋巴囊肿、尿瘘、肺栓塞、腹股沟斜疝等。腹腔镜前列腺癌根治术是目前前列腺癌根治性切除的发展趋势，但应该注意腹腔镜前列腺癌根治术可能出现沿切口种植转移、转行开腹手术、气体栓塞、高碳酸血症、继发出血等并发症。

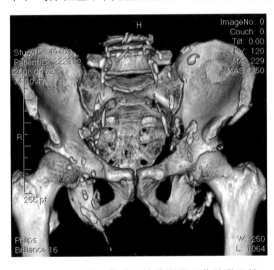 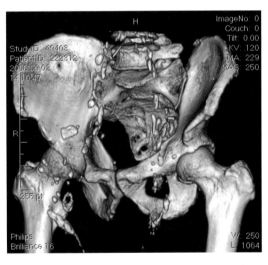

图 3-2-1　双侧足背淋巴管造影显示盆腔淋巴结　　　图 3-2-2　双侧足背淋巴管造影，骨盆斜位片

## 二、前列腺癌膀胱尿道镜检查的表现

前列腺癌多起源于前列腺的外周带，多发生在前列腺后叶，当癌肿未侵犯前列腺移行带或膀胱、尿道黏膜时，膀胱尿道镜不能发现病变。所以，膀胱尿道镜不是诊断前列腺癌的常规方法。

### （一）腺体内的前列腺癌

前列腺癌在腺体内生长浸润后，膀胱尿道镜可见病变处前列腺黏膜出现皱褶，充血水

肿，也可发生黏膜下出血；黏膜高低不平，可见到突起僵硬结节，有些结节因血供差而呈白色。(图 3-2-3~6)

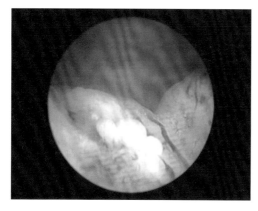

图 3-2-3 前列腺癌，右叶多个白色结节

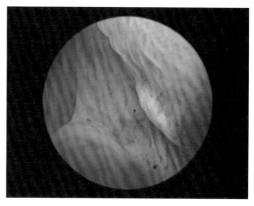

图 3-2-4 前列腺癌，左叶精阜左前方淡黄色结节

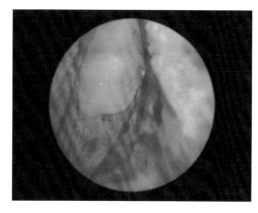

图 3-2-5 前列腺癌，右叶大结节伴出血

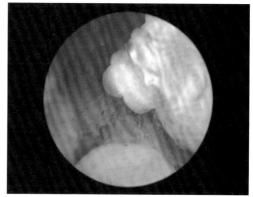

图 3-2-6 前列腺癌，左叶精阜左上方多个淡黄色结节

（二）突破包膜的前列腺癌

在发展增大过程中，癌肿可呈肉芽状或菜花状肿块，有的形成溃疡，溃疡面可见坏死组织，癌肿血管丰富，常易出血（图 3-2-7~10）。

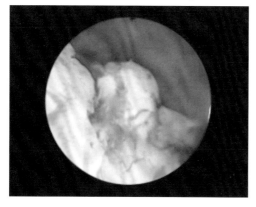

图 3-2-7 前列腺癌，右侧叶肿块，
表面破溃出血

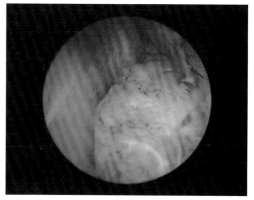

图 3-2-8 前列腺癌，左侧叶肿块，
表面破溃充血

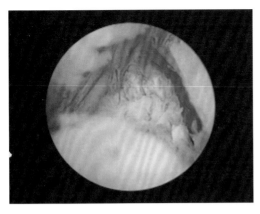

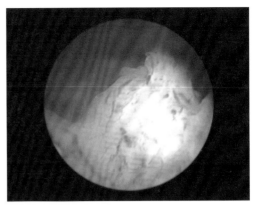

图 3-2-9　前列腺癌，中叶菜花样肿块　　　图 3-2-10　前列腺中叶菜花样肿块

**（三）周围浸润的前列腺癌**

前列腺癌常常侵犯膀胱、尿道，膀胱最早受累的部分是膀胱三角区前部，尿道是内括约肌后方的前列腺尿道。可见后尿道、膀胱颈、膀胱三角区多发结节、僵硬、苍白，肿块不规则，充血出血，有时钙化或溃疡坏死（图 3-2-11～15）。增大的前列腺肿瘤可使膀胱颈部梗阻，引起膀胱内小梁形成，小房或假性憩室等继发改变。

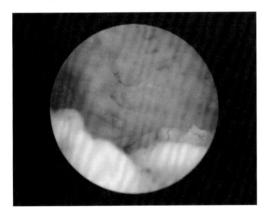

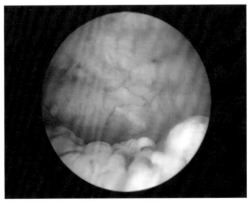

图 3-2-11　膀胱三角区肿块呈不规则隆起　　　图 3-2-12　膀胱三角区多发结节，苍白僵硬

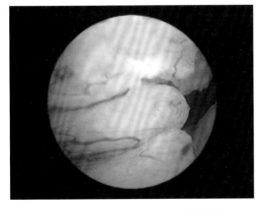

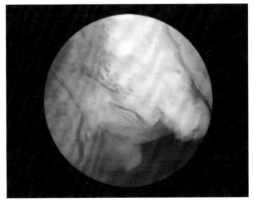

图 3-2-13　膀胱颈右侧不规则肿块伴黏膜破坏　　图 3-2-14　膀胱颈右侧顶部不规则肿块伴黏膜破坏

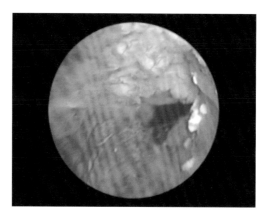

图 3-2-15　膀胱颈部环形肿块，有钙化结节

**（四）前列腺根治性切除术后并发症**

　　前列腺根治性切除术后大多吻合口良好（图 3-2-16），有时会发生吻合口狭窄（图 3-2-17）、肉芽增生（图 3-2-18，19）、吻合口线结反应（图 3-2-20）、吻合口瘘（图 3-2-21）等并发症发生。

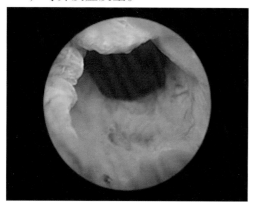

图 3-2-16　前列腺癌根治性切除术后 9 个月，
吻合口良好

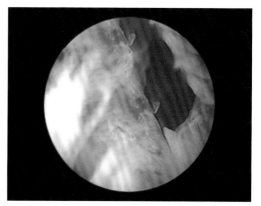

图 3-2-17　前列腺癌术后一年，
显示膀胱颈部狭窄

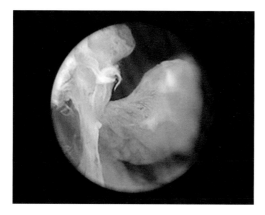

图 3-2-18　前列腺癌术后 3 个月，膀胱颈部
肉芽增生

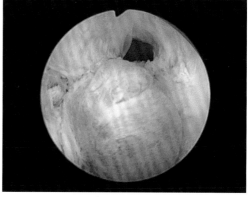

图 3-2-19　前列腺癌术后，膀胱颈部
肉芽增生

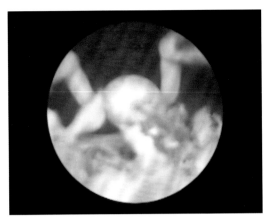
图 3-2-20　前列腺癌根治性切除术后 3 个月，
吻合口线头

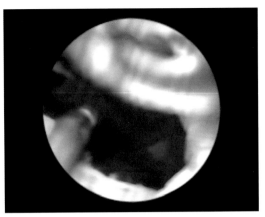
图 3-2-21　前列腺癌根治术后吻合口瘘，
亚甲蓝从吻合口漏出

前列腺癌膀胱镜检查表现容易与膀胱癌、前列腺增生相互误诊，需要仔细鉴别。取活组织病理检查可以确定诊断。

## 第三节　前列腺炎和前列腺脓肿

前列腺炎（Prostatitis）是男性成人常见的疾病。Meares-Stamey 把前列腺炎划分为：①急性细菌性前列腺炎（acute bacterial prostatitis，ABP）；②慢性细菌性前列腺炎（chronic bacterial prostatitis，CBP）；③慢性非细菌性前列腺炎（chronic nonbacterial prostatitis，CNP）；④前列腺痛（prostatodynia，PD）。1995 年美国国立卫生研究院（National Institutes of Health，NIH）制定了新的分类方法：Ⅰ型：相当于传统分类方法中的 ABP。Ⅱ型：相当于传统分类方法中的 CBP。Ⅲ型为慢性前列腺炎/慢性骨盆疼痛综合征（chronic prostatitis/chronic pelvic pain syndromes，CP/CPPS），相当于传统分类方法中的 CNP 和 PD。Ⅳ型为无症状性前列腺炎（asymptomatic inflammatory prostatitis，AIP）。

### 一、急性细菌性前列腺炎（Acute bacterial prostatitis）

急性前列腺炎少见，由细菌感染所致，最常见是大肠埃希菌。其发展过程和病理变化大致可分为三个阶段：

**（一）充血期**
充血期前列腺管及其周围间质充血水肿。

**（二）小泡期**
小泡期是炎症进一步发展。上述病变部位充血水肿增加，前列腺小管膨胀，形成许多小脓肿。

**（三）实质期**
实质期小脓肿继续增大，侵入更多实质，严重者可以蔓延到一叶和全部腺体。

急性前列腺炎转归不一，如治疗及时可消退或转为慢性，少数病例可形成前列腺脓肿，或引起尿潴留，需切开引流。急性前列腺炎根据病史和直肠指诊多能确定诊断。急性前列腺炎禁忌按摩前列腺和运用膀胱尿道镜检查。

## 二、慢性前列腺炎 (Chronic prostatitis)

慢性前列腺炎病理改变主要是腺泡及其周围的慢性炎症反应，如反复发作，会在腺叶中形成明显的纤维性变而使腺体缩小。如腺体纤维性变延及后尿道和膀胱颈，可使膀胱颈硬化挛缩，引起梗阻。精囊及输精管壶腹往往并发慢性炎症变化。慢性前列腺炎临床表现不一，但多有尿道刺激症状，并发会阴部不适和腰骶部痛，经直肠指诊及前列腺分泌液检查，均可明确诊断。

膀胱镜检查膀胱黏膜一般正常，少数可见三角区充血、水肿。在后尿道括约肌边缘，尤其在底部呈现高低不平，尿道嵴、精阜及其周围黏膜充血、水肿、边界模糊，失去正常红黄色，有时可见脓性分泌物，由于周围黏膜充血水肿，使射精管及前列腺开口不易观察清楚（图3-3-1，2）。

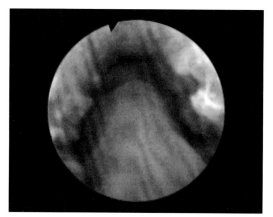

图 3-3-1　尿道嵴充血水肿

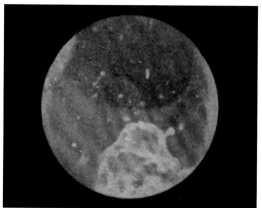

图 3-3-2　精阜充血变形，有白色絮状物漂浮

## 三、前列腺脓肿 (Prostatic abscesses)

前列腺脓肿患者往往有高热伴会阴部痛，排尿困难。肛门指诊可以发现前列腺明显肿大伴明显触痛，有时会发生尿潴留。B超或CT可协助诊断。当发生尿潴留时，除了应用抗生素外，应给予保留导尿或耻骨上膀胱穿刺造瘘。有时前列腺脓肿会自发破裂，脓液由尿道流出，症状逐步好转。当保守治疗无效时，可作经尿道脓肿切开术治疗。

前列腺脓肿，膀胱尿道镜下可见前列腺脓肿呈局限性肿块隆起，充血、水肿；或前列腺普遍性肿大隆起，黏膜红肿，镜体与脓肿接触有波动感（图3-3-3，4）。

作经尿道脓肿切开术时，电切环置于隆起的最高处，或黏膜最薄弱处，或波动感最明显处（图3-3-5）。脓肿壁一旦切破，可见脓液喷入尿道（图3-3-6）。

作经尿道脓肿切开术时，切口要够大，才能充分引流，当尿液喷出减慢时，要再次电切破口，以扩大脓肿引流口（图3-3-7）。脓液引流到最后，可见脓块并有血液渗出（图3-3-8～10）。

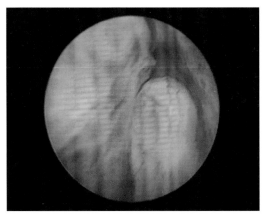

图 3-3-3 前列腺右叶局限性隆起，表面充血

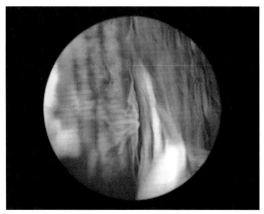

图 3-3-4 前列腺右叶普遍性肿大表面红肿

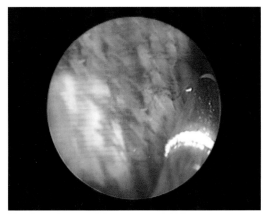

图 3-3-5 准备切除前列腺脓肿顶部

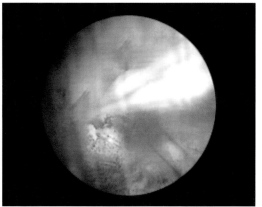

图 3-3-6 脓液从前列腺破口喷出

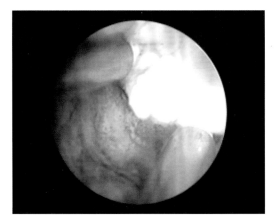

图 3-3-7 再次电切，扩大脓肿引流口

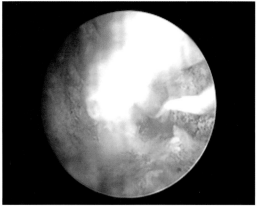

图 3-3-8 脓液继续向尿道涌出

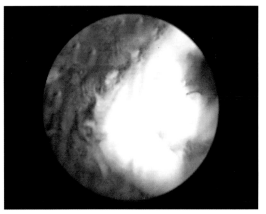
图 3-3-9　前列腺脓肿切口处可见渗血

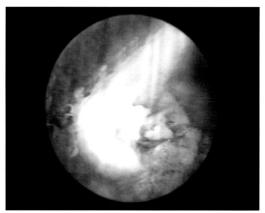
图 3-3-10　脓性块物从切口溢出

## 第四节　女性膀胱颈梗阻

女性膀胱颈梗阻（bladder neck obstruction in women）又称女性膀胱颈部挛缩，女性膀胱颈硬化症。因为女性膀胱颈部有前列腺样腺体，这些腺体增生可导致膀胱颈部梗阻，所以又称女性"前列腺病"。1933 年法国 Marrion 首先描述了女性膀胱颈梗阻的病理，因而又称 Marrion′s 病。本病多见于中年和老年妇女，年龄越大发病率越高。

女性膀胱颈梗阻的病因尚不十分清楚。可能为炎症、非炎症或老化现象所致膀胱颈纤维组织增生、膀胱颈部肌肉肥厚、慢性炎症所致的硬化以及老年女性激素平衡失调导致的尿道周围腺体增生等。Marrion 把女性膀胱颈梗阻分为原发性和继发性。原发性女性膀胱颈梗阻是由膀胱间叶组织先天发育不良引起，膀胱颈部平滑肌增生，引起膀胱颈部肥厚、挛缩，同时伴有神经支配失调，引起排尿时膀胱颈部不松弛，从而产生机械性和功能性梗阻，造成排尿困难。继发性女性膀胱颈梗阻是因慢性泌尿系统反复感染刺激膀胱颈，引起膀胱颈弹性纤维组织增生和挛缩，引起膀胱颈梗阻。

## 一、诊　　断

### （一）临床表现

临床表现主要是进行性排尿困难或反复的下尿路刺激征。表现为尿频尿急、排尿延迟，尿流变细，排尿费力，尿滴沥，并逐渐出现剩余尿，尿潴留和充溢性尿失禁等。经阴道触摸膀胱颈部，可感到颈部组织有不同程度的增厚肿大，表面光滑，质地中等硬度。

### （二）尿动力学检查

最大尿流率（Qmax）<12ml/s，最大尿流率时逼尿肌压力>30cmH$_2$O，最大尿道闭合压>80cmH$_2$O。残余尿量增加，早期少于60ml，后期可达300ml以上

### （三）膀胱尿道镜检查

膀胱镜检查是确诊膀胱颈梗阻的主要方法。通过插入膀胱镜可直接了解膀胱颈受阻情况，镜下见膀胱颈黏膜苍白僵硬水肿，失去弹性（图 3-4-1）；三角区充血水肿，输尿管间嵴隆起等、颈口挛缩环形狭窄成圆环状（图 3-4-2），膀胱颈后唇堤坝状突出（图 3-4-3、4），

尿道内口领圈样突起（图 3-4-5）；同时观察膀胱内病变，如膀胱内小梁、小柱、隐窝、小房、假性憩室、结石、息肉、肿瘤等；若令患者作排尿动作，可观察膀胱颈部运动减弱。部分男性膀胱颈部梗阻也有类似改变（图 3-4-6，7）。

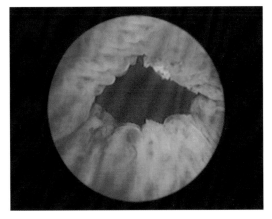

图 3-4-1　膀胱颈黏膜充血水肿，失去弹性

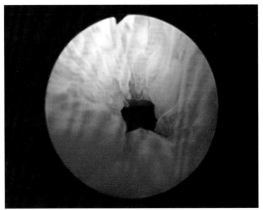

图 3-4-2　颈口挛缩环形狭窄成圆环状

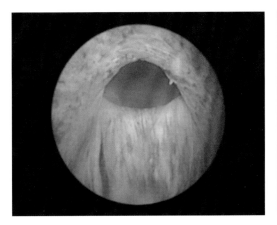

图 3-4-3　膀胱颈部后唇呈堤坝样突出

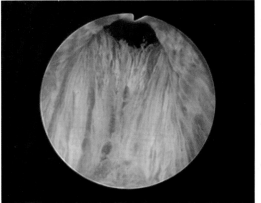

图 3-4-4　膀胱颈部后唇呈堤坝样突出

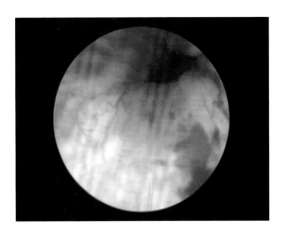

图 3-4-5　膀胱颈部尿道内口领圈样突起

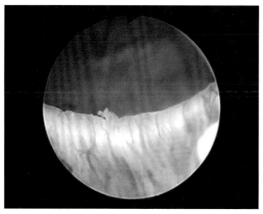

图 3-4-6　男性膀胱颈部抬高

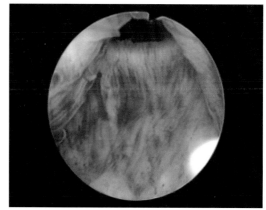

图 3-4-7　男性膀胱颈部纤维化

# 二、治　疗

## （一）保守疗法

1. 适应证

（1）症状较轻，排尿困难不明显者

（2）无剩余尿者

（3）无膀胱输尿管反流及肾功能损害者

2. 方法

（1）口服 α 受体阻滞剂

（2）经尿道膀胱颈扩张

（3）伴雌激素水平低下者，辅以雌激素补充疗法。

## （二）内腔镜手术治疗（经尿道膀胱颈切开/切除术）

1. 手术适应证

（1）反复尿路感染者

（2）残余尿>60ml，尿流动力学排除神经源性膀胱者

（3）合并肾盂积水或肾功能不全者

（4）长期保守治疗无效者

2. 术前准备

（1）合并肾盂积水或肾功能不全者：先行保留导尿，等待肾功能正常后手术。

（2）合并尿路感染者：待控制感染后手术。

3. 麻醉和体位　蛛网膜下腔阻滞麻醉或硬膜外麻醉，取截石位。

4. 手术方法　①插入电切镜困难者，先行尿道扩张；②仔细观察尿道、膀胱颈和膀胱，全面了解下尿路的相关改变；③膀胱颈切开：于膀胱颈 5、7 点或 3、9 点进行切开，用钩形电极在膀胱颈部由上向下，由浅入深反复切割，长度约 1~2cm，深度 0.5~1.0cm。将膀胱颈部的横行肌纤维完全切断，直到看见深层的脂肪组织为止，此时可见膀胱颈部呈 V 形敞开（图 3-4-8~15）。④膀胱颈切除：对合并膀胱颈后唇抬高，呈底部堤坝样改变者，应行膀胱颈增生组织切除。以 6 点为中心，半月形地向 5 点、7 点方向。用环状电切

祥由上向下薄层切除，切除长度不超过 2cm，深度不超过 1.0cm（图 3-4-16，17），观察到后尿道、膀胱颈与膀胱三角区接近同一平面为止。（图 3-4-18）；⑤用 Ellik 冲洗和抽吸出膀胱内组织碎片，充分止血；⑥术后保留导尿管。

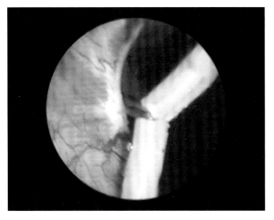

图 3-4-8　钩形电极在膀胱颈 9 点处切割

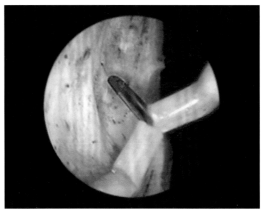

图 3-4-9　由浅入深逐步切割

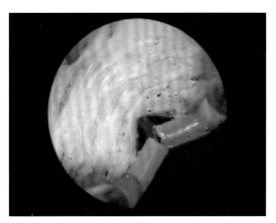

图 3-4-10　用钩形电极切断膀胱颈肌层

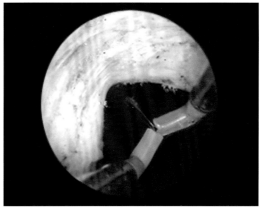

图 3-4-11　膀胱颈部呈 V 形敞开，可见脂肪组织

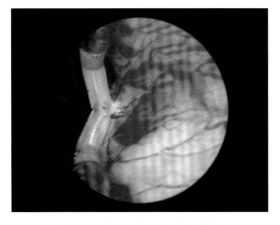

图 3-4-12　从膀胱颈 3 点处开始切割

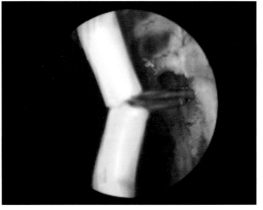

图 3-4-13　用电刀切割膀胱颈 3 点处

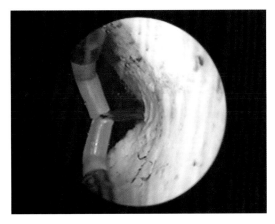

图 3-4-14 切开 3 点处膀胱颈肌层

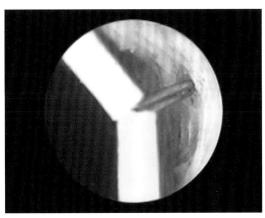

图 3-4-15 膀胱颈 V 形敞开，可见脂肪组织

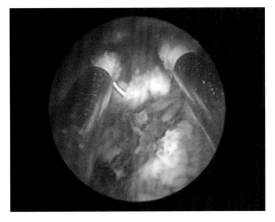

图 3-4-16 切除 5~7 点处膀胱颈堤坝样组织

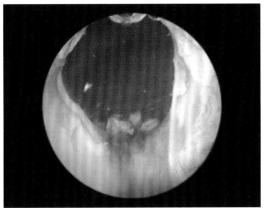

图 3-4-17 切除硬化组织，膀胱颈部宽敞

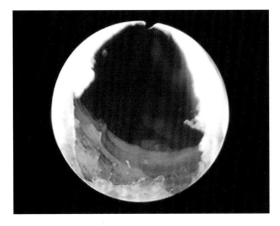

图 3-4-18 膀胱颈与三角区接近同一平面

5. 术中注意事项 术中应注意：①女性膀胱颈梗阻合并腺性膀胱炎者，术中应根据病理同期手术处理；②预防尿失禁、膀胱穿孔和肠瘘，女性尿道长约 3~5cm，括约肌主要在近端 1/2 尿道，为此，应控制切割膀胱颈部组织的长度和深度。预防尿失禁等并发症。

还应避免过分电灼，避免术后瘢痕狭窄；③手术后应定期尿道扩张直至尿线粗大稳定为止。

## 第五节 经尿道手术治疗良性前列腺增生

1902 年 Young 报道经会阴前列腺摘除术，1911 年 Bently 报告耻骨上经膀胱前列腺摘除术，1932 年 Me Carthy 完成了世界第一例经尿道前列腺电切术（图 3-5-1），1945 年 Millin 报告了耻骨后前列腺摘除术。1970 年 Madigan 提出保留尿道的前列腺摘除术（prostatectomy with preservation of urethra，Madigan 手术）。该手术将前列腺增生组织从耻骨后、前列腺包膜下、尿道外面摘除，保留尿道的完整性，保存了局部解剖生理的完整性。所有切除尿道的前列腺切除术，前列腺窝都需肉芽及上皮修复，在修复过程中，早期出血、血块感染、及后期纤维组织增生、瘢痕挛缩，都是并发症的根源。Madigan 手术有效地防止了尿道内外括约肌的损伤；明显降低了术后感染、出血、尿失禁、尿道狭窄、膀胱颈挛缩等并发症。与经尿道手术相比，传统的 Madigan 前列腺切除术在手术入路上创伤较大，但保留尿道的优势经尿道手术无法代替；不过，现代腹腔镜技术已使手术入路创伤大为减轻。预计未来，"机器人耻骨后、包膜内、尿道外前列腺切除术"，可能是治疗良性前列腺增生最理想的手术方式。

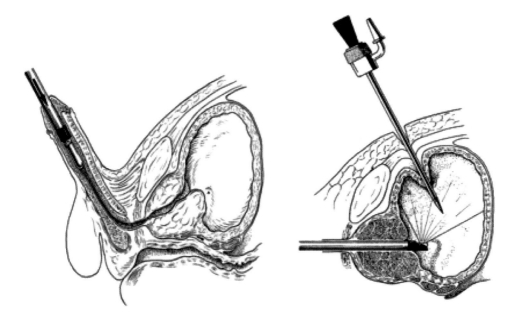

图 3-5-1 经尿道手术治疗良性前列腺增生示意图

时至今日，经典的外科手术方法有经尿道前列腺电切术、经尿道前列腺切开术，以及开放性前列腺摘除术。目前经尿道前列腺电切术仍是良性前列腺增生治疗的"金标准"。各种外科手术方法的治疗效果与经尿道前列腺电切术接近或相似，但适用范围和并发症有所差别。作为经尿道前列腺电切术的替代治疗手段，经尿道前列腺切开术，经尿道前列腺电汽化术、经尿道前列腺等离子双极电切术、经尿道等离子或钬激光前列腺剜除术目前也应用于临床。经尿道前列腺电切术后 90 天、1 年、5 年和 8 年手术并发症分别是 0.7%、2.8%、12.7% 和 20%，与开放性前列腺手术类似。但 TURP 术后 1 年、8 年因排尿困难再次手术的几率分别为 5.8% 和 14.7%，均高于传统的前列腺开放手术。近 10 余年来，经尿道等离子体和钬激光前列腺剜除术，经长期随访，效果与开放性前列腺摘除术类同，但手术并发症远低于开放性手术。

## 一、经尿道前列腺电切术（Transurethral resection of prostate，TURP）

### （一）手术器械和设备

TURP 需要的手术器械和设备包括手术台，冷光源，内镜监视摄像系统，高频电刀发生器，电切镜以及各种辅助器材，如冲洗液，膀胱造瘘套管，组织吸出器和相关导管等。

1. 手术台　具有升降功能和架腿装置的手术台。

2. 内镜监视摄像系统　包括彩色监视器，摄像机控制器，安装在电切镜接目镜上的摄像头。

3. 电切镜　电切镜主要由观察镜、镜鞘、闭孔器，操作手柄和各种不同形状的电切环组成。以往常用的电切镜有国产电切镜、Olympus、Wolf、Storz 和 ACMI 等，结构大同小异。下面以 Olympus 电切镜为例介绍电切镜。

（1）观察镜：观察镜与膀胱尿道镜结构相同，观察镜的视角度数通常为 12°~30°（图 3-5-2）。

（2）操作手柄：操作手柄分为被动式和主动式二种，操作手柄可以固定电切环和观察镜（图 3-5-3）。

（3）镜鞘：电切镜鞘由筒型金属管制成，头端具有绝缘部分，镜鞘后端分别有一个进水和出水冲洗液接头和连接操作手柄的接槽。目前常用为外径为 26F 连续冲洗电切镜鞘（图 3-5-4，5）。

（4）电切环：电切环为半环状，由细钨丝制成，用于切割组织和电凝止血。根据不同需要电切环头端有针形、滚珠形或铲形（图 3-5-6）。

（5）闭孔器：闭孔器插入电切镜鞘内，可使电切镜前端光滑，便于把电切镜鞘放入膀胱（图 3-5-7，8）。

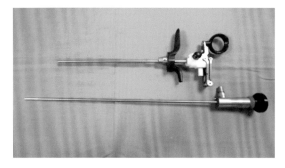

图 3-5-2　观察镜和操作手柄

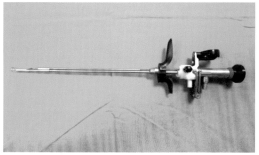

图 3-5-3　观察镜、操作手柄和电切环组合

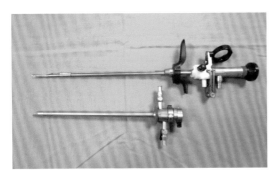

图 3-5-4 电切镜鞘和观察镜、操作手柄和
电切环组合

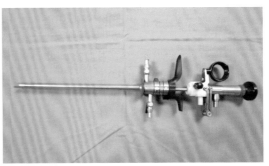

图 3-5-5 Olympus 电切镜全组合

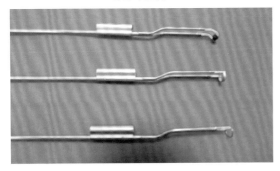

图 3-5-6 电切环和电凝珠

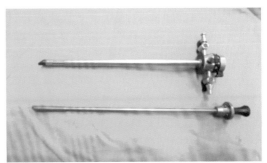

图 3-5-7 闭孔器和电切镜鞘

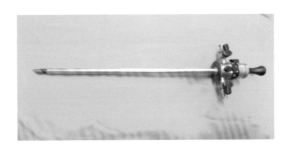

图 3-5-8 闭孔器和电切镜鞘组合

4. 辅助器材

（1）组织吸出器：组织吸出器又称冲洗器。常用有 ElliK 冲洗器。

（2）膀胱造瘘器套件：膀胱造瘘器套件通常由多个金属套管组成，由外向内为半环套管、造瘘管、穿刺芯、多孔引流管。插入膀胱后可以降低 TURP 时的膀胱内压力，减少水分的过多吸收，减少经尿道电切综合征的发生。膀胱造瘘器套件主要在非连续冲洗式切除镜时使用。

（3）导尿管：常用 22~24F 三腔导尿管，主要用于术后压迫止血和膀胱冲洗。

5. 冲洗液

TURP 中需要大量冲洗液以保持手术视野清晰，术中冲洗速度应保持 600ml/min 以上。使用的冲洗液主要有以下几种：

（1）5% 甘露醇溶液：具有利尿作用。

（2）5%山梨醇：具有5%甘露醇溶液类同优点。缺点是5%山梨醇经肝脏代谢，对有肝病者慎用。

（3）5%葡萄糖溶液：不足之处是透明度较差，吸收后引起高血糖。

（4）1.5%甘氨酸溶液：缺点是可以通过血-脑屏障，容易引起高氨血症、高草酸尿等。

（5）0.9%生理盐水：仅能用于等离子电切术。

在TURP连续冲洗中，由于冲洗液流出口径有限，此外术中还有血块或组织碎片阻塞的因素，会造成膀胱内压升高，而增加手术创面对冲洗液的吸收，为此，术中要注意冲洗速度，检查膀胱是否过度充盈，可通过间断抽出电切镜内鞘，放出膀胱内冲洗液来降低膀胱内压。术中采用耻骨上膀胱造瘘时，同样要注意上述类似情况阻塞膀胱造瘘管，还应注意膀胱内压过高时，冲洗液会沿膀胱造瘘管，外渗到膀胱前间隙。

6. 高频电流发生器　高频电流发生器产生两种不同的电流，可分别产生切割组织和凝固组织止血的作用。高频电流发生器产生的电流通过导线连接到电切镜电极，电流通过电切环、前列腺组织、负极板回到高频电流发生器，通过脚踏开关来控制切割和电凝。TURP中切割电流功率一般设置为120~150W，电凝功率一般设置为50~80W。负极板应贴在左侧或右侧的大腿或小腿上，与皮肤的接触面积必须超过75%，否则可能引起皮肤烧伤。负极板不能贴在上肢，如负极板贴在上肢，手术时电流会影响到心脏。

（二）适应证

1. 反复发作尿潴留。

2. 合并膀胱结石。

3. 前列腺增生致上尿路积水者。

4. 前列腺增生致反复出血，药物治疗无效者。

5. 反复泌尿系感染者。

（三）禁忌证

1. 全身疾病　①严重的心、脑、肝、肺、肾疾病患者；②严重糖尿病且血糖不能控制者；③精神障碍，不能配合手术者；④全身出血性疾病；⑤神经源性膀胱。我们体会，年龄不是绝对禁忌证，凡符合"美国非心脏手术围术期心血管评估与治疗指南"中，心功能容量>4METs（体能代谢当量）者，都可耐受TURP。

2. 局部病变　①急性泌尿系感染；②髋关节僵硬；③严重尿道狭窄，经尿道扩张或尿道内切开后仍然不能放入电切镜鞘者。

（四）术前准备

1. 常规术前检查。

2. 尿流动力学检查　排除神经源性膀胱。

3. 超声波检查　了解前列腺大小、膀胱残余尿。

4. 术前调节好心、肺、脑、肝、肾等重要脏器功能，控制好血压和血糖。

（五）麻醉和体位

硬膜外阻滞麻醉，蛛网膜下腔阻滞麻醉或全身麻醉。体位采用截石位。

（六）手术方法

一般先用插好闭孔器的镜鞘盲插进入尿道，也可通过尿道外口后在窥视下置镜。经尿道切除前列腺有多种方法，本文重点介绍常用的"分隔切除法"。

1. 全面观察　首先观察前列腺尿道的长度和形态、前列腺增生的类型。前列腺增生大多为两侧叶增生，也有单侧叶增生、中叶增生或不规则增生。精阜是 TURP 切除远端的重要"标志点"，精阜后方是具有弹性、可收缩的尿道外括约肌。此外，还应观察膀胱颈、膀胱三角区及两侧输尿管开口与前列腺增生的关系，以及膀胱内继发改变，有无结石或肿瘤等。

2. 切除前列腺中叶　先切除前列腺中叶的优点：①通道形成，此后前列腺碎片和冲洗液容易流入膀胱；②"标志沟"形成，便于二侧叶手术操作（图 3-5-9~12）；③可以发现隐藏在中叶下方的病变。必须指出，前列腺中叶增生会使膀胱三角区、输尿管间嵴受挤压，出现不同程度的变形，膀胱颈与输尿管间嵴距离变短。手术容易损伤输尿管开口、膀胱颈和膀胱三角区，甚至造成膀胱穿孔。

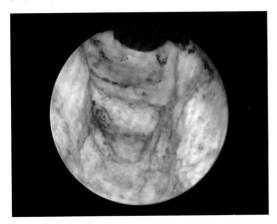

图 3-5-9　切除中叶后形成上段标志沟

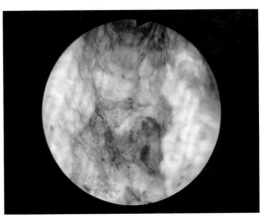

图 3-5-10　切除中叶后形成中段标志沟

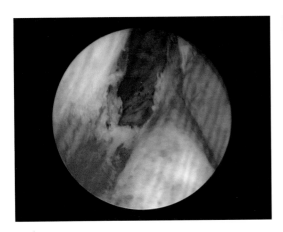

图 3-5-11　精阜右侧标志沟

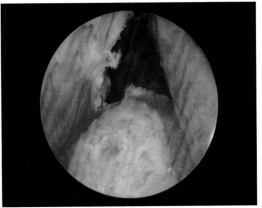

图 3-5-12　精阜上方可见标志沟

3. 切除前列腺侧叶

（1）从"标志沟"处切除：中叶增生患者，从中叶切除后的"标志沟"处，分别向两侧叶切除；无中叶增生者，在膀胱颈 6 点处，切开尿道黏膜，到环形肌纤维（图 3-5-13），形成"标志沟"（图 3-5-14），此处前列腺组织较薄，要注意不能切割太深（图 3-5-15~18）。

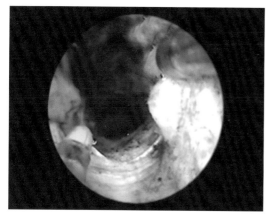

图 3-5-13　切开尿道黏膜，可见环形肌纤维

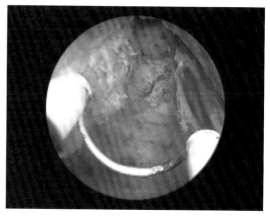

图 3-5-14　切除膀胱颈到精阜的前列腺组织，
形成"标志沟"

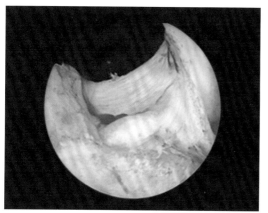

图 3-5-15　膀胱颈部环形肌纤维

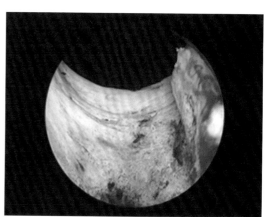

图 3-5-16　膀胱颈部环形肌纤维

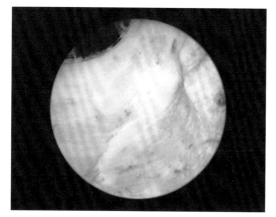

图 3-5-17　膀胱颈部环形肌纤维

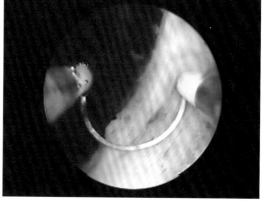

图 3-5-18　颈部 5 点环形肌纤维

　　（2）再从膀胱颈 12 点处切除：此处切除很快能显露膀胱颈环形纤维和前列腺包膜（图 3-5-19，20）。切记此处前列腺组织很薄，切除过多前列腺组织会伤及静脉窦，造成难以控制的大出血（图 3-5-21）。

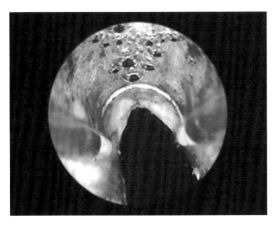

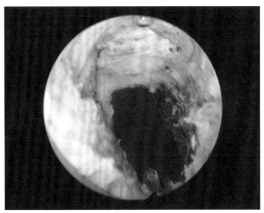

图 3-5-19 膀胱颈部 12 点处电切，可见大量小气泡　图 3-5-20 膀胱颈部 12 点处，前列腺组织很薄

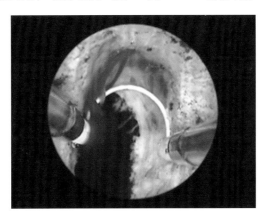

图 3-5-21 膀胱颈部 12 点处静脉出血

（3）切除左侧叶：从 1 点处开始，贴近前列腺包膜，顺时针方向切割前列腺，直到近 6 点处。每次切割始于膀胱颈，止于精阜前平面，使侧叶组织向内下方坠落（图 3-5-22~25）。必须注意，前列腺 2、5、7、11 点都有主要动脉和静脉，应及时电凝止血（图 3-5-26~32），如果积血颜色较深，应该是陈旧性淤血，如术前穿刺活检损伤所致（图 3-5-33）

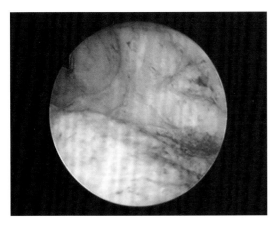

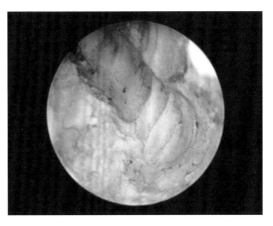

图 3-5-22 贴近前列腺包膜向下切割　　　图 3-5-23 从膀胱颈向精阜方向切割

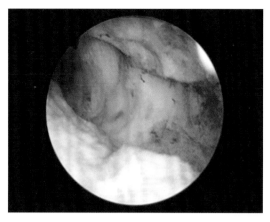

图 3-5-24　顺时针方向切除左侧叶

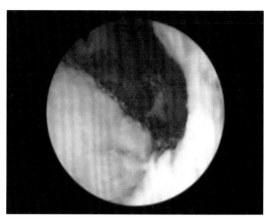

图 3-5-25　使侧叶组织向内下方坠落

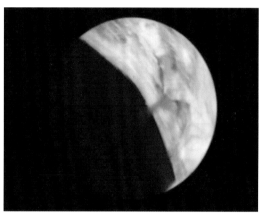

图 3-5-26　2 点处小动脉出血

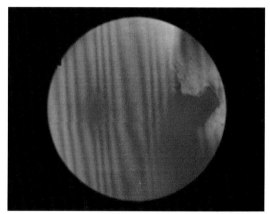

图 3-5-27　3 点处较大动脉出血

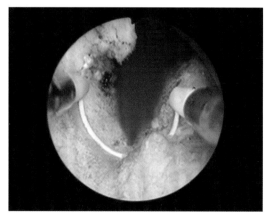

图 3-5-28　6 点处动脉出血

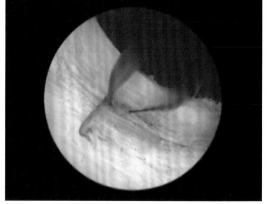

图 3-5-29　7 点处 3 根小动脉出血

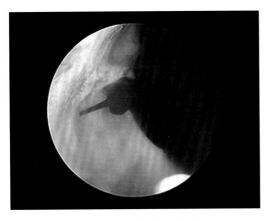

图 3-5-30　9 点处动脉出血

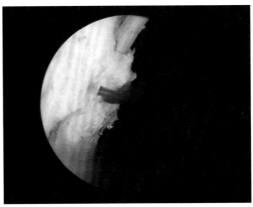

图 3-5-31　10 点处动脉出血

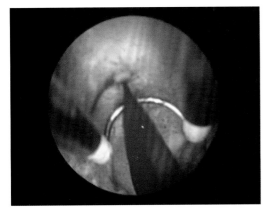

图 3-5-32　11 点处动脉出血

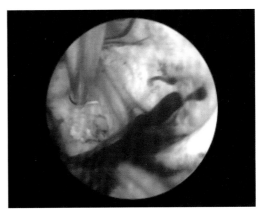

图 3-5-33　术前穿刺活检损伤淤血

（4）切除坠落的前列腺左侧叶：由于 2 点和 5 点处前列腺左侧叶血供动脉已切断，这时可以对坠落的前列腺组织进行快速、大块切割，直到留下精阜附近的前列腺组织（图 3-5-34~36）。

（5）切除前列腺右侧叶：用同样方法，从膀胱颈 11 点处开始向 7 点方向，逆时针切割前列腺右侧叶（图 3-5-37）。

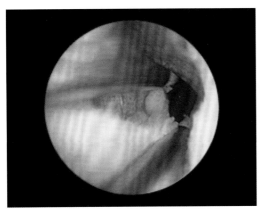

图 3-5-34　电切环顺行切割坠落的前列腺侧叶组织

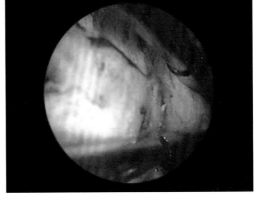

图 3-5-35　电切环逆行切割坠落的前列腺侧叶组织

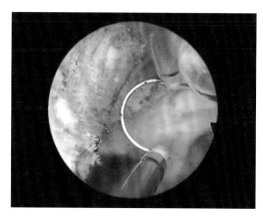 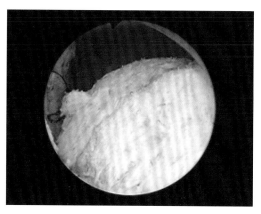

图 3-5-36　切除坠落前列腺组织，无出血　　　　　图 3-5-37　切除前列腺右侧叶

4. 修整前列腺尖及膀胱颈部　修整前列腺尖部应在完全控制好出血之后，在一个清晰的视野下进行。在前列腺尖部切割应注意保持镜体前端位置在尿道括约肌的近端，反复检查并确定精阜和外括约肌的位置，注意保留精阜，采用薄层切割和小电流电凝的方法进行操作（图 3-5-38~41）。最后，修整膀胱颈部，切除残留前列腺体，以避免术后排尿不畅。退镜时注意观察膀胱颈部应呈圆形，边缘光滑，括约肌完整无损，收缩良好（图 3-5-42~49）。

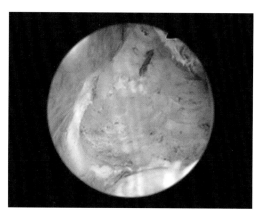 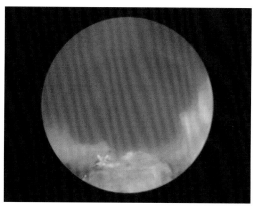

图 3-5-38　薄层电切、小电流电凝修整前列腺尖部　　　图 3-5-39　修整前列腺尖部

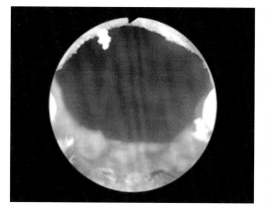 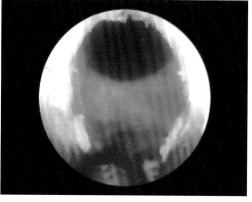

图 3-5-40　修整后的前列腺尖部　　　　　图 3-5-41　修整后的前列腺尖部

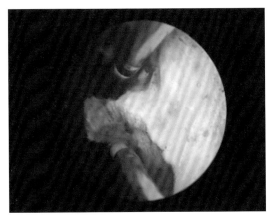

图 3-5-42 在膀胱颈 3 点处修整

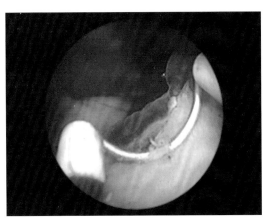

图 3-5-43 在膀胱颈 5 点处修整

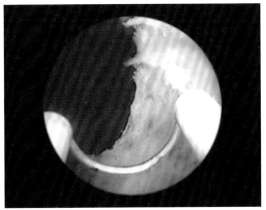

图 3-5-44 膀胱颈 5 点处修整完毕

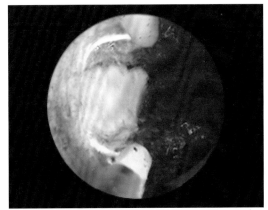

图 3-5-45 在膀胱颈 9 点处修整

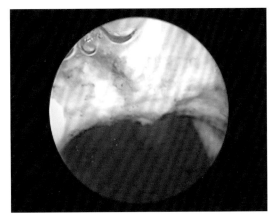

图 3-5-46 膀胱颈 12 点处修整完毕

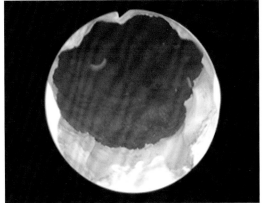

图 3-5-47 膀胱颈修整完毕，膀胱颈部呈圆形，
边缘光滑

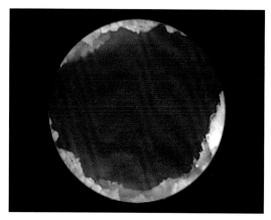

图 3-5-48 膀胱颈修整完毕，括约肌完整无损，收缩良好

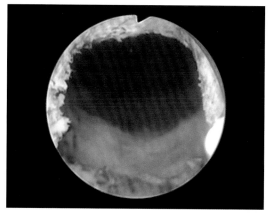

图 3-5-49 术毕，从精阜看膀胱，颈部圆形光滑、边缘整齐

## （七）术中注意点

1. 辨别层次、预防穿孔 前列腺体是淡黄色实质性组织，膀胱颈部组织为白色，呈环形纤维状，前列腺外科包膜为白色，组织较致密，深层是红白相间编织状粗纤维组织，包膜外脂肪为黄色闪光颗粒状，可见出血的血管。

2. 特大前列腺的处理 特大前列腺要掌握分叶、分段，妥善处理。先切除中叶，后切除侧叶。特别大的腺体，要分段切除，可以分为前、后两段切除或前、中、后三段切除。

3. 修整前列腺窝 手术结束前修整前列腺窝很有必要，因为在膀胱充盈的情况下，增生的前列腺组织看似已"完全"切除，但在膀胱内压下降后，残留在顶部的腺体会坠落，残留在前列腺尖部的腺体会突出。为此，手术结束前，应该在排空膀胱后复查，如有残留腺体，应补充切除，以免术后仍有梗阻。

4. 止血 手术结束前的操作是反复冲洗抽吸，吸尽膀胱内的组织碎片和血块，抽吸后创面常常会再次出血。因此，要再次复查前列腺窝，进行必要的最后止血。

## （八）并发症及防治

1. 尿道损伤 盲目插入电切镜鞘会引起尿道出血、黏膜开裂、黏膜撕脱（图3-5-50，51）、假道、穿孔可能，严重者会穿过前列腺包膜，进入骨盆或造成直肠穿孔（图3-5-52）。尿道损伤不严重者，可改为窥视下重新置镜后继续手术。如并发直肠穿孔，应找到正常尿道腔，放输尿管导丝入膀胱，然后将三腔导尿管头端剪孔，导尿管沿导丝放入膀胱，延期手术，必要时行结肠造瘘。预防方法：电切镜通过尿道外口后，在窥视下按尿道生理弯曲进镜，可避免尿道损伤。

2. 出血 TURP 出血发生率与前列腺体积密切相关，一般<30g 前列腺，大出血发生率为 2.0%，而>60g 的前列腺大出血发生率为 9.5%。

（1）术中出血：体积大的前列腺应分区域或分段手术。近包膜处动脉出血应该立即止血。较大的动脉出血，应先电凝动脉的侧壁，再电凝动脉断腔。有时要切除出血处的前列腺组织，才能发现隐藏的出血点，达到迅速止血目的。如果出血量大，视野完全是红色，可用电切镜头端压迫出血处，加压冲洗，待视野清晰后，慢慢移动电切镜，发现出血动脉，再行止血。静脉出血的止血方法相同。小的静脉出血只有在停止冲洗或排空膀胱状态降低膀胱压力，才能发现。静脉窦血管粗、管壁薄，电凝止血难以把血管破口封闭，如反复止血会引起更多的出血。一旦发生静脉窦损伤出血，应该尽快结束手术，立即放入三腔导尿管，充盈气囊60ml生理盐水后牵拉，可达到止血的目的。

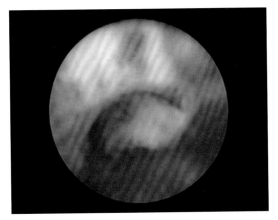

图 3-5-50　膜部尿道黏膜撕脱

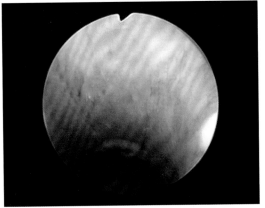

图 3-5-51　尿道黏膜撕裂伤

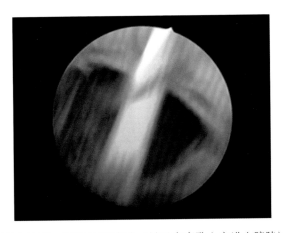

图 3-5-52　尿道-直肠穿孔（导丝在穿孔上方进入膀胱）

（2）术后出血：术后早期出血大多发生在术后数小时之内，主要原因是术中止血不彻底或膀胱内残留前列腺组织堵塞导尿管，引起膀胱过度膨胀，导致前列腺窝创面出血；后期出血主要发生在术后1~4周，多因创面焦痂脱落或便秘所致。预防术后出血：术中彻底止血、除尽前列腺碎片、保持冲洗通畅。发现出血，及时增加导尿管牵引力度和加快冲洗速度，或用大针筒抽吸和冲洗。无效者，必须更换阻塞的导尿管或再用电切镜手术止血。出血严重者，应给予输血。

3. 前列腺包膜穿孔　发生前列腺包膜穿孔主要原因是包膜辨认不清，电切过深造成。冲洗液通过穿孔处外渗到前列腺周围，甚至到腹腔。患者下腹胀满，呼吸困难，触诊下腹或全腹坚硬。发生前列腺包膜穿孔应该尽快结束手术，当出现大量腹水时要进行腹腔穿刺引流，同时静脉给予呋塞米（速尿），立即测定血生化，调整电解质紊乱。应防治前列腺包膜穿孔，术中应仔细辨认前列腺包膜，前列腺包膜浅层为白色致密纤维状（图3-5-53），深层为黄色编织状粗纤维（图3-5-54）。有时在增生的前列腺组织与外科包膜之间可发现不同数量、不同大小、不同颜色的前列腺结石（图 3-5-55，56），前列腺结石也是手术的重要标志物，只要清除前列腺结石并沿此标志切除残余的前列腺组织即可。

　　前列腺结石外侧即为前列腺外科包膜，此处绝对不能向深处割切，如继续深切，会形成前列腺包膜穿孔（图 3-5-57~62）。

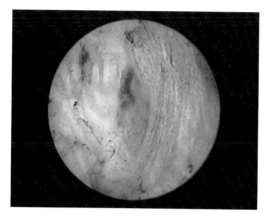
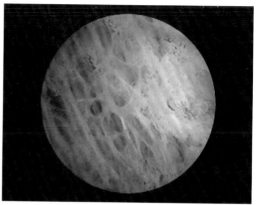

图 3-5-53　前列腺外科包膜浅层，白色致密纤维　　图 3-5-54　前列腺外科包膜深层，呈现编织状粗纤维

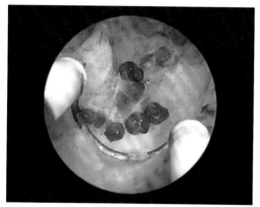
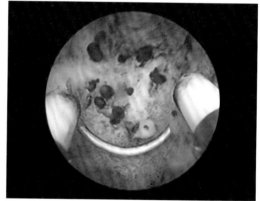

图 3-5-55　前列腺结石　　　　　　　　图 3-5-56　前列腺结石

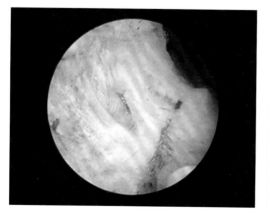
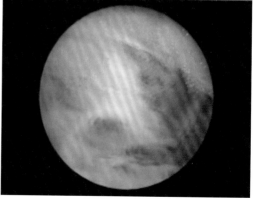

图 3-5-57　前列腺包膜小穿孔，　　　图 3-5-58　前列腺包膜穿孔，现一片黄色脂肪颗粒
　　　　　　局部隐现黄色脂肪颗粒

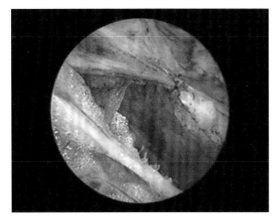

图 3-5-59　前列腺包膜大穿孔

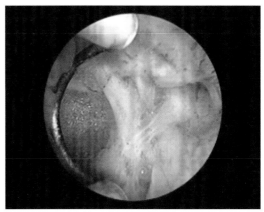

图 3-5-60　前列腺包膜大穿孔

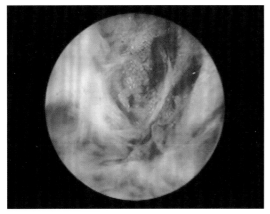

图 3-5-61　前列腺包膜大穿孔

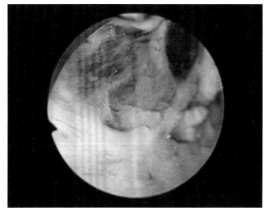

图 3-5-62　前列腺包膜大穿孔

4. 经尿道电切综合征　经尿道电切综合征（Transurethral Resection Syndrome，TURS）又称为稀释性低钠血症，水中毒。是导致患者的死亡的非常严重的并发症。因冲洗液吸收过多导致血容量扩张及稀释性低钠血症，发生率约 2%，其危险因素包括：术中出血多、手术时间长和前列腺体积大等。临床表现是恶心、呕吐、呼吸困难、心率减慢、意识不清，血压和中心静脉压升高。当血钠降到 120mmol/L 即可证实 TURS 诊断，当血钠降至 110mmol/L 时出现抽搐、昏迷、休克，甚至心搏骤停。此时应该立即停止手术，面罩给氧，呋塞米 40mg 静脉推注，快速静脉滴注适量 3%~5% 高渗生理盐水。TURS 发生率与前列腺体积密切相关，当前列腺体积<30g 时 TURS 发生率为 1.2%，但前列腺体积>60g，TURS 发生率可达 3.0%。所以 TURP 时，最好选择前列腺<60g，手术时间<90 分钟的患者。

为预防 TURS，苏州大学附属第三医院泌尿外科在 TURP 术中使用"腔内物吸集器"，从 2011 年 4 月至 2016 年 12 月，随机应用 1700 例次，未发生 1 例经尿道电切综合征，介绍如下：

（1）腔内物吸集器挂在手术台旁，手术中替代患者膀胱，收集组织标本和冲洗液（图 3-5-63）。容器内有过滤网，冲洗液从出口排出，标本留在容器内，术后直接送病理科（图 3-5-64）。

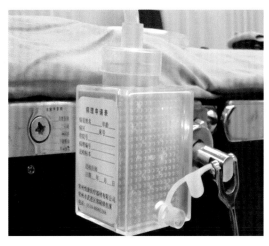

图 3-5-63　吸集器挂床边，准备手术

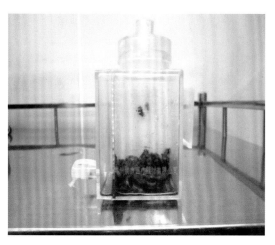

图 3-5-64　术后，容器直接送病理科

（2）膀胱穿刺造瘘器：膀胱穿刺造瘘器为三根套装，不使用多孔内套管（图 3-5-65），使标本不滞留膀胱内，直接进入容器，手术中患者膀胱仅起到无压力的通道作用。膀胱穿刺造瘘后，造瘘器与吸集器相连（图 3-5-66）。

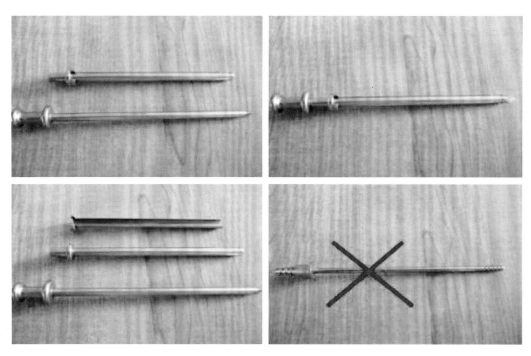

图 3-5-65　膀胱穿刺造瘘器

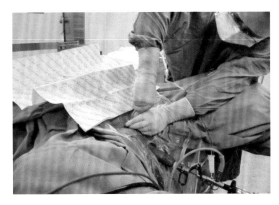

图 3-5-66 膀胱穿刺造瘘

（3）手术时注意：造瘘器应靠近膀胱颈口，以方便标本引出（图 3-5-67，68）。不要钳夹造瘘连接管，使标本能及时排入容器。不要大块切割，以防堵塞。如有堵塞，可挤压连接管或在吸集器出水口处，外接吸引器清除。

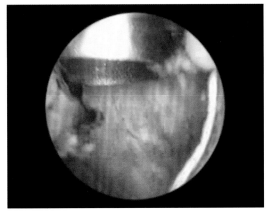

图 3-5-67 手术标本通过造瘘管进入吸集器

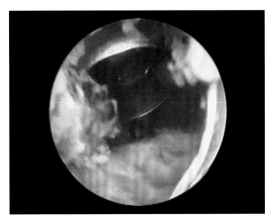

图 3-5-68 膀胱内无组织标本滞留

应用"腔内物吸集器"，实现了低压冲洗下手术，术中全程膀胱内压极低，水分吸收很少，特别适应心功能差、高危及大腺体患者，无水中毒、心衰等并发症。术中万一损伤前列腺包膜或静脉窦，不用清除膀胱内标本，立即终止手术，赢得了抢救时间，增加了手术安全性。由于术中膀胱内无标本滞留，视野更清晰、手术更轻松，平均缩短手术时间 30 分钟。特别适合初开展 TURP 术的基层医院。

5. 尿失禁 尿失禁发生率约 1%～2.2%。尿失禁可分为暂时性尿失禁和永久性尿失禁。暂时性尿失禁原因，一是因前列腺过度增生，使尿道外括约肌被动伸长，术后尿道外括约肌松弛。二是电切前列腺尖部时，高频电流对尿道外括约肌的影响。暂时性尿失禁通常在术后数周到一年会恢复。永久性尿失禁系电刀切断尿道外括约肌所致，术中注意电切前列腺增生组织时，不要超越精阜，对超越精阜的前列腺增生组织采用浅切的方法，可以防止损伤外括约肌。

6. 再手术 再手术主要原因是前列腺切除不彻底，特别是前列腺尖部切除不够（图 3-5-69），没有形成一个平整的通道。另一个原因是没有注意到 TURP 术后膀胱颈部坠落的残留前列腺组织。预防措施是手术结束后，轻压患者下腹部，如无冲洗液流出或呈滴状排出，应给予再次放入电切镜复查，给予适当的补充电切。

7. 尿道狭窄　尿道狭窄发生率约3.8%。TURP术后尿道狭窄可以发生在尿道任何部位，最常见是发生在尿道外口，其次是尿道膜部和膀胱颈部。部分患者尿道外口或尿道膜部比较小，必须尿道扩张后才能放入电切镜，或盲插电切镜损伤尿道外口和尿道膜部，后期容易发生损伤处瘢痕收缩而产生尿道狭窄（图3-5-70）。膀胱颈部狭窄主要发生在膀胱颈部切除过深，造成膀胱颈部纤维化、膀胱颈挛缩。

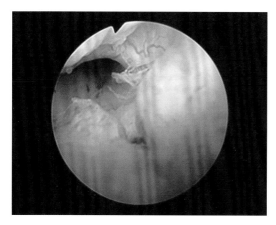
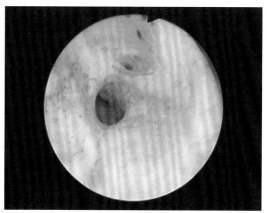

图 3-5-69　术后 7 月排尿不畅，
显示精阜旁残留前列腺

图 3-5-70　尿道膜部狭窄，12 点处尿道黏膜
也有裂伤

8. 下肢深静脉血栓形成　术中截石位腘窝放置位置不妥，使下肢受压，术后肢体长期不动，是下肢深静脉血栓形成的主要原因。在笔者亲自完成1300余例TURP中此类并发症未发生1例。TURP中妥善安放下肢，术后使用弹力袜和早期活动下肢，可有效防止下肢深静脉血栓形成。

9. 性功能障碍　TURP术后，大部分患者会出现逆向射精，逆行射精发生率约65%～70%。术后部分患者勃起功能障碍，可能与术中电流对前列腺尖部两侧神经血管束的热损伤有关。相关并发症应在术前向患者说明。

10. TURP术中膀胱爆炸　TURP术中膀胱爆炸少见。TURP术中膀胱内气体爆炸，如不及时处理后果严重。笔者见2例，均发生在手术结束前，在前列腺窝12点止血时发生，此处有气泡，电凝时听到沉闷的爆炸声，患者立即感觉腹胀，冲洗液进入膀胱量多于流出量，立即开放手术探查，发现均为膀胱破裂，冲洗液流入腹腔，手术吸尽腹腔内冲洗液、修补腹膜、膀胱和膀胱造瘘后，顺利康复。预防措施：①TURP邻近结束时，按压膀胱区排空膀胱内冲洗液体和气体；②调整手术床的位置，抬高上半身，让残余的气体集中到膀胱顶部，减少电凝止血时电极环与气体接触的机会。

## 二、经尿道前列腺切开术（transurethral incision of prostate，TUIP）

TUIP最初是在1969年开始应用。TUIP切除造成梗阻的增生之前列腺，形成一宽敞、平滑的排尿通道。TUIP治疗后，下尿路症状改善程度与TURP相似。操作容易、手术时间短，创伤小、出血少、并发症少。缺点是远期复发率高。近年来这种技术已被重新重视。

（一）适应证

1. 高龄、高危伴尿潴留且预期生命有限的前列腺增生患者。

2. 经雄激素全阻断治疗>3个月，尿潴留无好转的前列腺癌患者。

3. 希望保留前向射精功能的患者。

（二）禁忌证、麻醉、手术体位和术前准备与 TURP 类同。

（三）手术方法

1. 经尿道精阜上前列腺切开术

切除从膀胱颈到精阜间 5 点至 7 点的前列腺组织，根据前列腺的大小，进行一次性切除或分段切除，深达前列腺包膜，仔细止血（图 3-5-71）。要求通道宽敞、平滑，如发现前列腺二侧叶有坠落，应该做补充切除（图 3-5-72）。

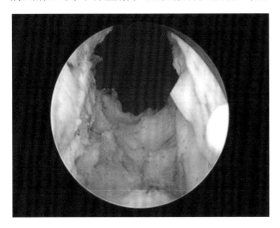 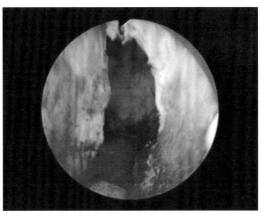

图 3-5-71　切除 5~7 点前列腺组织　　　图 3-5-72　下方形成一宽敞平滑通道

2. 经尿道联合部前列腺切开术　Fichtner J，等 1997 年报道，微创经尿道前列腺电切术（minimal-invasive nonexpansive transurethral prostatectomy，MINT），在膀胱颈部上方应用常规 TURP 设备进行快速、低创手术。在进行膀胱颈 12 点处向远端切开一条通道，并扩展到 11 点和 1 点做附加切除，修整通道，使创面光整（图 3-5-73~76）。吸尽膀胱内前列腺组织碎块，充分止血，气囊导尿管适当牵引 8~14h。MINT 可避免前列腺侧叶堕落的危险。

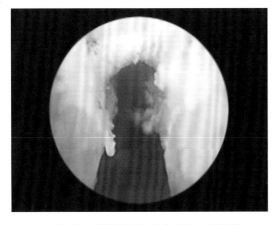 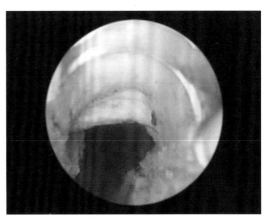

图 3-5-73　膀胱颈部 12 点切开一条通道　　　图 3-5-74　扩大和延长通道

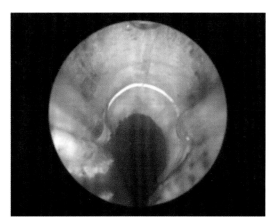
图 3-5-75　修整通道

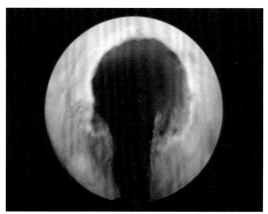
图 3-5-76　12 点处形成一光滑通道

## 三、经尿道前列腺电汽化切除术（Transurethral electrovaporization of the prostate，TUVP）

经尿道前列腺电切术经历了近 90 余年的发展，从单极电极、单极汽化到目前双极等离子切割汽化历程。1994 年美国 ACMI 公司针对 TURP 中环状电切环止血效果差的缺点，用一种新的钨合金材料造成环形铲状电极，在 TUPR 中可以使部分前列腺组织汽化，而称为经尿道前列腺电汽化切除术，TUVP 工作原理是当铲状电极接触到前列腺组织时，与电极接触的靶组织接触面温度可迅速达到 400℃，对组织产生切割和汽化作用，在电切处形成 2~3mm 蛋白凝固层，汽化切割前列腺时创面为淡黄色，带有微小炭化颗粒，具有良好的汽化切割和止血效果，可以减少止血的时间。但这种热穿透常伴有周围组织一定的热损伤，为此，TUVP 时要考虑到对前列腺包膜的神经热损伤影响。

经尿道前列腺电汽化术适用于凝血功能较差的和前列腺体积较小的 BPH 患者，是 TUIP 或 TURP 的另外一种选择。其止血效果更好，长期疗效、改善症状，提高尿流率和生活质量评分等方面与 TURP 相当；但术后尿路刺激征、排尿困难和尿滞留的发生率略高于 TURP。远期并发症与 TURP 相似。

TUVP 除了高频发生器和汽化电极与 TURP 有所不同之外，其术前准备、手术操作（图 3-5-77~81）、术中注意事项同 TURP。TUVP 术中通常采用的电切功率是 260W（250~300W），电凝功率 60W（40~80W）。TUVP 器械中有滚轴袢，可以对前列腺组织直接汽化电切，具备切割和止血的双作用。

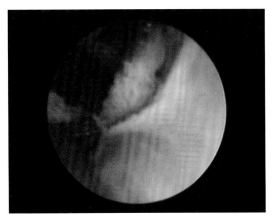

图 3-5-77 开始汽化切除前列腺左侧叶

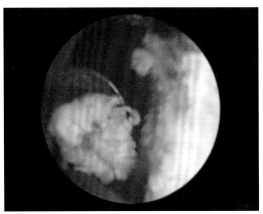

图 3-5-78 继续汽化切除左侧叶

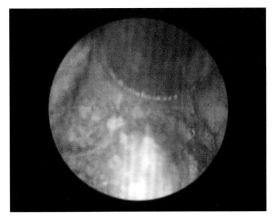

图 3-5-79 汽化切除膀胱颈 6 点处前列腺

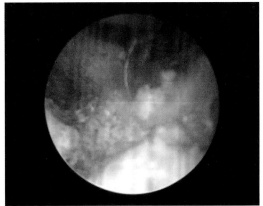

图 3-5-80 汽化切除前列腺右侧叶

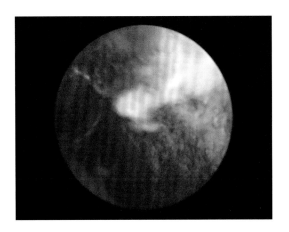

图 3-5-81 修整膀胱颈部

## 四、经尿道前列腺等离子双极电切术（Bipolar transurethral plasmakinetic prostatectomy，TUPKP）

TUPKP 是使用等离子双极电切系统，不用电极板，并以与单极 TURP 相似的方式进行经尿道前列腺切除手术。关键是采用生理盐水为术中冲洗液，很少发生 TURS，不受前列腺体积和操作时间的限制。作为 TURP 的另外一种选择，与 TURP 比较，TUPKP 的主要优点包括术中、术后出血少，降低输血率和缩短术后导尿和住院时间，远期并发症与 TURP 相似。

由于手术与 TURP 相似，不重复介绍，故而这里仅介绍英国 Gyrus 和日本 Olympus 双极等离子体系统设备和相关器械，供读者参考。

Gyrus 双极等离子体发生器，自动设定切割功率 160W，电凝 80W，可以达到手术切割和电凝的目的，也可根据需要进行调整。电切镜具有环状、柱状和棒状等电极，外鞘外径 27F，内鞘外径 24F。当患者尿道比较细时，可行耻骨上膀胱穿刺造瘘，用内鞘进行单一电切，内鞘有一只操作孔，可在不更换外鞘的情况下，进行膀胱内活检、钬激光膀胱内碎石、点状切割尿道狭窄、用棒状电极直接对尿道狭窄进行切割等操作（图 3-5-82~87）。

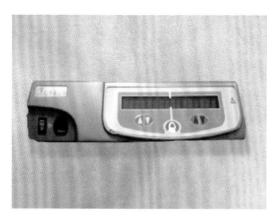

图 3-5-82　GYRUS 等离子发生器

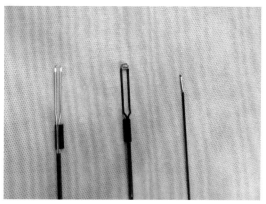

图 3-5-83　环状、柱状和棒状电极

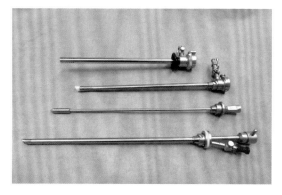

图 3-5-84　外鞘、内鞘、闭孔器、单操作孔内鞘

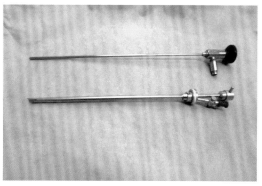

图 3-5-85　观察镜和单操作孔内鞘

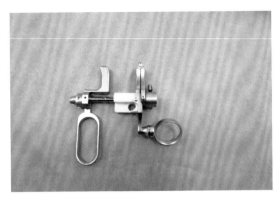

图 3-5-86 Gyrus 工作手柄

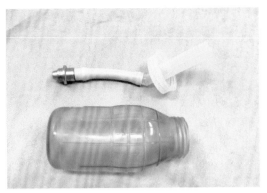

图 3-5-87 筒状抽吸式冲洗器

Olympus 双极等离子体系统设备和相关器械如下图示（图 3-5-88~96）），不再赘述。

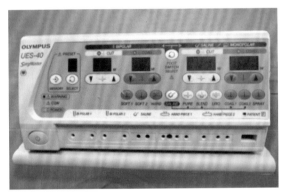

图 3-5-88 Olympus 双极等离子体发生器

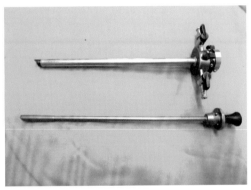

图 3-5-89 Olympus 外鞘和闭孔器

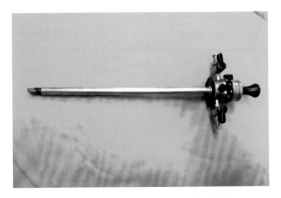

图 3-5-90 合并后的闭孔器和外鞘

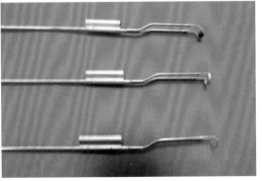

图 3-5-91 切割环和电凝珠

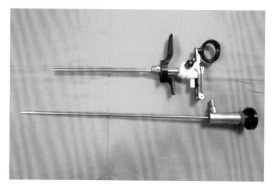

图 3-5-92　观察镜和操作手柄

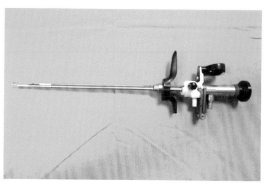

图 3-5-93　观察镜、操作手柄和电切环

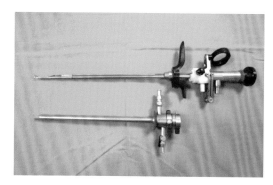

图 3-5-94　观察镜、工作手柄、电切环
和连续冲洗型镜鞘

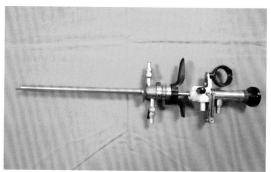

图 3-5-95　组装后 Olympus 电切镜

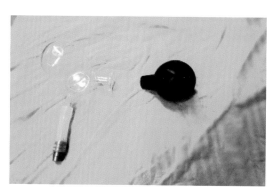

图 3-5-96　ElliK 冲洗器

## 五、经尿道等离子前列腺剜除术（Transurethral plasmakinetic enucleation of the prostate，TUKEP）

　　TURP 难以完全切除增生的前列腺体，TURP 术后增生的前列腺体平均残留 54.5%。2003 年我国刘春晓教授创立了经尿道等离子前列腺剜除术，长期随访手术效果良好。TUKEP 通过改变 TUPKP 的切割方法，达到将前列腺于包膜内切除，更加符合前列腺解剖结构，具有切除前列腺增生组织更完整、术后复发率低、术中出血少等特点。对于体

积大于 80 时的 BPH 的患者也可应用。远期随访效果优于 TURP，TUKEP 术后 5~6 年排尿症状和尿流指标和前列腺开放手术效果相似。组织切除率和获取率高于 TURP，可增加前列腺偶发癌的检出率。TUKEP 并发症与 TURP 类同，但不发生 TURS。介绍手术方法如下。

（一）剜除前列腺中叶

1. 第一步，切出"标志沟" 在前列腺中叶的两侧，从膀胱颈到精阜沟状切除前列腺，达前列腺包膜（图 3-5-97），阻断 5 点、7 点的前列腺动脉。在精阜两侧比较容易发现前列腺包膜，沿外科包膜在精阜前方用电切环切断尿道嵴（图 3-5-98）。

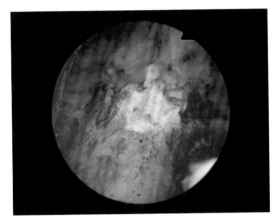

图 3-5-97 前列腺中叶的两侧沟状切除

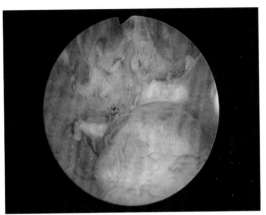

图 3-5-98 精阜前方切断尿道嵴

2. 第二步，剥离中叶 沿中叶腺体与外科包膜的间隙，用切除镜镜鞘的头端，向膀胱方向推进，钝性剥离前列腺中叶（图 3-5-99，100），推剥动作停止于膀胱颈部环形纤维处（图 3-5-101），显露膀胱颈部天窗（膀胱腔）（图 3-5-102）。

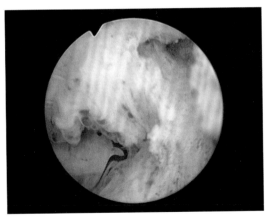

图 3-5-99 钝性剥离前列腺中叶

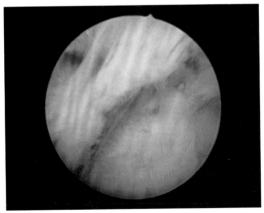

图 3-5-100 钝性剥离前列腺中叶

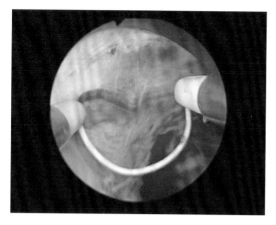

图 3-5-101　推剥动作停止于膀胱颈部

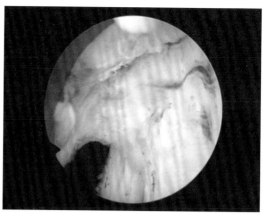

图 3-5-102　显露膀胱颈部小天窗

3. 第三步，切除中叶　当剥离前列腺中叶到膀胱颈部，腺体尚未被推入膀胱时，可翻转切割环，逐步切除漂于顶部的前列腺中叶组织（图 3-5-103，104）。

当把前列腺中叶推入膀胱时，则由右向左或由左向右，由浅到深切除前列腺中叶，然后修整膀胱颈部（图 3-5-105~109）。

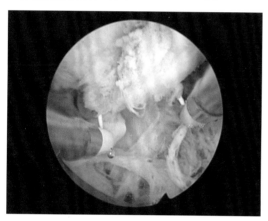

图 3-5-103　翻转切割环切除已剥离的前列腺中叶

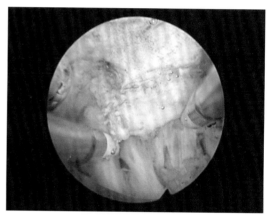

图 3-5-104　进一步切除前列腺中叶

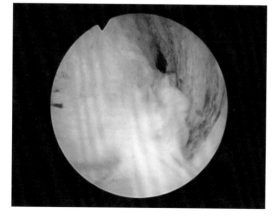

图 3-5-105　已推入膀胱的前列腺中叶

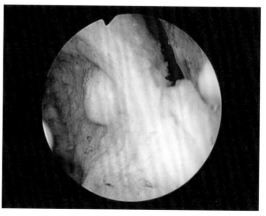

图 3-5-106　切除残留中叶

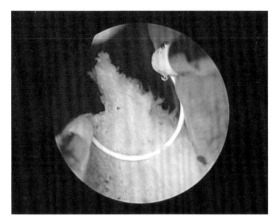

图 3-5-107 进一步切除游离的中叶

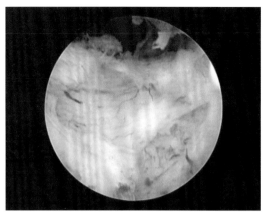

图 3-5-108 前列腺中叶已完全切除

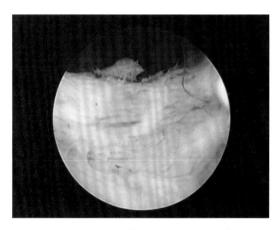

图 3-5-109 修整后显示前列腺包膜

（二）剜除前列腺侧叶

1. 第一步，切出标志沟，显示前列腺组织 如无中叶增生，可从膀胱颈 6 点到精阜前电切，深达前列腺包膜，形成一条标志沟。精阜左侧腺体尖部 Nesbit 白线处切开尿道黏膜 1cm，显示前列腺组织（图 3-5-110，111）。

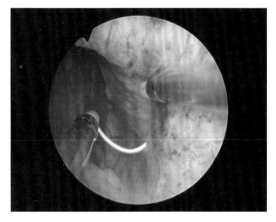

图 3-5-110 精阜边 Nesbit 白线

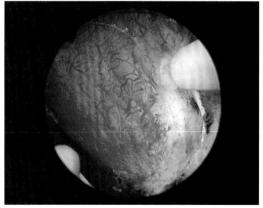

图 3-5-111 切开 Nesbit 白线 1cm

2. 第二步，剥离侧叶，露出天窗　用切除镜镜鞘头端，推动前列腺尖端，找到前列腺包膜，逆时针方向剥离前列腺左侧叶，近膀胱颈部可发现"天窗"（膀胱腔）（图 3-5-112~117）。

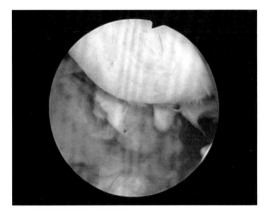

图 3-5-112　沿前列腺包膜剥离左侧叶

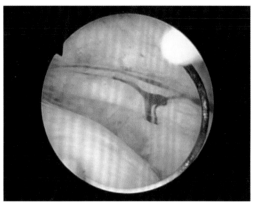

图 3-5-113　剥离前列腺左侧叶

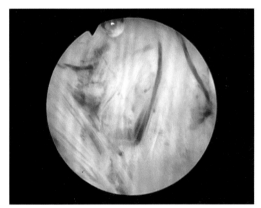

图 3-5-114　继续剥离前列腺左侧叶

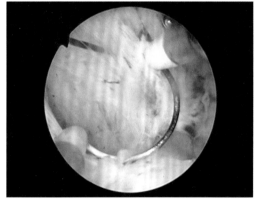

图 3-5-115　剥离前列腺左侧叶

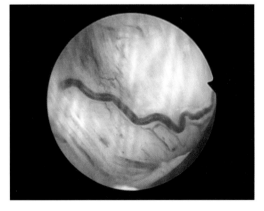

图 3-5-116　前列腺左侧叶已剥离，
可见前列腺包膜

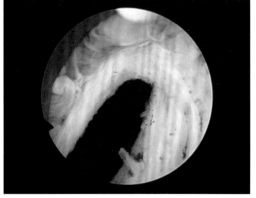

图 3-5-117　前列腺左侧叶已剥离，
可见"天窗"

3. 第三步，悬吊腺体在膀胱颈部　沿"天窗"把前列腺左侧叶从膀胱颈部分离，最后让前列腺腺体悬吊在膀胱颈 12 点处（图 3-5-118~121）。剥离增生的前列腺时，在外科包膜剥离面上可以看见腺体供应血管、纤维粘连束带、前列腺结石等，应及时电凝破裂血管止血、用电切环切割纤维粘连束带（图 3-5-122）、结石可推入膀胱后清除。

4. 第四步，无血快速切除腺体　剥离在膀胱颈部的前列腺腺体，主要血管已断，可在无出血状态下大块、迅速切割。比较方便的手法是，先切割 2~5 点已剥离腺体的内下方腺体（图 3-5-123，124），再转动电切环，切割 12 点处残留腺体（图 3-5-125，126），再转动电切环，切割另一侧，即可显露光整的膀胱颈部。

Olympus 公司配有专用前列腺剥离环，具有剥离、切割、止血的功能，可以选用（图 3-5-127，128）。

特大的前列腺侧叶，可采用先刜除一侧叶，再处理另一侧叶的分步切除法。退镜前要再次观察膀胱颈部、前列腺窝、精阜和尿道，给予适当的止血和修整。

同样方法，顺时针方向刜除前列腺右侧叶。

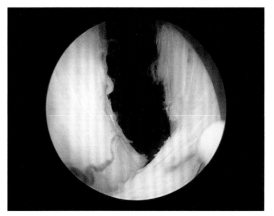

图 3-5-118　前列腺体与膀胱颈之间可见"天窗"

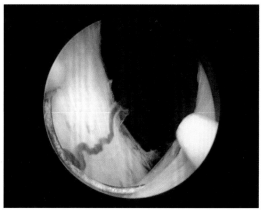

图 3-5-119　扩大"天窗"

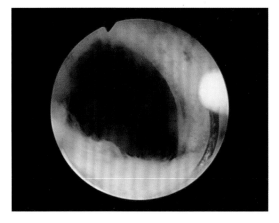

图 3-5-120　扩大"天窗"

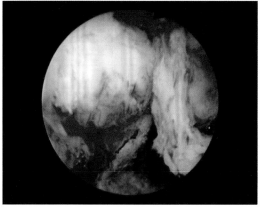

图 3-5-121　悬吊腺体在膀胱颈部

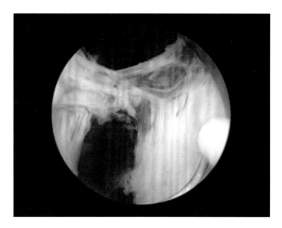

图 3-5-122　切割纤维粘连束带

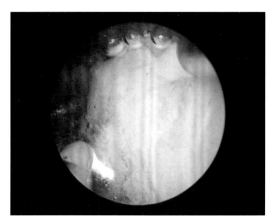

图 3-5-123　无血快速在 5 点方向切除腺体

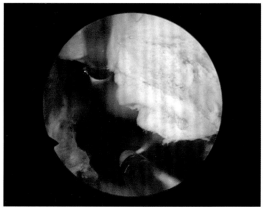

图 3-5-124　无血快速在 2 点方向切除腺体

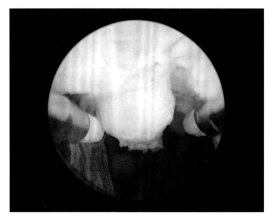

图 3-5-125　无血快速在 12 点处切除腺体

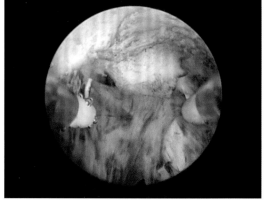

图 3-5-126　无血快速在 12 点处切除腺体

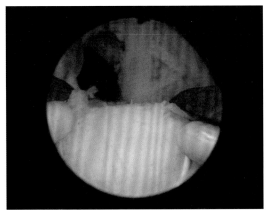

图 3-5-127 Olympus 专用前列腺剥离环剥离切割

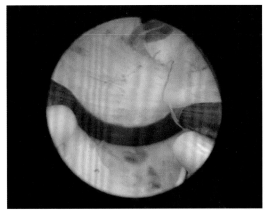

图 3-5-128 Olympus 专用前列腺剥离环止血

## 六、经尿道钬激光前列腺剜除术
### (Transurethral holmium laser enucleation of prostate, HoLEP)

激光具备凝固止血效果好和非导电特性，近十余年来，经尿道激光手术已成为 BPH 重要的治疗方式。前列腺激光手术是通过激光对组织的汽化、切割及剜除，达到解除梗阻的目的。激光手术的共同特点是术中出血较少及无 TURS，尤其适合于高危患者。目前用于前列腺增生切除的的激光有钬激光、铥激光、绿激光和半导体激光，其设备品种较多，不单进口的，国产的（如武汉奇致的 ML-DD01F 半导体激光治疗机）也有很好的治疗效果。现在以钬激光前列腺剜除术为例，介绍如下。

1995 年 Gilling 等应用钬激光治疗前列腺增生，1998 年 Fraundorfer 和 Gilling 首先报告 HoLEP。钬激光是通过激发稀有元素钬，产生波长为 2100nm 的脉冲激光，瞬间释放的强大能量，达到组织切割与凝固作用；由于其能量的水吸收特征，故能为表浅组织吸收达到较高温度而汽化组织，但热损伤深度仅为 0.4mm。因此，钬激光特别适合于组织的精密切除。HoLEP 术后留置导尿时间短，没有术后勃起功能障碍的报道。术后 1 年 Qmax 优于 TURP，术后 5 年再手术率低于 TURP。

### （一）设备和器械

1. 医用钬激光（Ho：YAG）治疗机　美国科医人 Versa Pluse Power Suite Holmium 100 W Plus 钬激光治疗机（图 3-5-129），控制面板可以显示各种手术所需要的参数，分别对各种手术需要的能量和频率进行调整，通过脚踏开关来激活钬激光功能。常用的钬激光功率为 20W、60W 和 100W。

2. 光纤　钬激光能量是通过石英光纤进行传递，每根裸光纤外均有一层保护膜，保护膜呈光亮蓝色或绿色，在内镜手术中清晰可见，光纤可重复

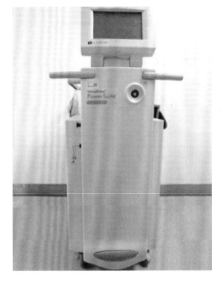

图 3-5-129 科医人 100W 钬激光治疗机

使用（图 3-5-130）。通常采用的钬激光光纤直径分别为 200μm、350μm、550μm 和 1000μm。200μm 光纤由于较细、可弯曲度较大，常应用在输尿管软镜治疗肾盂结石；350μm 光纤通常用于输尿管硬镜治疗输尿管结石或新生物；550μm 或 1000μm 光纤常用于膀胱结石。

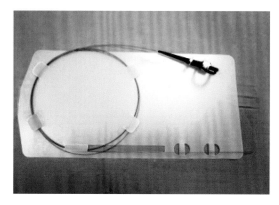

图 3-5-130　钬激光光纤

3. 切除镜　进行前列腺剜除术时需要配备具有连续灌洗功能的切除镜（图 3-5-131，132）。

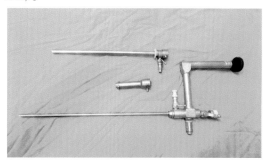

图 3-5-131　未组装的切除镜

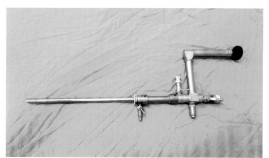

图 3-5-132　组装好的切除镜

4. 经尿道组织粉碎器　经尿道组织粉碎器（图 3-5-133～135）可将钬激光前列腺剜除后进入膀胱内大块前列腺组织粉碎，有利于吸出体外。

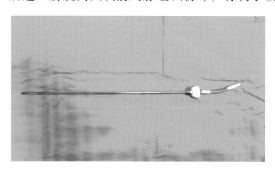

图 3-5-133　粉碎器操作杆

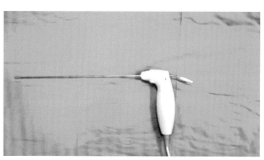

图 3-5-134　粉碎器操作杆和操作柄

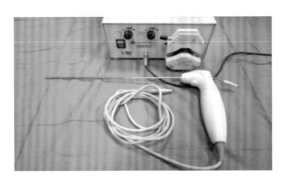

图 3-5-135 粉碎器操作杆、操作柄和粉碎机

5. 辅助器械 辅助器械有：钬激光保护镜片（图 3-5-136）、光纤端面检查镜（图 3-5-137）、光纤剥离器（图 3-5-138）、光纤切割刀（图 3-5-139）等。

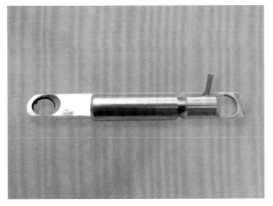

图 3-5-136 钬激光保护镜片

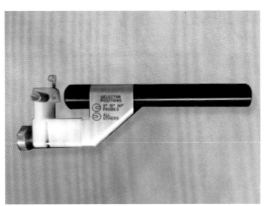

图 3-5-137 光纤端面检查镜

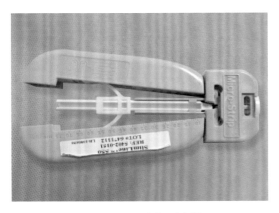

图 3-5-138 光纤剥离器

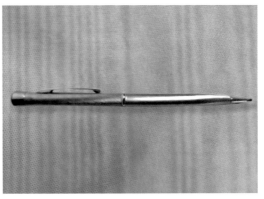

图 3-5-139 光纤切割刀

**（二）手术方法**

1. 全面观察膀胱、前列腺和精阜在生理盐水灌注下，经尿道置入 26F 连续灌注式钬激光专用前列腺切除镜，观察膀胱、前列腺和精阜，放入 550μm 钬激光光纤。

2. 剜除前列腺中叶

（1）纵行切沟：在侧叶与中叶交界处，相当5点、7点的位置，从膀胱颈部到精阜近端，分别纵切沟，深度达前列腺外科包膜（图3-5-140～143）。

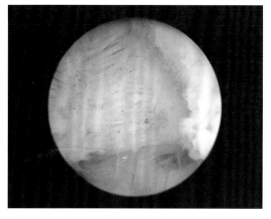

图 3-5-140　5 点处纵行切沟

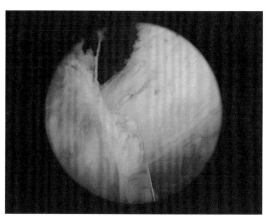

图 3-5-141　纵行切沟至前列腺包膜

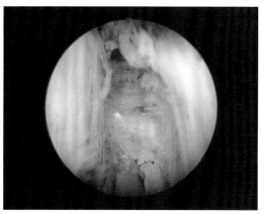

图 3-5-142　纵行沟从膀胱颈开始

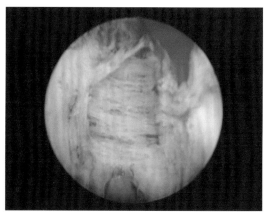

图 3-5-143　纵行沟至精阜止

（2）横行切沟：精阜前缘横行切沟，切断二条纵行沟之间的尿道嵴，直至前列腺包膜（图3-5-144～147）。

（3）分离前列腺中叶和侧叶的联系：从精阜向上，沿前列腺外科包膜，分离中叶和侧叶的联系，并初步剥离两侧叶部分前列腺腺体（图3-5-148，149）。

（4）剜除前列腺中叶：钬激光汽切割、剥离前列腺中叶，用切除镜镜鞘沿前列腺外科包膜向上推动，在膀胱颈处离断，把中叶推入膀胱（图3-5-150～157）。

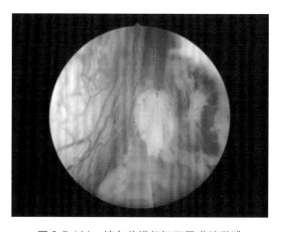

图 3-5-144　精阜前横行切开尿道嵴黏膜

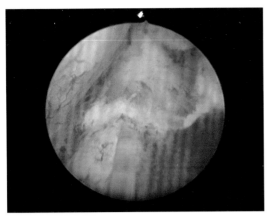

图 3-5-145　向深部切开尿道嵴

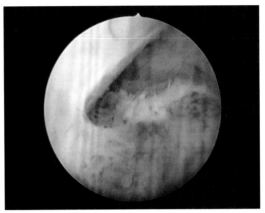

图 3-5-146　向右侧延伸尿道嵴切口

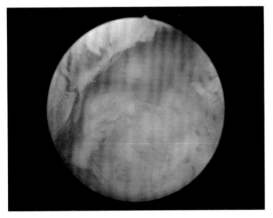

图 3-5-147　精阜前方横行切沟

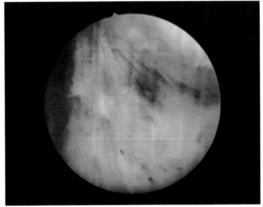

图 3-5-148　分离前列腺中叶与侧叶之间的联系

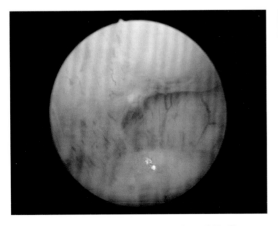

图 3-5-149　分离中叶和侧叶前列腺的联系

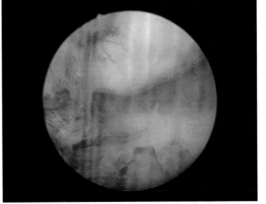

图 3-5-150　向膀胱颈方向剥离中叶

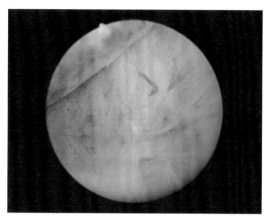

图 3-5-151　向膀胱颈方向进一步剥离中叶

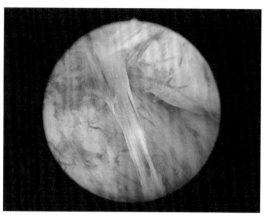

图 3-5-152　切割前列腺与外科包膜间粘连束带

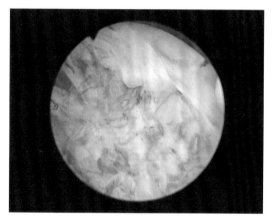

图 3-5-153　前列腺外科包膜前的疏松组织

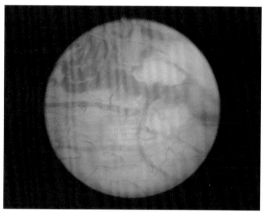

图 3-5-154　前列腺外科包膜前血管

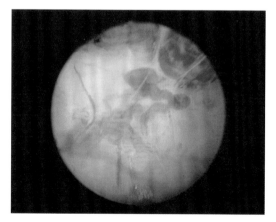

图 3-5-155　前列腺外科包膜前血管

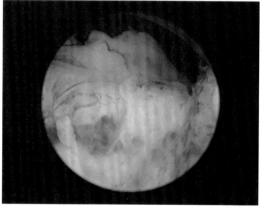

图 3-5-156　前列腺中叶已推到膀胱颈部

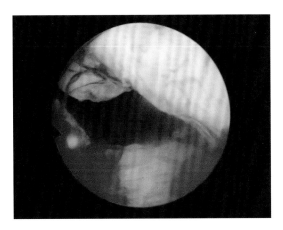

图 3-5-157　离断前列腺中叶

3. 剜除前列腺侧叶

（1）纵行切沟：翻转前列腺切除镜，从膀胱颈 12 点处向下纵行汽化切沟，深达前列腺包膜（图 3-5-158）。如无中叶增生，在膀胱颈 6 点到精阜仍需纵行切沟，深达前列腺外科包膜（图 3-5-159）。

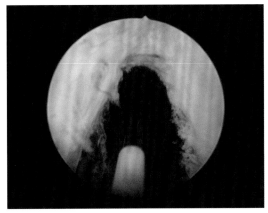

图 3-5-158　12 点处纵行切沟

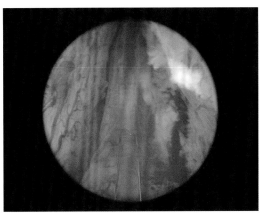

图 3-5-159　膀胱颈 6 点到精阜纵行切沟

（2）辨认前列腺外科包膜：在精阜旁很容易找到前列腺外科包膜与前列腺的分界面，向上分离为疏松结缔组织，有时可见前列腺结石，前列腺结石是前列腺体与前列腺外科包膜界面的最明显的标志（图 3-5-160~163）。

（3）剜除前列腺左右侧叶：用切除镜镜鞘头端沿前列腺外科包膜，由下向上，向膀胱颈部逐步推进，逆时针方向剜除左侧叶，切断纤维粘连，直到膀胱颈 12 点处（图 3-5-164~173），把剜除的左侧叶

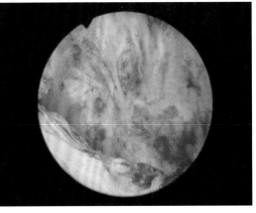

图 3-5-160　前列腺外科包膜剥离面

推入膀胱。同法剜除右侧叶。

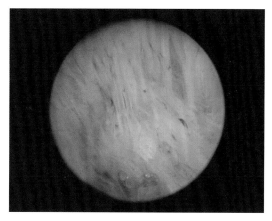

图 3-5-161　前列腺外科包膜剥离面

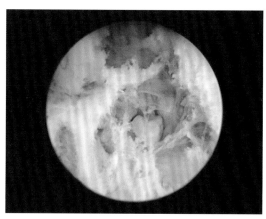

图 3-5-162　前列腺结石

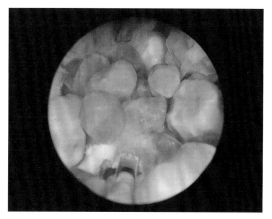

图 3-5-163　成堆的前列腺结石

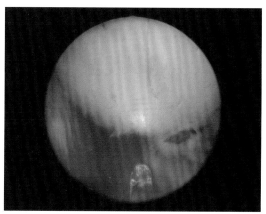

图 3-5-164　从精阜上方开始剥离前列腺左侧叶

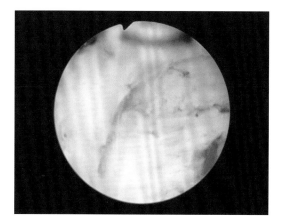

图 3-5-165　继续剥离前列腺左侧叶

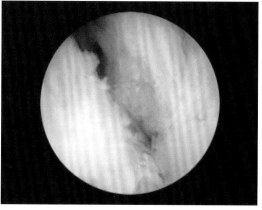

图 3-5-166　剥离 3 点处左侧叶与外科包膜的粘连

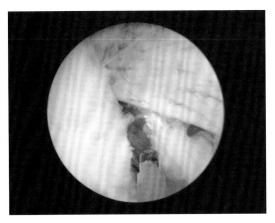

图 3-5-167 剥离 1 点处左侧叶与外科包膜的粘连

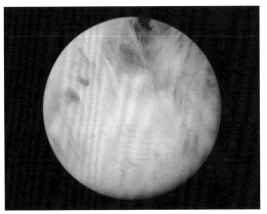

图 3-5-168 顶部可见"天窗"（膀胱腔）

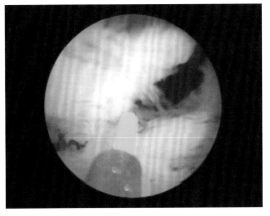

图 3-5-169 扩大"天窗"

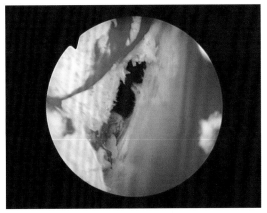

图 3-5-170 3 点处剥出天窗

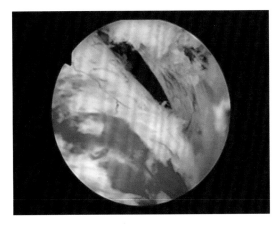

图 3-5-171 天窗向 12 点处延伸

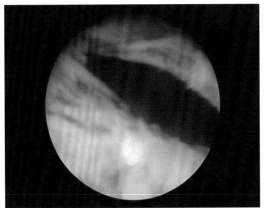

图 3-5-172 天窗继续向 12 点处扩大

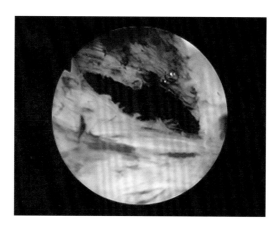

图 3-5-173 前列腺左侧叶离断

4. 止血与修整 虽然激光具备良好的凝固止血效果，但在剥离前列腺过程中仍然会有出血。所以，术中术后止血也很重要（图 3-5-174~177）。前列腺窝创面不平整，残留腺体突出，会影响术后排尿，必须修整。

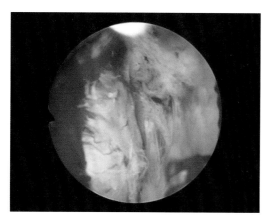

图 3-5-174 前列腺包膜出血

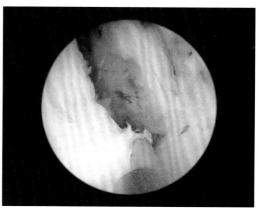

图 3-5-175 钬激光止血

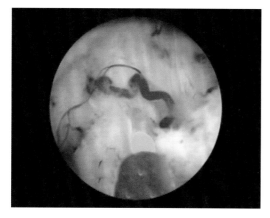

图 3-5-176 钬激光止血

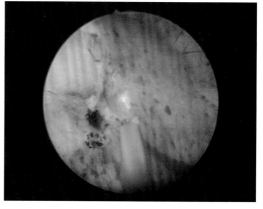

图 3-5-177 钬激光止血

5. 粉碎膀胱内前列腺组织　在充盈膀胱的情况下，用组织粉碎器（Morcellator）粉碎推入膀胱的前列腺腺体并吸出体外（图 3-5-178～181）。

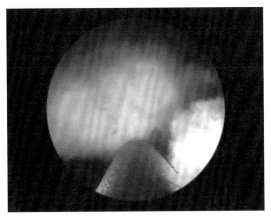

图 3-5-178　分次粉碎膀胱内的前列腺腺体

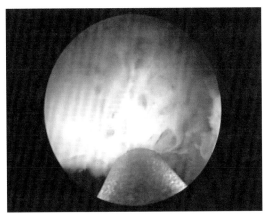

图 3-5-179　吸住游离前列腺腺体拉到膀胱
颈部粉碎

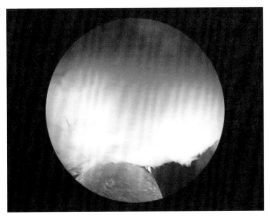

图 3-5-180　吸住游离前列腺腺体拉到膀胱
颈部粉碎

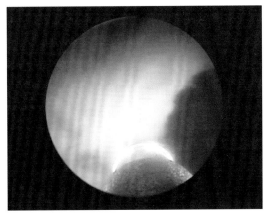

图 3-5-181　游离的前列腺腺体逐步变小

6. 退镜观察　退镜时观察尿道膜部应呈圆形张开，充盈膀胱后可见冲洗液通畅流出，表示前列腺体已达到满意切除。术后留置 20～22 F Foley 导尿管。根据尿色情况决定是否冲洗膀胱。

（三）注意事项

经尿道钬激光前列腺剜除术中应注意：①应用钬激光前，应该常规对保护镜片和钬激光光纤端面检查，如有损坏要及时更换，以延长钬激光机的寿命；②使用钬激光时应直接接触组织，使组织内水分子汽化而产生切割作用，否则钬激光能量会被冲洗液大量吸收，产生蒸汽气泡，会明显降低钬激光的切割作用；③前列腺包膜厚约 2 mm，表面光滑，呈粉红色。术者要避免前列腺包膜穿孔，应该了解增生的前列腺体与前列腺外科包膜之间的曲线关系，应弧形旋转操作镜体，沿分离的间隙切割和推进；④在前列腺组织粉碎中，避免膀胱黏膜损伤，要注意充盈膀胱，保持视野清晰，吸住前列腺组织后拉到膀胱颈口，在观察镜窥视下粉碎前列腺组织，可减少损伤膀胱黏膜的机会。

经尿道前列腺剜除术，无论是用等离子还是钬激光，已做到和开放性前列腺摘除术一样，将增生的前列腺于包膜内完整全部切除。在各种开放性前列腺摘除术中，除了 Madigan 前列腺切除术有保留尿道完整性、保存局部解剖生理完整性的优势外，耻骨上经膀胱、耻骨后以及经会阴的开放性前列腺摘除术，都已无可争辩地被经尿道前列腺剜除术替代。

综上所述，经尿道手术治疗前列腺增生有多种手术方式，各有自身的优势和缺陷。选择何种术式，应根据前列腺的大小、术前 PSA 的数值、尿道的口径的粗细和患者的年龄、预期寿命、基础疾病、衰老程度、全身状况以及经济条件综合考虑，慎重选择。

首先考虑的应该是手术的安全性，包括手术死亡率、术中术后输血率等。比如，患者的预期寿命较短，选择经尿道前列腺切开术较好；出血、凝血功能不好者，选择激光汽化或电汽化较好；心功能差的高危患者，TURP 术中使用"腔内物吸集器"，膀胱内低压，无水吸收，不增加心脏负担，较为安全。

其次是治疗效果，包括术中术后各种并发症发生率等。比如，国人尿道腔管径细小者颇多，选用粗大口径的回流式切除镜，有时需要过度扩张尿道、剪开尿道外口，才能进镜。术后尿道狭窄常有发生，直接影响治疗效果；而如果选用合适的小口径切除镜，加用膀胱造瘘回流的方法就能避免。再如，高 PSA 值的 BPH 患者，采用激光汽化或电汽化显然不妥当，可考虑前列腺剜除术，组织标本获取率高，可减少漏诊前列腺偶发癌几率。如果患者年龄偏轻，全身状况良好，要求保留射精功能，也可选择 TUIP 或微创经尿道前列腺切除术（minimal-invasive nonexpansive transurethral prostatectomy，MINT）；总之术前应与患者沟通，如果患者不能接受经尿道手术可能发生的诸多并发症，也不妨推荐 Madigan 前列腺切除术。

第三是经济负担，在安全性和治疗效果相近的情况下，应选择费用低的手术方式。必须指出，患者的生命和健康永远是第一位的，为了节省费用，而选择不适合的手术方式的做法是不可取的。

## 第六节　经尿道支架置入治疗良性前列腺增生

尿道内壁支架（endourethral wallstent）是放置在前列腺部尿道的金属或塑料的医用装置，作为导尿的一种替代治疗方法，可以缓解前列腺增生症所致尿潴留。常见并发症有支架移位、钙化，支架闭塞、感染、慢性疼痛等。

### 一、适　应　证

适用于前列腺增生症伴反复尿潴留，不愿接受外科手术或不能耐受外科手术，又不愿意保留导尿的高危患者。

### 二、禁　忌　证

严重尿道狭窄及各种原因的神经源性膀胱。

### 三、术　前　准　备

（一）尿流动力学检查，排除神经源性膀胱。

（二）经直肠超声测量前列腺尿道的长度，选用支架比前列腺尿道长度短 5mm。

（三）膀胱尿道镜观察前列腺尿道形态、前列腺增生的形态、尿道内口的形态。

（四）选择支架，形状记忆合金网状前列腺尿道支架有普通型和特殊型两种，特殊型一端有靠背状突起（图 3-6-1）。

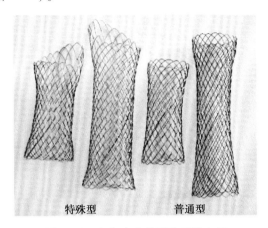

图 3-6-1　记忆合金前列腺尿道支架

（五）有尿路感染者应使用抗生素控制。

## 四、手 术 方 法

**（一）麻醉**

选择尿道黏膜麻醉或低位硬膜外或鞍麻。

**（二）经尿道置入支架**

可选用膀胱尿道镜监视亦可选用经直肠超声监视，不同的监视方法应选用不同的置入器。

**（三）支架置入的位置**

近端应距尿道内口 1~2mm，远端应距尿道外括约肌 4~6mm（图 3-6-2，3）。前列腺两侧叶均衡增生者选用普通支架，不规则增生者选用特殊型支架，将支架靠背放置突出的中叶或一侧叶处。

**（四）退出置入器、留置导尿管。**

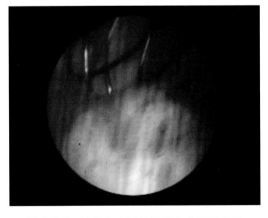

图 3-6-2　精阜上方可见记忆合金网状支架

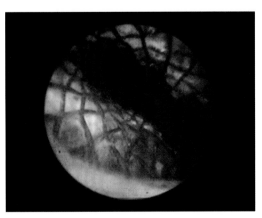

图 3-6-3　网状支架在前列腺尿道中

## 五、术后处理

（一）保留导尿 1 周。

（二）口服抗生素 1 周。

（三）术后 1~3 天内有轻度血尿，可经导尿管冲洗。

（四）多饮水或静脉补液。

（五）术后 6 个月~1 年膀胱镜复查（图 3-6-4）。

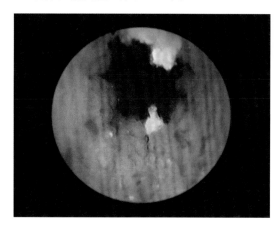

图 3-6-4　一年后镜下所见，支架已被尿道黏膜覆盖

## 第七节　精囊镜技术的临床应用

经尿道精囊镜（Transurethral Seminal Vesiculoscopy）是检查、诊断、治疗男性生殖系统射精管、精囊疾病的内腔镜。1998 年，Okubo K 等成功地在体内应用内镜观察到精囊。2002 年，Yang SC 等首次大样本研究，提出精囊镜诊断治疗精囊疾病是安全可行的。2005 年，Ozgok 等首次用输尿管镜处理精囊结石取得成功。2006 年，Cuda SP 等首次用输尿管镜成功进行 1 例精囊结石钬激光碎石。近年来，精囊镜技术不断发展成熟，已成为泌尿男科常规的检查和治疗方法。

男性生殖系统包括内生殖器和外生殖器两个部分。内生殖器由生殖腺（睾丸）、输精管道（附睾、输精管、射精管和尿道）和附属腺（精囊腺、前列腺、尿道球腺）组成。外生殖器包括阴囊和阴茎。男性生殖系统和泌尿系统关系密切，不但排精和排尿共用一个通道，而且输精管、输精管壶腹、精囊、射精管和输尿管、前列腺、前列腺囊、尿道嵴、精阜在解剖上也交织在一起（图 3-7-1，2）。精阜顶部明显凹陷处为前列腺囊（又称精阜腔），此处可见前列腺导管开口，于其二侧为深红色，裂隙状射精管开口，三者排列呈品字形。射精管左右成对，由精囊腺排泄管和输精管腹壶部汇合而成，射精管长约 1.5~2cm，射精管口直径为 0.3mm。

精囊疾病主要包括精囊炎、精囊结核、精囊囊肿、精囊结石、射精管狭窄或梗阻、射精管囊肿、精囊肿瘤等。临床上可出现会阴部、肛周或下腹部疼痛不适、勃起痛、顽固性血精、尿频、尿痛、射精痛、排精困难、无精症、男性不育等。

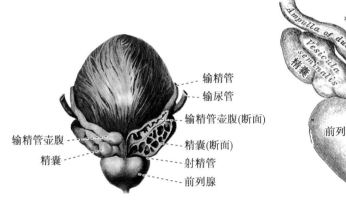

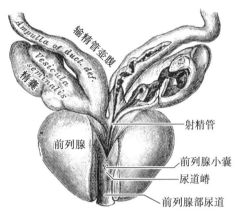

图 3-7-1　生殖泌尿关系背面观示意图　　　　图 3-7-2　生殖泌尿关系前面观示意图

血精是泌尿男科最常见症状，血精症本身不是一种疾病，它往往是其他疾病的症状或表现。大多数情况下，血精症与炎症有关，排在前两位的是精囊炎和前列腺炎。此外，还有精囊和前列腺结石、损伤、癌肿、精阜乳头状瘤、良性前列腺增生症、结核、血吸虫病、紫癜、维生素 C 缺乏症、精索静脉曲张等。有统计，46%的血精是原发性，感染约占39%，大约 2%是由外伤和肿瘤引起，其余13%原因不明。有些患者同时患有精囊炎和前列腺炎，因为精囊和前列腺是相通的，炎症很容易蔓延。精囊紧靠前列腺、泌尿道和直肠，无论哪个器官发病，都容易影响精囊。精囊壁层有一层微小的血管网，内含许多微血管，当细菌引起精囊发炎时，精囊壁就会肿胀、充血，从而导致微血管破裂出血。血液长期存在于精液当中，将影响精液的质量和精子功能；同时也会导致男性性功能减退，生育能力降低，这样势必发展为男性不育症。所以，对于血精应及早查明原因，及时治疗。

影像学检查，经直肠精囊超声、精囊 CT、精囊 MRI 等虽然对诊断有助，但精囊镜能清晰地显示精囊内的病变形态，发现病变同时在镜下处理，自然更胜一筹。

## 一、精囊镜检查的适应证

（一）复发性或顽固性血精，持续三个月以上药物治疗无效者。
（二）精囊结石，保守治疗无效者。
（三）精囊囊肿，穿刺治疗或腹腔镜手术复发者。
（四）射精管梗阻，导致无精症和男性不育者。
（五）不能排除精囊肿瘤的患者。

## 二、精囊镜检查方法

**（一）麻醉**
蛛网膜下腔阻滞麻醉或硬膜外麻醉。

**（二）器械准备**
4.5/6.5 F 超细输尿管肾镜（精囊镜）或 6/7.5F 输尿管硬镜；其余器械同膀胱尿道镜检查的器械。

（三）体位、消毒

取膀胱截石位；常规消毒下腹、会阴、外生殖器皮肤及尿道黏膜，同膀胱尿道镜操作常规。

（四）精囊镜检查技术

精囊镜检查：①首先观察尿道、前列腺、膀胱后，退到精阜部位，找到前列腺囊开口（图 3-7-3）。开口不清者可用斑马导丝协助，切记不可用暴力；②经前列腺囊开口进入精阜内，用 0.9% 生理盐水脉冲式水流冲洗和扩张前列腺囊，在 5 点、7 点处可见膜状结构的射精管开口（图 3-7-4）；③斑马导丝或导管插入，以确定射精管开口（图 3-7-5，6）。④在斑马导丝的引导下，精囊镜通过射精管开口进入精囊（图 3-7-7）；⑤精囊腺一般呈现蜂窝状（图 3-7-8），也有呈现单个囊腔（图 3-7-9，10）或两个囊腔（图 3-7-11）。正常囊壁光滑，有皱襞、小房、小梁。内有白色或淡黄色的囊液或絮状物。精囊内上方可见输精管壶腹。如有精囊炎，则精囊壁充血、水肿，精囊内可有暗红色血块。有时可发现淡黄色结石。肿瘤甚为少见。

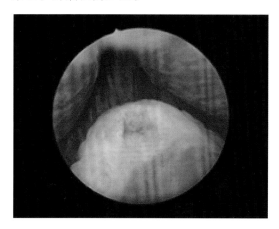

图 3-7-3　精阜及前列腺囊开口

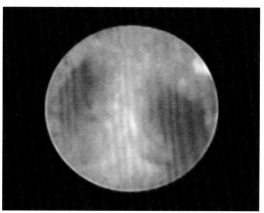

图 3-7-4　前列腺囊内 5、7 点处可见射精管开口

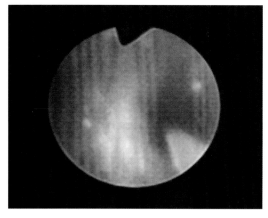

图 3-7-5　斑马导丝插入射精管开口

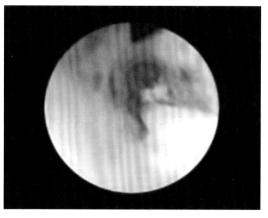

图 3-7-6　导管插入射精管开口

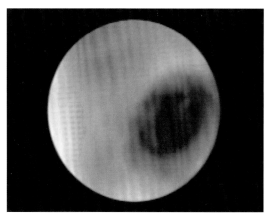

图 3-7-7 精囊腺开口

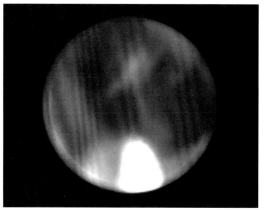

图 3-7-8 精囊腺呈蜂窝状

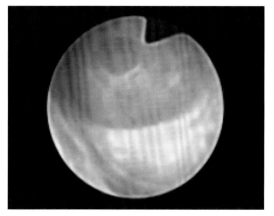

图 3-7-9 单个精囊腺腔壁

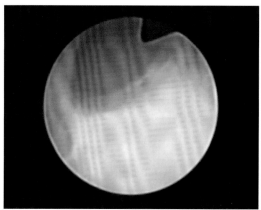

图 3-7-10 单个精囊腺腔壁

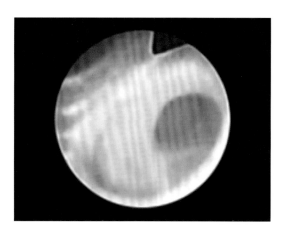

图 3-7-11 两个精囊腺腔壁

## 三、精囊镜治疗方法

（一）精囊炎通过精囊镜插入细导管，抗生素盐水反复冲洗精囊。

（二）精囊结石精囊镜下行钬激光碎石或直接用异物钳夹碎取石。

（三）精囊息肉、肿瘤精囊镜下行新生物组织活检，激光切除息肉或肿瘤。

（四）精囊积血通过精囊镜插入细导管，生理盐水反复冲洗精囊，至回流液澄清止。

（五）精囊出血精囊内见有活动出血点，可以电灼或激光止血。

（六）精囊囊肿切开射精管开口，扩张射精管，达到内引流作用。

（七）射精管狭窄或梗阻精囊镜下疏通、扩张射精管。

## 四、精囊镜检查后处理

精囊镜检查后保留导尿 1 天，口服广谱抗生素一周。如有活检标本，及时送病理科。

## 五、精囊镜检查的并发症及其预防

### （一）并发症

精囊镜检查的并发症多由于术者操作粗暴、用力太猛或解剖不清、盲目操作所致。

1. 直肠损伤　精囊镜镜身偏向后方、下方，穿破尿道，损伤直肠，严重者导致尿道直肠瘘。

2. 前列腺损伤　精囊镜镜身偏向前方、上方，穿破尿道，损伤前列腺导致术中前列腺出血。

3. 急性附睾炎　多由于冲洗水压太高、速度太快，术后附睾红肿、疼痛。

4. 射精管口损伤　术后出现逆行射精。

5. 尿道外括约肌损伤　术后出现尿失禁。

### （二）预防

预防精囊镜检查的并发症：①操作者要熟悉有关解剖；②操作要轻柔；③要控制冲洗液的压力和速度；④寻找射精管开口要准确。

经尿道精囊镜技术不但能使精囊疾病明确诊断，而且是一种对复发性或顽固性血精、精囊结石、精囊囊肿、射精管狭窄或梗阻、精囊肿瘤的微创治疗技术，创伤小、恢复快、效果好、并发症少，值得推广。

● 主要参考文献 ●

1. Yang SC，Rha KH，Byon SK，et al. Transutricular seminal vesiculoscopy［J］. 2002，16：343-345.

2. Davis TR，The composition and origin of the gas produced during urological endoscopic resections［J］. Br J Urol，1983，55（3）：294-297.

3. Seitz M，Soljanik I，Stanislaus P，et al. Explosive gas formation during transurethral resection of the prostate（TURP）［J］. Eur J Med Res，2008，13（8）：399-400.

4. Masood S，Djaladat H，Kouriefs C，Keen M，PalmerJH. The 12-year outcome analysis of an endourethral-wallstent for treating benign prostatic hyperplasia. BJU 1nt，2004，94：1271-1274

5. 郭应禄、周利群. 主译. 坎贝尔-沃尔什泌尿外科学［M］. 2009 版. 北京：北京大学医学出版社，2809-3281.

6. 那彦群，叶章群，孙颖浩，等. 中国泌尿外科疾病诊断指南［M］. 2014 版. 北京：人民卫生出版社，245-340.

7. 黄健，孙颖浩. 泌尿外科微创技术标准化教程［M］. 2013 版. 武汉：华中科技出版社，41-94.

8. 刘定益，顾炯，王健，等. 经尿道等离子双极电切前列腺增生的疗效观察［J］. 中国内镜杂志，2008：14（12）：1303-1305

9. 刘定益，顾炯，张翀宇，等. 经尿道等离子双极电切术治疗高危前列腺增生的临床观察［J］. 中华外科杂志，2009：47（7）：545-547

10. 刘定益，王健，唐崎，等. 等离子双极电切联合钬激光治疗 BPH 并发膀胱结石的疗效观察. 吉林大学学报医学版，2009：35（3）：86-87.

11. 经浩，车文骏. 记忆合金网状支架治疗高危前列腺增生症尿潴留. 中华泌尿外科杂志，2000，21（9）：540-541

12. 王忠. 下尿路修复重建手术学［M］. 2010 版，北京：人民卫生出版社，232-272.

13. 梅骅，陈凌武，高新. 泌尿外科手术学［M］. 第 3 版. 北京：人民卫生出版社，686-709. 23.

14. Miyake H，Kurahaski T，Hara I，et al. Significance of micrometastases in pelvic lymph nodes detected by real-time reverse transcriptase polymerase chain rection in patient with clinically localized prostate cancer undergoing radical prostatectomy after neoadjuvant hormonal therapy［J］. BJU Int，2006，99：315-320.

15. 刘定益，唐崎，夏维木，等. 提高前列腺癌根治术后尿控能力的临床研究. 临床泌尿外科杂志，2003：18（6）：338-339

16. 刘定益，王建，王明伟，等. 淋巴管造影对前列腺癌淋巴结转移的诊断价值. 中华泌尿外科杂志，2004：25（1）：36-37

17. 刘定益，唐崎，王明伟，等. 前列腺癌患者根治术后尿失禁的预防. 中华外科杂志，2006：44（6）：369-371

18. 刘定益，唐崎，王名伟，等：保留尿控功能在耻骨后前列腺癌根治术的应用. 临床泌外杂志，2008：23（4）：260-263

19. 刘定益，周文龙，王民伟，等. 前列腺增生症术后行前列腺癌根治术的临床观察. 临床泌尿外科 2008：23（12）：931-934

20. 刘定益，王建，王明伟，等：淋巴管造影在前列腺癌分期中的作用. 中国现代医学杂志，2009：19（7）：1047-1052

21. 刘定益，夏维木：前列腺癌外科治疗的新进展. 现代泌尿外科杂志，2010，15（4）：241-244.

22. 刘定益，王明伟，夏维木，等. 耻骨后根治性前列腺切除术在前列腺手术与未曾手术患者的应用. 中华男科杂志，2011：17（5）：466-468.

23. 刘定益，王明伟，王建，等. 耻骨后根治性前列腺切除术 10 年体会. 中华男科杂志，2011，17（6）：523-526.

24. 刘定益，夏维木，王建，等. Real-time PCR 判断前列腺癌盆腔淋巴结微转移的价值. 中国现代医学杂志，2012，22（16）：44-47

25. 刘定益，王名伟，王建，等. 125 例耻骨后根治性前列腺切除术并发症分析. 中华男科杂志，2012，18（7）：642-644

26. 刘定益，唐崎，夏维木，等. 减少耻骨后根治性前列腺切除术中出血的体会. 中华男科杂志，2012，18（11）：994-998

27. Ding-Yi LIU，Wei-mu Xia，Qi Tang，et al. Detection of pelvic lymph node micrometastasis by real-time reverse transcriptase polymerase chain reaction in prostate cancer patients after hormonal therapy. J Cancer Res Oncol，140（2）：235-241.

28. 刘定益，唐崎，夏维木，等. 盆腔淋巴清扫在前列腺癌根治术中的应用. 中国现代医学杂志，2014，

24（19）：46-49.

29. 刘定益，周燕峰，夏维木，等. 根治性前列腺切除术中应用简易方法预防腹股沟斜疝的体会. 中华男科学杂志，2015，21（2）：185-187.

30. 刘定益，楚晨龙，唐崎，等. 前列腺根治性切除或结合个体化治疗高危前列腺癌疗效分析. 现代泌尿外科杂志，2015，20（11）：784-807.

31. 刘定益，王健，唐崎，等. 环形切除膀胱颈部治疗女性膀胱颈梗阻的体会，中国内镜杂志 2009，15（4）：387-389

32. 刘定益，王健，唐崎等. 经尿道双极等离子电灼或电切联合膀胱灌注治疗腺性膀胱炎 68 例报告. 中国内镜杂志，2010，16（9）：937-939

33. 刘定益，胡桑，楚晨龙，等. 微创经尿道等离子电切术联合内分泌治疗晚期前列腺癌合并尿潴留. 中国微创外科杂志，2017，17（10）：919-921

# 4

## 第四章

## 膀 胱

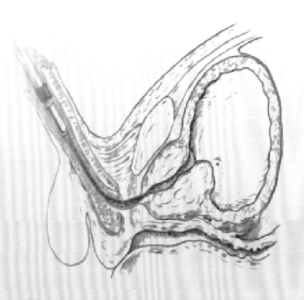

## 第一节　正常膀胱

膀胱为贮存尿液的器官，容量约为250~400毫升。临床上将膀胱分为前壁、后壁、顶部、两侧壁、底部及三角区等部位。膀胱位于盆腔，在耻骨后面。儿童时期的膀胱较成人为高。在成人，女性较男性略低。女性子宫体下部及子宫颈位于膀胱三角后方，致使该部稍有隆起，称"体部隆起"，两侧微凹陷称"侧窝"，不要误认为膀胱肿瘤和假憩室形成。现就膀胱尿道镜检查有关解剖分述如下：

### 一、正常膀胱黏膜

在膀胱镜下观察时，膀胱黏膜呈淡黄色，黄白色、黄红色或粉红色。三角区的黏膜，由于血管丰富而表现为深红色。黏膜上血管虽粗细不等，但都清晰可见。膀胱黏膜的色泽，常受照明的亮度、距离的远近和冲洗液透明度的影响，应加注意。膀胱黏膜受到器械刺激时，极易出现充血，甚至有出血点，应与真正炎症鉴别。

### 二、膀胱黏膜的血管

在正常膀胱黏膜上，膀胱镜检查时，血管纹理清楚、边缘清晰（图4-1-1~8）。多数

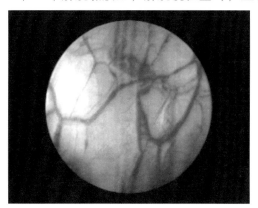
图 4-1-1　正常膀胱黏膜

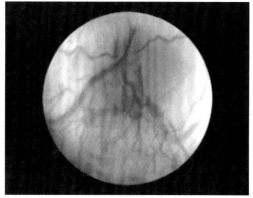
图 4-1-2　正常膀胱黏膜血管

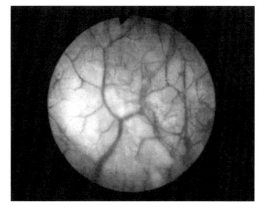
图 4-1-3　正常膀胱黏膜血管

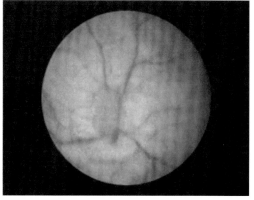
图 4-1-4　正常膀胱黏膜血管

为动脉，一般呈鲜红色，粗细不等，分布也不规则；有时也可见到几支静脉婉蜒于黏膜深处，较动脉粗，呈灰蓝色。膀胱三角部血管分布比较特殊，其动脉多而较直，自膀胱内口向输尿管口及输尿管间嵴呈扇形分布。膀胱顶部及两侧壁的血管则疏稀而细小。

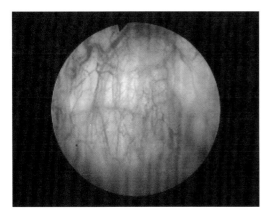

图 4-1-5　正常膀胱黏膜，血管丰富

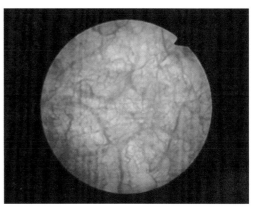

图 4-1-6　正常膀胱黏膜，血管丰富

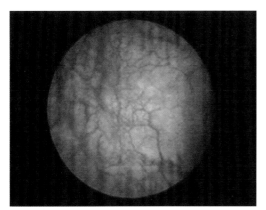

图 4-1-7　正常膀胱黏膜，血管丰富

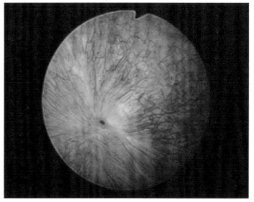

图 4-1-8　窄谱光成像：显示血管深浅层次

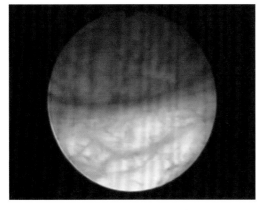

图 4-1-9　输尿管间嵴和三角后隐窝

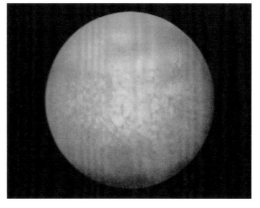

图 4-1-10　膀胱三角区血管密如网状

## 三、膀 胱 三 角

膀胱三角是位于膀胱底部的等边三角形区域。三角之顶为尿道内口，底边为输尿管间嵴，两侧边则为输尿管嵴。输尿管间嵴系由两侧输尿管来的纵肌纤维交织而成，左右输尿管口各居输尿管间嵴的一端。输尿管间嵴肥大者，在其后面形成较大的凹陷，容易存积尿液，称"三角后隐窝"或"水槽形成"（图 4-1-9）。输尿管嵴是由输尿管口向尿道内口延伸的输尿管纵肌肌束形成的皱襞，在膀胱尿道镜下容易看到。膀胱三角的位置比较固定，即使在膀胱排空和充盈时改变也不大，因而成为膀胱内定位的重要标志之一。膀胱三角又是疾病的好发部位，约 75～80% 的膀胱疾病发生在这一区域。因此，对膀胱三角的检查是膀胱尿道镜检查的主要内容。膀胱三角部血管丰富，常被误诊为炎症，当仔细识别（图 4-1-10）。

## 四、输 尿 管 口

在膀胱尿道镜检查中，寻找输尿管口是一个重要的步骤，观察输尿管口的形态和病理改变，对泌尿系疾病的诊断有重要的临床意义。它开口于膀胱三角的两个侧角，多数两侧位置对称。输尿管口形状多变，有时不易辨认。典型的输尿管口呈斜隧道形或沟穴状外形，由外上方斜向内下方开口，与输尿管斜行穿过膀胱的方向一致（图 4-1-11～18）。正常输尿管口在输尿管嵴下方（图 4-1-19～22），输尿管间嵴外侧（图 4-1-23，24），开口于输尿管嵴和输尿管间嵴汇合处隆起的正面。正常输尿管口不停地作有节律性的活动，随其蠕动，尿液即自管口排出（图 4-1-25～28），约每 10～30 秒钟出现一次，过度频繁收缩或间歇期过长，具有一定临床意义。

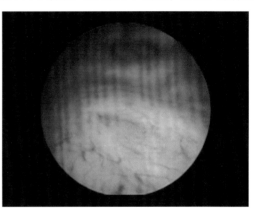

图 4-1-11　正常输尿管口，右侧

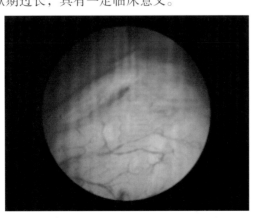

图 4-1-12　正常输尿管口，左侧

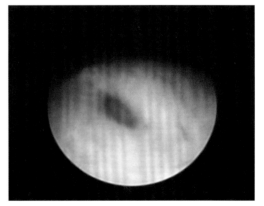

图 4-1-13　正常输尿管口 ，右侧

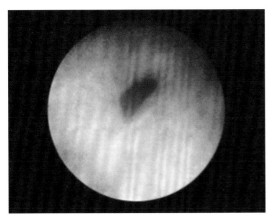

图 4-1-14　正常输尿管口，左侧

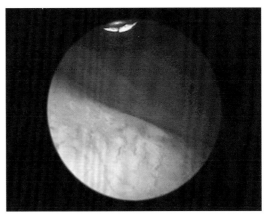

图 4-1-15　正常输尿管口，右侧

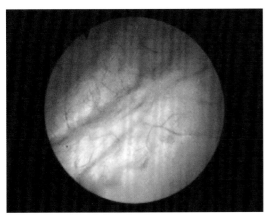

图 4-1-16　正常输尿管口，左侧

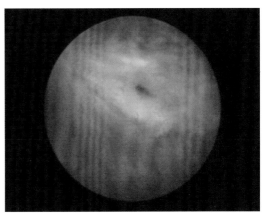

图 4-1-17　正常输尿管口，右侧

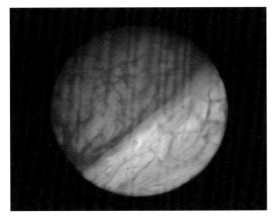

图 4-1-18　正常输尿管口，左侧

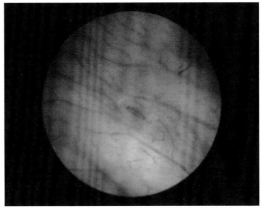

图 4-1-19　正常右侧输尿管口，输尿管嵴平坦

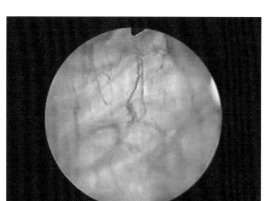

图 4-1-20　正常左侧输尿管口，输尿管嵴平坦

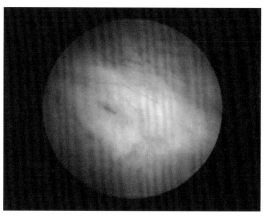

图 4-1-21　正常右侧输尿管口输尿管嵴轻度隆起

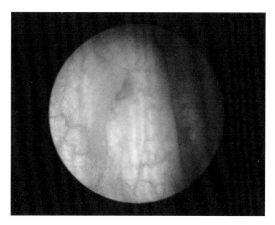

图 4-1-22　正常右侧输尿管口，输尿管嵴隆起

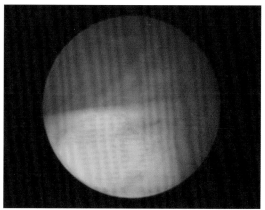

图 4-1-23　输尿管口近输尿管间嵴，收缩状态

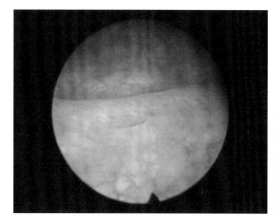

图 4-1-24　输尿管口近输尿管间嵴，放松状态

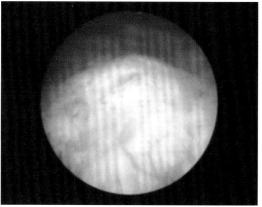

图 4-1-25　输尿管口关闭状态

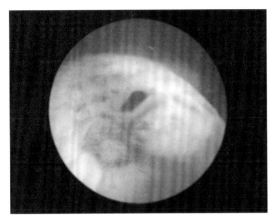

图 4-1-26 输尿管口开放状态

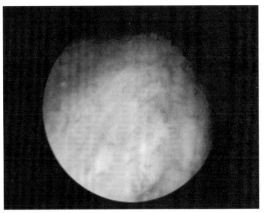

图 4-1-27 输尿管口关闭

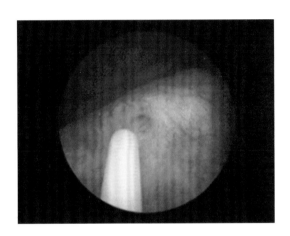

图 4-1-28 输尿管口开放，导管容易插入

## 五、膀胱顶部和气泡

膀胱顶部是膀胱的最高部分，该区因离接物镜较远，故视野不甚清晰，必须将接目镜下压或膀胱内液体减少，缩短镜、物间距离，方可有所改善。膀胱镜检时，总能看到顶部有大小不一的气泡，这是冲洗膀胱时随液体带入的空气。呈圆形或椭圆形，常为单个（图 4-1-29 ~ 31），有时可见多个（图 4-1-32 ~ 34）。气泡可随膀胱内液体的波动而颤动反光，透过气泡可隐约看见黏膜血管。气泡是膀胱内定向的重要标志之一。

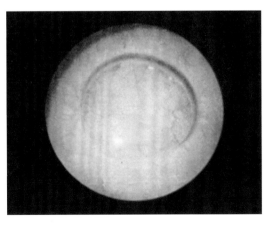

图 4-1-29 膀胱顶部大气泡

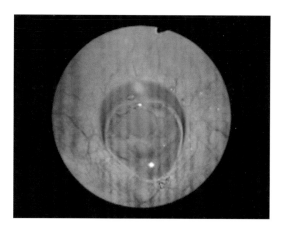

图 4-1-30　透过气泡可见黏膜血管

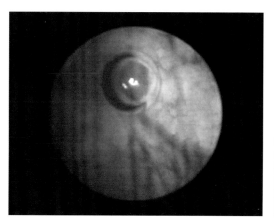

图 4-1-31　膀胱顶部单个气泡

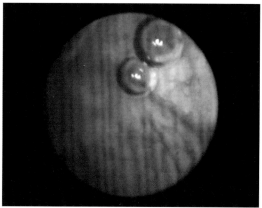

图 4-1-32　膀胱顶部两个气泡

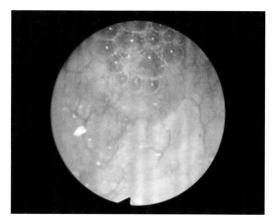

图 4-1-33　膀胱顶部多个气泡

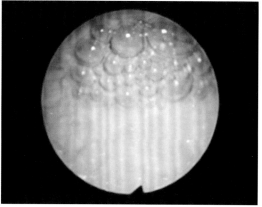

图 4-1-34　膀胱顶部多个气泡

## 第二节　先天性畸形

### 一、输尿管口膨出

输尿管口膨出（Ureterocele）又称输尿管口囊肿，系指输尿管口先天性狭小，其末端呈球形膨出于膀胱内，而形成半透明的囊肿样物（图4-2-1）。囊肿由两层黏膜组成，内层为输尿管黏膜，外层为膀胱黏膜，在两层之间为疏松结缔组织，偶尔也有少许平滑肌纤维。由于囊肿开口狭小，引起梗阻，常并发结石和感染，肾盂输尿管积水，甚至影响肾功能。

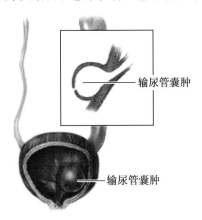

输尿管囊肿

输尿管囊肿

图 4-2-1　输尿管口膨出示意图

膀胱尿道镜所见：可见一侧或两侧输尿管口部位有圆形成卵圆形半透明囊肿，呈橘黄色（图4-2-2），表面血管纹理清断，囊肿大小不一（图4-2-3～6）。当囊肿内的尿液自囊肿顶端狭窄小孔排尽时，囊肿即萎陷，黏膜成放射状皱襞覆盖于输尿管口处。随着输尿管的排尿，囊肿逐渐被尿液充盈，再次恢复到原来的膨出状态（图4-2-7，8）。囊肿呈节律性地充盈排空，周而复始，为输尿管口膨出的特征。

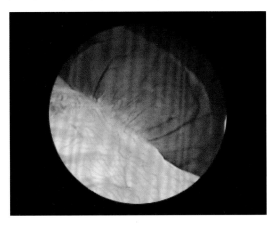

图 4-2-2　右侧输尿管口囊肿

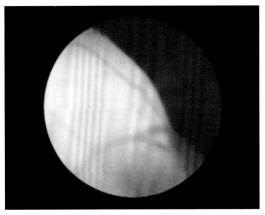

图 4-2-3　右侧输尿管口囊肿

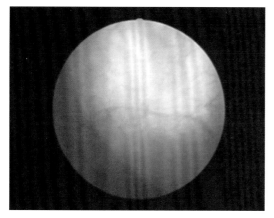

图 4-2-4 左侧输尿管口囊肿

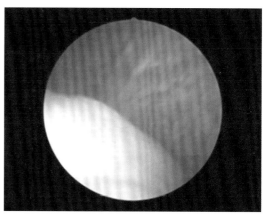

图 4-2-5 右侧输尿管口囊肿

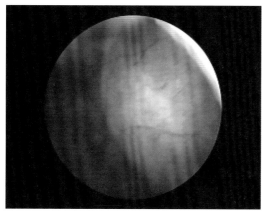

图 4-2-6 左侧输尿管口囊肿

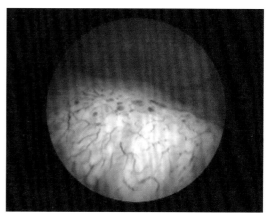

图 4-2-7 尿液排尽，囊肿萎陷

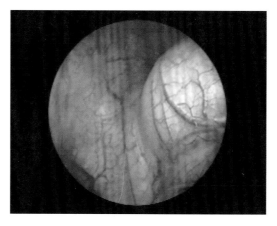

图 4-2-8 输尿管排尿，囊肿又被尿液充盈

## 二、输尿管口异位

胚胎时输尿管芽发育反常，则形成输尿管开口异位（Ectopia of ureteral orifice），常与重复肾盂、重复输尿管同时存在。如异位输尿管开口于膀胱内时，从低位肾盂来的输尿管在膀胱内正常开口，从高位肾盂来的输尿管开口较低（图4-2-9）。男性异位输尿管也可在后尿道、射精管或精囊内开口，因受外括约肌的控制，无尿失禁现象。女性异位输尿管可在子宫、阴道、尿道、前庭内开口，在括约肌控制之外，故有尿失禁现象。典型的临床表现为除持续漏尿外，仍然有定期的正常排尿。注射靛胭脂后，阴道及外阴部常可发现有蓝色尿液，并能找到异位管口。如能插入导管而造影，则可证实输尿管口异位的诊断。

膀胱尿道镜像：可见到输尿管口缺如或重复。输尿管口缺如一侧的膀胱三角，常发育不全。重复的输尿管口往往亦位于膀胱三角区内，且多在正常的输尿峪或间峪上。异位输尿管口在膀胱尿道镜下可见以下几种情况：①一侧输尿管口正常，对侧重复输尿管口（图4-2-10，11）；②一侧输尿管口正常，另一侧输尿管口异位；③一侧输尿管口正常，对侧缺如；④一侧管口缺如，对侧重复输尿管口；⑤双侧重复输尿管口。

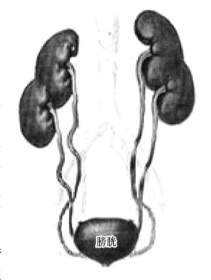

图4-2-9　重复肾盂、重复输尿管示意图

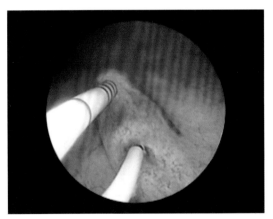

图4-2-10　右侧双输尿管开口

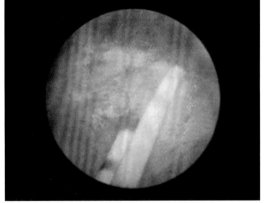

图4-2-11　左侧双输尿管开口

## 第三节　膀 胱 炎 症

### 一、细菌性膀胱炎

细菌性膀胱炎（Bacterial cystitis）极为常见，女性发病率更高。在下尿路梗阻、膀胱

结石、异物及肿瘤中皆有细菌性膀胱炎并发。

（一）病理改变

急性期时，血管扩张充血；严重时，可发生出血溃疡。溃疡表面有脓性分泌物覆盖。膀胱内也有黄色或白色脓液和血块。有时黏液及一些脱落的上皮形成白色薄膜。炎症长期刺激，可使黏膜水肿而失去弹性，呈苍白色，有时形成较大的灰白色半透明状的泡状水肿。慢性炎症时，黏膜肥厚呈息肉状增殖，女性患者常于膀胱颈部出现绒毛，还可有膀胱壁肌肉增生肥厚并发小梁形成。膀胱炎时细菌分解尿素产生盐类沉积于病变区域，称为"结痂性膀胱炎"，久之可能形成结石。

（二）膀胱镜检查所见

1. 急性膀胱炎　轻者可见黏膜充血，血管纹理不清，黏膜失去光泽，有少许分泌物，称急性卡他性膀胱炎。炎症较重可见黏膜一片潮红，充血水肿，并有不规则的大小不等的片状出血。更严重时，除充血水肿外，形成多数溃疡，并有较多黄白色脓性分泌物及泡状水肿、假膜形成（图4-3-1~4）。

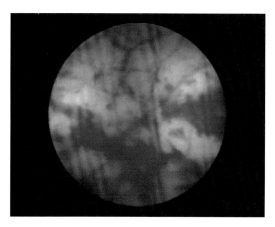

图4-3-1　急性膀胱炎，黏膜充血、出血

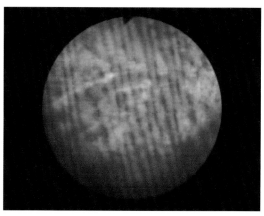

图4-3-2　急性膀胱炎，黏膜充血、出血

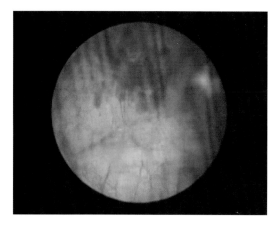

图4-3-3　黏膜水肿，小片状出血

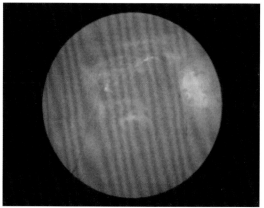

图4-3-4　黏膜充血水肿，有纤维素渗出

2. 慢性膀胱炎　大都发生于女患者。可见到膀胱三角及颈部黏膜充血水肿，血管纹

理不清，颈部并可见到长短不一、细软的绒毛。有时黏膜下淋巴滤泡增生，可见到有颗粒状隆起，呈白色透明状。结痂性膀胱炎也是慢性炎症的一种表现，膀胱尿道镜下见有白色不规则的片状盐类沉积在溃疡面及炎症部位（图 4-3-5~12）。

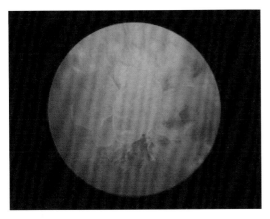

图 4-3-5　慢性膀胱炎，黏膜充血水肿

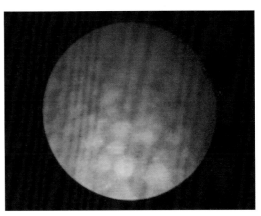

图 4-3-6　黏膜颗粒状隆起

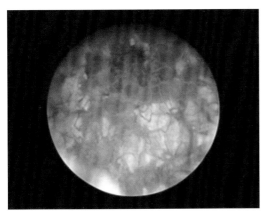

图 4-3-7　黏膜充血水肿增生

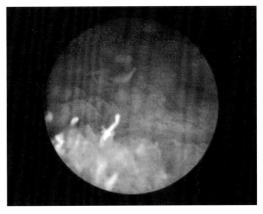

图 4-3-8　有纤维素渗出

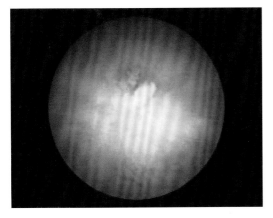

图 4-3-9　有钙盐沉积

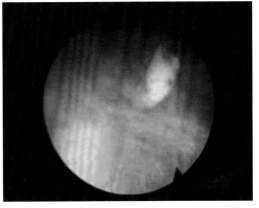

图 4-3-10　有结痂形成

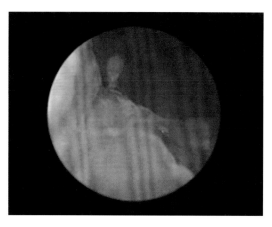

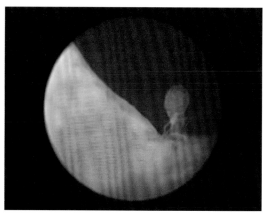

图 4-3-11　可见绒毛　　　　　　　　　　　图 4-3-12　可见绒毛

## 二、间质性膀胱炎（Interstitial cystitis）

### （一）间质性膀胱炎是非细菌性膀胱炎症

间质性膀胱炎（Interstitial cystitis）主要表现尿频、尿急、夜尿和盆腔疼痛，尿培养阴性。病因不甚清楚，可能系自身免疫性结缔组织疾病。比较少见，好发于中年人，多见于女性。它是一种侵及膀胱壁各层组织的慢性炎症，早期黏膜充血、出血，后期常伴有广泛的纤维化，使膀胱壁失去弹性，膀胱容量显著缩小。本病诊断比较困难，美国 NIADDK 诊断标准、钾离子敏感试验（PST）、糖蛋白 51（GP51）和抗增殖因子（AFP）标记物、PUF 症状评分系统等对诊断有帮助，最终需依靠病史、体检、排尿日记、尿液分析、尿培养、尿动力学、膀胱镜检查及病理综合评估。间质性膀胱炎治愈非常困难，经尿道电切、电凝或激光治疗复发率高；如果症状严重、膀胱容量缩小至 150ml 以下，其他治疗方法失败者，可用膀胱全切尿流改道。

### （二）膀胱镜检查

膀胱镜检查发现膀胱容量缩小，可见膀胱黏膜甚薄，轻度充血或色泽正常，溃疡多为单发，直径只有数毫米，一般好发于膀胱顶部。Hunner 溃疡周围血管呈放射状分布，溃疡愈合后，在膀胱黏膜上留下白色放射状瘢痕。充盈液体稍有增加即可引起剧痛，并在黏膜上出现裂隙，引起出血，冲洗液可呈血性（图 4-3-13 ~ 17）。麻醉下膀胱冲水至 80~100 cm $H_2O$ 压力，保持 1~2 分钟，共两次后行膀胱镜检，应发现弥漫性黏膜下点状出血，范围超过三个象限，每个象限超过 10 个，且不在膀胱镜经过的部位（图 4-3-18 ~ 21）。

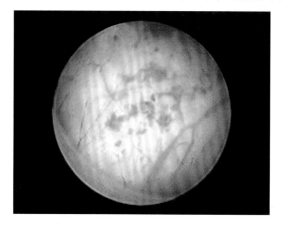

图 4-3-13　黏膜变薄，血管稀少

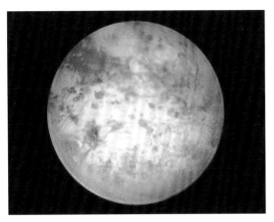

图 4-3-14 黏膜瘢痕基础上有充血出血

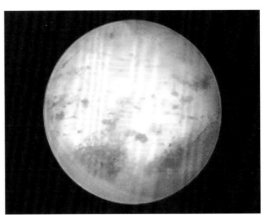

图 4-3-15 黏膜瘢痕纤维化

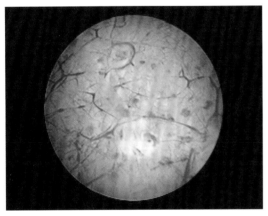

图 4-3-16 黏膜血管稀少变细、散在出血点

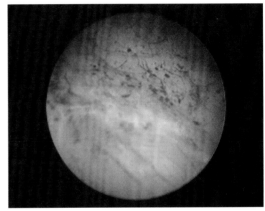

图 4-3-17 黏膜血管稀少、散在出血点

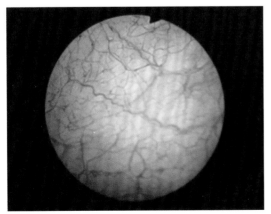

图 4-3-18 水扩张前膀胱黏膜

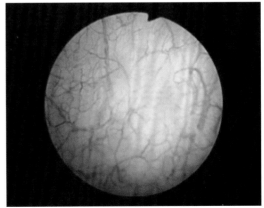

图 4-3-19 水扩张前膀胱黏膜

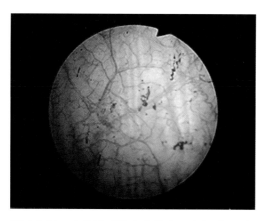 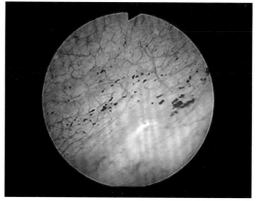

图 4-3-20　水扩张后膀胱黏膜 出血点超过 10 个　　图 4-3-21　水扩张后膀胱黏膜 出血点超过 10 个

### 三、腺性膀胱炎

　　腺性膀胱炎（Glandularis cystitis）是一种比较常见的非肿瘤性炎性病变，上皮增生与化生同时存在，上皮增生凹入成巢，中心出现腺性化生形成腺体结构，伴淋巴细胞和浆细胞的浸润，故称之为腺性膀胱炎。腺性膀胱炎的病因目前仍不清楚，可能与膀胱慢性炎症、结石、膀胱颈部梗阻等疾病有关。

　　临床表现为尿频、尿急、尿痛、排尿困难或肉眼血尿，有的尿中有黏液。腺性膀胱炎最常累及膀胱颈和三角区，亦可累及全膀胱黏膜或双侧输尿管末端而引起肾积水。常伴有细菌感染，病变黏膜变红、肿胀而粗糙不平，B 超可见膀胱颈部低回声光斑的占位性病变，有时与膀胱肿瘤难以鉴别。

　　膀胱尿道镜检查可见膀胱内充满黏液絮状物，乳头样水肿，实性绒毛样增生，半透明状或灰黄色的单个或成群囊肿。病变主要位于三角区及膀胱颈部；呈多中心性，常常散在，成片或成簇存在；具有多形态性，分叶状、滤泡样混合存在，肿物无血管长入；严重病变者输尿管管口多数窥视不清。根据膀胱镜下病变形态将腺性膀胱炎分为乳头状瘤样型、滤泡状或绒毛状水肿型、慢性炎性反应型和黏膜无显著改变型 4 种类型。腺性膀胱炎也有发展成膀胱癌的可能。确诊靠病理组织学检查（图 4-3-22~27）。

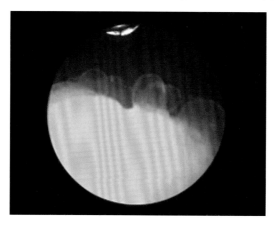

图 4-3-22　腺性膀胱炎，可见半透明成群的囊状物

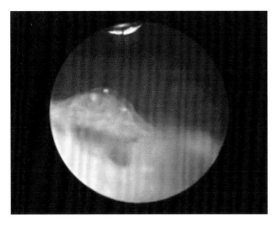

图 4-3-23 腺性膀胱炎，有增生、积血

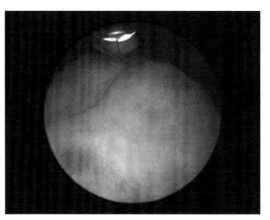

图 4-3-24 腺性膀胱炎，可见肿瘤样隆起
（上方活检钳）

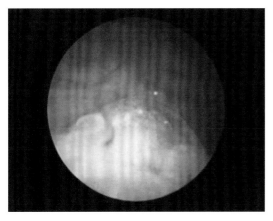

图 4-3-25 腺性膀胱炎，肿块内有陈旧积血

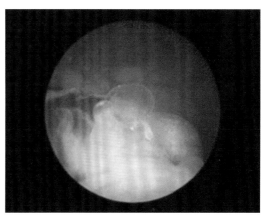

图 4-3-26 腺性膀胱炎，肿块边缘有出血

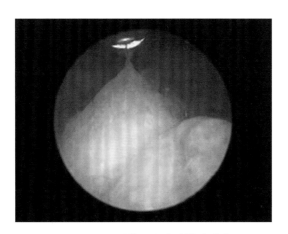

图 4-3-27 活检证实为腺性膀胱炎

## 四、出血性膀胱炎

出血性膀胱炎（Hemorrhagic cystitis）指某些药物或化学制剂对膀胱的急性或慢性损伤，导致膀胱广泛的出血。膀胱尿道镜可见黏膜色红，充血水肿，有广泛的出血斑点，冲洗液呈血性（图 4-3-28）。

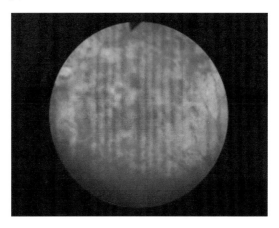

图 4-3-28　黏膜广泛充血出血

## 五、嗜酸细胞性膀胱炎

嗜酸细胞性膀胱炎（Acidophilic cell cystitis）是一种罕见的与变态反应有关的膀胱炎，常见症状有血尿或脓尿、尿频急、尿痛。膀胱尿道镜检黏膜红斑，水肿、溃疡，有时见黄豆粒或绿豆粒大小的结节，取活体组织检查发现纤维化，有大量嗜酸细胞浸润或嗜酸性肉芽肿。

## 六、放射性膀胱炎

放射性膀胱炎（Irradiation cystitis）是应用 $^{60}$ 钴、镭锭、深度 X 射线治疗子宫颈癌或直肠癌时，引起的放射性膀胱炎症。急性炎症在照射后不久即发生，慢性者常在治疗后数年或十几年后才出现。膀胱对放射线的反应各人不同，轻者膀胱黏膜仅充血水肿，血管纹理增粗，重者可发生严重坏死及溃疡，甚至穿破而造成膀胱瘘管。有时可引起大量血尿。

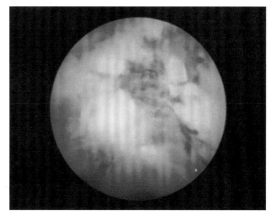

膀胱尿道镜检查可见散在性片状充血、水肿及黏膜下出血，在放射线直接作用的部位，黏膜呈苍白色，与周围黏膜界限清楚。严重者膀胱黏膜明显充血水肿、坏死并有溃疡形成（图 4-3-29 ~ 32），溃疡穿透膀胱壁全层而造成瘘管。膀胱壁出现组织变性及纤维增生，故发生膀胱挛缩，膀胱容量显著减少。

图 4-3-29　放射性膀胱炎，黏膜充血水肿，片状出血

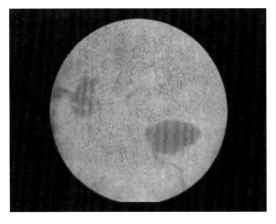

图 4-3-30  黏膜水肿，血管稀少，片状出血斑

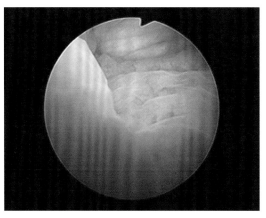

图 4-3-31  黏膜水肿、苍白，血管纹理稀少

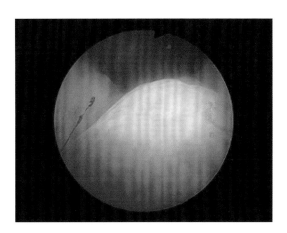

图 4-3-32  黏膜水肿苍白，无血管纹理

## 七、寄生虫性膀胱炎

寄生虫性膀胱炎（Parasitic cystitis）常见有滴虫性膀胱炎和血吸虫性膀胱炎。

### （一）滴虫性膀胱炎

滴虫性膀胱炎（Trichomoniasis of bladder）是滴虫可经尿道进入膀胱，病变从尿道口开始，蔓延至膀胱，继而出现前列腺精囊炎，难以治愈，容易复发，确诊是从尿沉渣或尿道分泌物中找到阴道毛滴虫。膀胱尿道镜下见膀胱黏膜明显充血水肿，并有大小不等的暗红色溃疡，表面覆有黄白色的炎性渗出物。

### （二）血吸虫性膀胱炎

血吸虫性膀胱炎（Schistosomiasis of bladder）流行于热带地区，致病寄生虫多为埃及血吸虫，4%为孟氏血吸虫感染。国内有日本血吸虫引起膀胱肉芽肿的报告。埃及血吸虫的成虫寄居于膀胱黏膜下的毛细血管内，引起肉芽肿样病变。虫卵在局部造成慢性刺激，导致黏膜发炎，纤维组织增生及瘢痕形成。日本血吸虫多先引起直肠肉芽肿，再侵及膀胱而致病。慢性膀胱血吸虫病可因膀胱纤维组织增生引起膀胱容量缩小及输尿管口狭窄和上尿路积水。此病亦可诱发膀胱肿瘤。

膀胱尿道镜所见，早期黏膜上有局限性充血水肿，三角区出现黄白色针尖或米粒大小的丘疹或呈灰白色砂粒状结节，周围有红晕包绕。晚期出现溃疡或肉芽肿，结节高低不平伴有钙化。由于虫卵引的嗜酸性肉芽性损害累及整个膀胱壁，使膀胱纤维化、钙化，可见小梁与假性憩室，最终部分患者可转化为鳞状上皮癌。应与膀胱结核、肿瘤鉴别时，需作活组织检查。

# 第四节　膀　胱　结　核

## 一、膀胱结核的病理

膀胱结核（Tuberculosis of bladder）一般均继发于肾结核。充血水肿是结核性膀胱炎的早期表现，开始多在肾结核患侧输尿管口，逐渐扩展至膀胱三角及其他部位。结核结节为粟粒状散在的深黄色结节，周围绕以一周红晕，与周围组织境界明显。晚期结节其色白或灰白，如出现干酪性坏死则呈深黄色，破溃后发展成为边缘不规则的结核性溃疡。结核病变长期发展，溃疡处可出现肉芽组织，愈合后则因纤维化而出现瘢痕，形成膀胱挛缩。溃疡严重时可穿透其他器官，形成膀胱阴道瘘，膀胱直肠瘘。膀胱结核累及尿道可形成结核性尿道狭窄或尿道瘘。膀胱结核形成瘢痕可致输尿管口狭窄，闭合不全，造成上尿路积水。

## 二、膀胱结核的膀胱镜像

### （一）早期改变

1. 输尿管口充血水肿　黏膜呈潮红色或暗红色，血管纹理不清。严重者可见到黏膜下出血。

2. 结节　这是结核病的特征。结节为大头针针头大小，白色或深黄色，周围有红晕，界限清楚。一般成簇存在于输尿管口和膀胱底部（图4-4-1）。

3. 溃疡　结节破溃后形成溃疡，大小不等，边缘不规则，呈锯齿状，周围有红晕环绕。溃疡呈潜行性，底部的肉芽高低不平，表面为渗出物及坏死组织覆盖，呈灰污色。溃疡处肉芽组织可误诊为肿瘤，应取活组织检查确诊。

4. 泡状水肿　在结核性膀胱炎时，泡状水肿常有发生，在充血水肿的组织上出现大小不等，数目不定的水疱状突起，内容透明或轻度混浊。

### （二）输尿管口改变

黏膜水肿显著时管口常被掩蔽而不能见到。输尿管病变较重时，管壁增厚僵硬，管口持续张开（图4-4-2），形成"高尔夫球洞状"输尿管口。管壁纤维组织增生硬化时，输尿管变短，管口内缩使膀胱三角变形。若患侧已成脓肾，则镜下可见脓液自管口排出。

### （三）晚期改变

晚期炎症累及整个膀胱，膀胱容量减少，炎性渗出物和坏死组织增多，黏膜严重红肿，失去光泽，输尿管口难于窥见。膀胱发生挛缩后，容量可小到50毫升以下，膀胱镜检查时易发生出血、穿孔等并发症，应属禁忌。

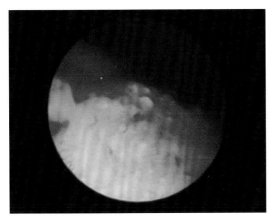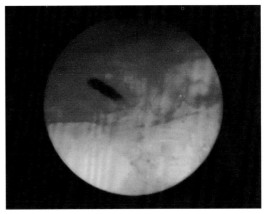

图 4-4-1　膀胱结核，膀胱底部成簇黄色结节　　图 4-4-2　输尿管口僵硬洞开，周围有结核结节

# 第五节　膀 胱 结 石

膀胱结石（Cystolithiasis）绝大多数发生于男性，女性偶见，女性往往是一些以异物为核心所形成的结石。发病年龄，以儿童为多见。儿童的膀胱结石，一般原发于膀胱，常因代谢异常或尿道有梗阻病变有关。成年人的膀胱结石常来自肾脏或继发于下尿路梗阻性疾病。

## 一、膀胱结石引起的病理变化

由于结石对黏膜的机械性刺激和损伤，引起继发性感染，黏膜常充血水肿，甚至有黏膜下出血、泡状水肿、溃疡形成。溃疡表面覆盖有炎性渗出物或坏死组织，有时并有钙盐沉着。结石堵塞尿道内口时造成梗阻，使膀胱壁发生肥厚，出现膀胱小梁或假性憩室。膀胱结石的长期刺激，也可使膀胱黏膜发生恶变，产生鳞状上皮癌。

## 二、膀胱结石的膀胱尿道镜检查所见

在膀胱尿道镜下，根据其形态与外观，大致可以识别为何种结石。纯草酸钙结石为白色，由于吸收了尿液及血液中色素，变成棕色以至深褐色，约花生米到蛋黄大小，常见到的有桑葚形、星形和小圆形三种形状，质地坚硬（图 4-5-1、2）。磷酸盐结石为灰白色，也可因吸收色素后而变成棕色或其他颜色，常为卵圆形的较大结石，结石表面平坦而略呈颗粒状，质脆而易碎（图 4-5-3）。尿酸盐结石圆形或椭圆形，黄色或深褐色，表面光滑或呈轻度颗粒状，质地较硬（图 4-5-4）。异物结石在早期仍保持原来异物的形态，并往往有部分异物外露，容易辨认，后期异物完全被结石包埋，识别为异物结石有时困难。其他尚有灰白色的碳酸钙结石，淡黄色小颗粒状的胱氨酸结石（图 4-5-5），棕黄色的黄嘌呤结石以及蓝色的靛胭脂小结石，都较少见。

结石经常位于膀胱的最低部位。膀胱尿道镜检查时，结石常在膀胱三角的后方，如果三角后窝较深或有输尿管间嵴肥大或严重的前列腺增生时，小的结石可藏于窝内，不易发现（图 4-5-6）。有时结石亦可被水冲到顶部，镜检时亦应注意。膀胱憩室内的结石必须通过憩室的开口才能察及。

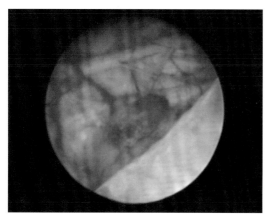

图 4-5-1　深褐色结石，花生米状，多来自上尿路

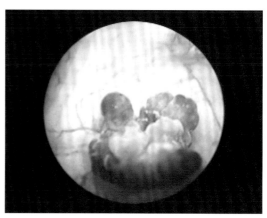

图 4-5-2　多色彩，不规则形，质地较硬

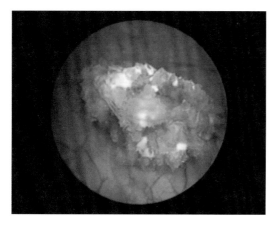

图 4-5-3　灰黄色磷酸盐结石，质脆易碎

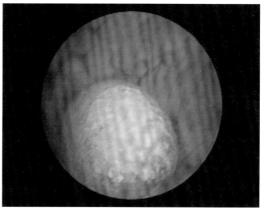

图 4-5-4　黄色结石，椭圆形，表面光滑，质地较硬

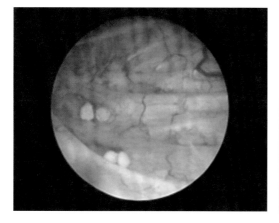

图 4-5-5　四个胱氨酸结石

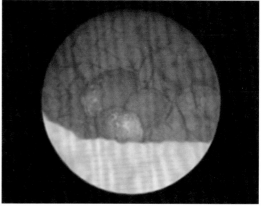

图 4-5-6　输尿管间嵴后方，三角后窝内结石

在膀胱尿道镜检查时，应确定结石的数目，单个结石常常较大，容易发现（图4-5-7~12）。

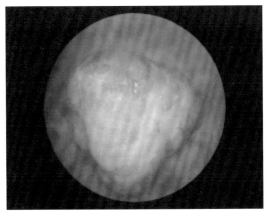

图 4-5-7　单个结石，较紧密

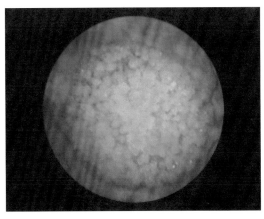

图 4-5-8　单个结石，较松散

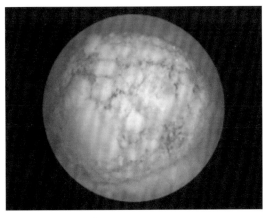

图 4-5-9　单个大结石，较松散

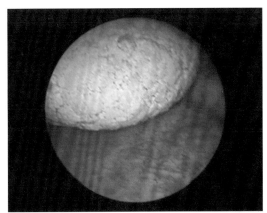

图 4-5-10　单个大结石，较紧密

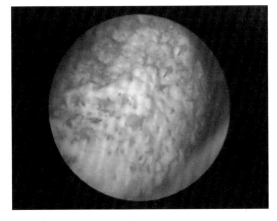

图 4-5-11　单个大结石，较松散

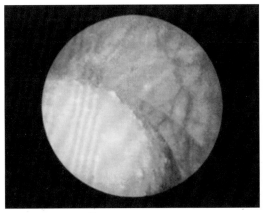

图 4-5-12　单个大结石，较紧密

但是，结石常常是多个的，而且大小不一（图 4-5-13～22），应避免切开膀胱取石或腔内碎石时，有所遗漏。

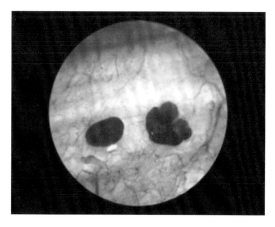

图 4-5-13　多个小结石

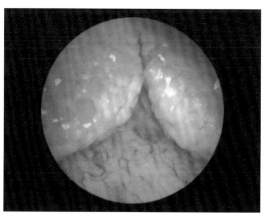

图 4-5-14　两个大结石

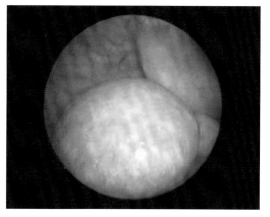

图 4-5-15　两个大结石，一个小结石

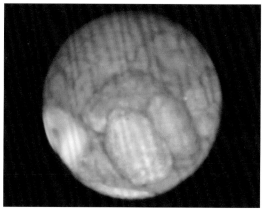

图 4-5-16　三个小结石

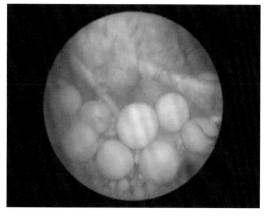

图 4-5-17　多个结石

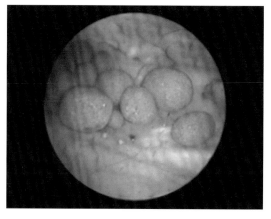

图 4-5-18　多个结石

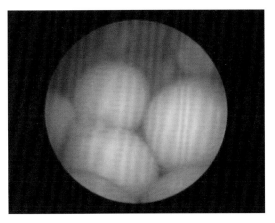

图 4-5-19 多个结石

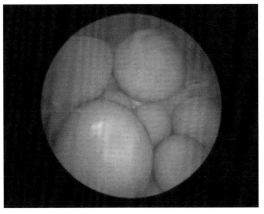

图 4-5-20 多个结石

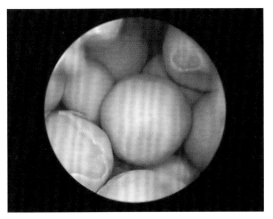

图 4-5-21 大量乒乓球样结石

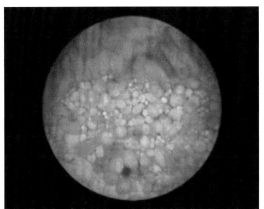

图 4-5-22 大量泥沙样结石

膀胱结石因损伤及并发感染常造成不同程度的炎症，轻的仅出现在结石周围、三角区及尿道内口，可见充血水肿及黏膜下斑点状出血，严重者伴有黏膜下出血、溃疡、糜烂。由于下尿路梗阻而继发膀胱结石或结石本身引起梗阻者，可见到小梁或假性憩室，有时可有多个小结石相聚成大结石（图 4-5-23）。作者见到由于长期下尿路梗阻而继发膀胱结石呈叠饼状（图 4-5-24），非常少见。对老年结石患者，尚需仔细观察有无肿瘤并存（图 4-5-25），凡发现膀胱三角及底部黏膜有上皮增生现象者，均应作活组织检查，以明确诊断。

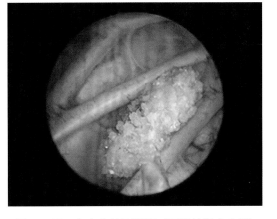

图 4-5-23 多个小结石相聚（可见钬激光光纤）

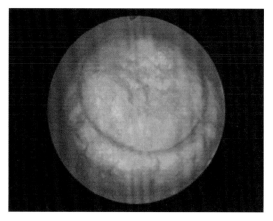

图 4-5-24　叠饼状结石

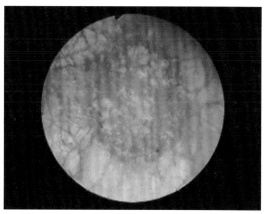

图 4-5-25　膀胱肿瘤表面的结石

# 第六节　膀 胱 肿 瘤

膀胱肿瘤（Tumor of bladder）是泌尿系统最常见的肿瘤。临床表现为间歇性无痛性血尿。膀胱镜可直接看到肿瘤的形状、大小、位置和数目，还可以采取活组织检查，从病理学上得到证实。

## 一、膀胱肿瘤的病理分类

### （一）原发性膀胱肿瘤

1. 尿路上皮癌　占 90% 以上。

（1）乳头状瘤：形态上虽为良性，但在发展过程中往往恶变。治疗后易复发，且常多发成"膀胱乳头状瘤病"。此外乳头状瘤虽少有转移，但却有种植能力，故应视为恶性肿瘤。

（2）乳头状癌：是膀胱癌中最多见者，可单独存在，亦能多数出现。基底部多向膀胱壁深层浸润，表面有坏死或溃疡形成。

2. 鳞状细胞癌　比较少见。膀胱并无鳞状上皮，因长期炎症或物理刺激，使移行上皮增生变性而成。肿瘤呈高起的溃疡状，基底部浸润甚广。

3. 腺细胞癌　比较少见。膀胱黏膜并无腺样组织，可能起源膀胱三角区的腺体、管状腺或脐尿管的残留组织，因而好发于膀胱三角区及顶部。特点是肿瘤早期向膀胱壁深层发展和肿瘤能分泌黏液。

4. 非尿路上皮性肿瘤　约占 5% 左右，如纤维瘤或纤维肉瘤、血管瘤、平滑肌瘤或平滑肌肉瘤、淋巴肉瘤和神经纤维瘤等间叶组织肿瘤。畸胎瘤、皮样囊肿、膀胱嗜铬细胞瘤等异位细胞肿瘤。

### （二）继发性膀胱肿瘤

1. 上尿路肿瘤种植　肾盂、输尿管乳头状瘤或乳头状癌的脱落细胞随尿液下行，种植于膀胱而发生。

2. 邻近脏器的恶性肿瘤直接浸润　如前列腺癌、直肠癌、子宫颈癌及女性其他盆腔器官的癌肿为最常见的原发癌。

膀胱肿瘤除局部出现肿块外，往往因肿瘤的发展、浸润而引起整个尿路的病理改变。膀胱乳头状瘤往往造成后尿道梗阻，浸润性肿瘤侵及膀胱颈、前列腺后亦同样引起尿路梗阻的病理改变。靠近输尿管口附近生长的肿瘤，可引起输尿管梗阻、肾盂积水及肾功能丧失。肿瘤常因表面的坏死及溃疡形成而引起继发感染及结石等并发症。癌肿侵及周围组织，特别是肠管，则可出现膀胱肠瘘。

## 二、膀胱肿瘤的膀胱镜像

### （一）肿瘤的形态

根据各种肿瘤的形态特点，在膀胱尿道镜检查时，基本可以分辨出肿瘤的类型，再通过活体组织检查，可进一步明确诊断。

1. 乳头状瘤（Papilloma of bladder）一般均有蒂，顶端呈多数绒毛状分支。绒毛细长，呈粉红色。活动性好。向膀胱内充水时，肿瘤状如水草飘荡。无蒂乳头状瘤为多数乳头状突起，呈簇状，有如菊花团。肿瘤表面可有出血，但很少发生坏死。周围的膀胱黏膜多数正常，少数伴有轻度充血。基底部没有浸润（图4-6-1~3）。多为单发，也可为多发。常见的乳头状瘤花生米至桃核大，可发生在膀胱的任何部位，但以三角区及输尿管口附近为多。

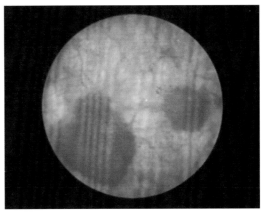

图 4-6-1 膀胱乳头状瘤，如菊花团状

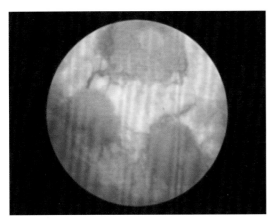

图 4-6-2 三只乳头状瘤成簇

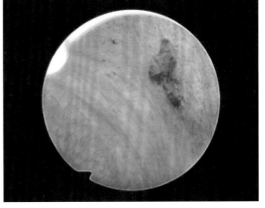

图 4-6-3 膀胱浅表乳头状瘤（NBI 模式）

2. 乳头状癌（Papillary carcinoma of bladder） 多不带蒂，犹似癌块坐在膀胱壁上。肿瘤呈菜花状，表面高低不平。乳头状癌为粉红色乃至棕色。癌块较大者，几乎表面皆有充血水肿、坏死及溃疡，偶可见到磷酸盐沉积。肿瘤周围黏膜有较明显的充血水肿，膀胱壁僵硬，或有卫星瘤。癌肿出血视野模糊，反复冲洗时冲出液混浊，并有坏死组织，提示恶性病变存在。

膀胱乳头状癌可生长在膀胱各个部位，膀胱镜检查务必全面观察。如下图所示肿瘤生长在膀胱侧壁（图4-6-4~7）。

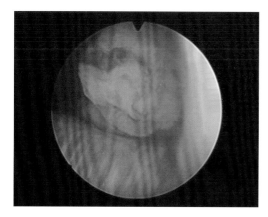

图 4-6-4　左侧壁乳头状癌，表面有出血

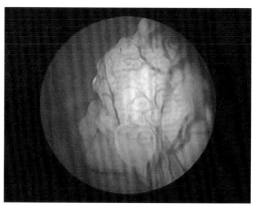

图 4-6-5　左侧壁乳头状癌，表面血管扩张

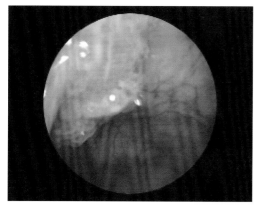

图 4-6-6　右侧壁乳头状癌，表面有钙盐附着

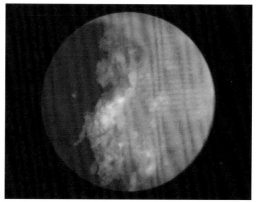

图 4-6-7　左侧壁乳头状癌，表面有肿瘤上皮脱落

下图所示为膀胱底部后壁（图4-6-8~14）。

图 4-6-8　底部后壁乳头状癌，周围有血块

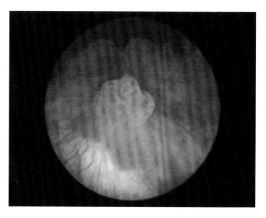

图 4-6-9　底部后壁乳头状癌，肿瘤周围充血

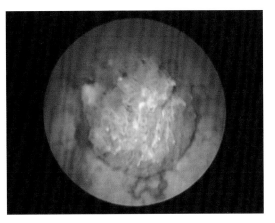

图 4-6-10 底部后壁乳头状癌，肿瘤表面开裂

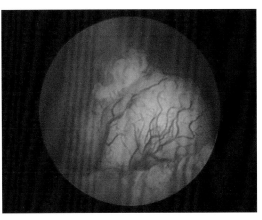

图 4-6-11 底部后壁乳头状癌，
肿瘤表面乳头状突起

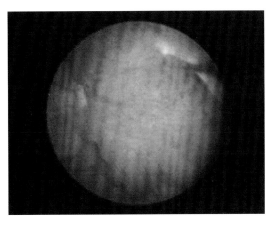

图 4-6-12 乳头状癌匍匐在膀胱底部后壁

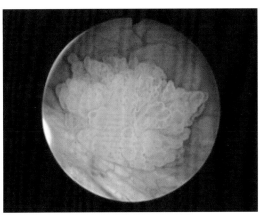

图 4-6-13 膀胱底部后壁菜花样肿瘤

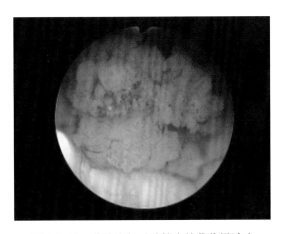

图 4-6-14 膀胱底部后壁较大的菜花样肿瘤

下图所示肿瘤生长于膀胱前壁顶部（图 4-6-15~20）。

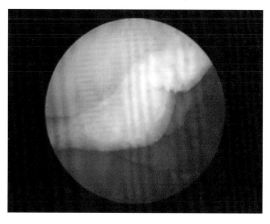

图 4-6-15　膀胱前壁顶部乳头状癌，匍匐状生长

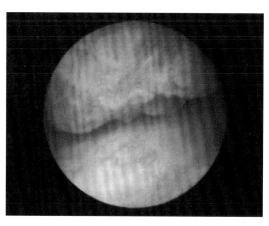

图 4-6-16　膀胱前壁顶部大肿瘤

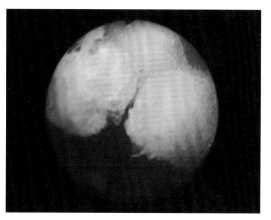

图 4-6-17　膀胱前壁顶部三个肿瘤

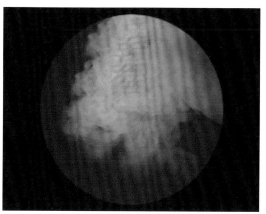

图 4-6-18　膀胱前壁顶部乳头状癌，
表面肿瘤组织脱落

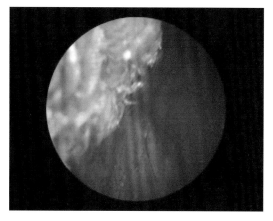

图 4-6-19　膀胱右前壁顶部乳头状癌

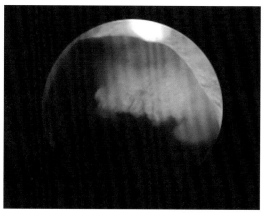

图 4-6-20　膀胱左前壁顶部乳头状癌

下图所示肿瘤生长于膀胱颈部（图4-6-21，22）。

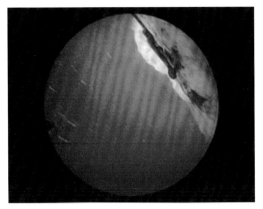 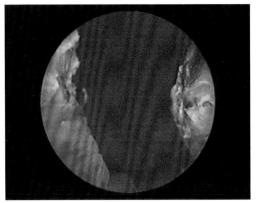

图4-6-21 膀胱颈部乳头状癌，1~4点　　图4-6-22 膀胱颈部乳头状癌，2~5、9~11点

巨大或多发膀胱乳头状癌则充满膀胱，有时合并结石形成（图4-6-23~29）。

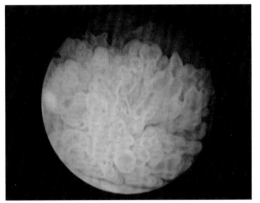 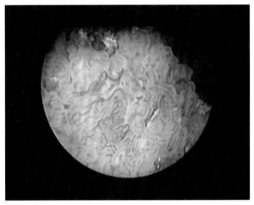

图4-6-23 满视野大肿瘤　　　　　图4-6-24 满视野大肿瘤

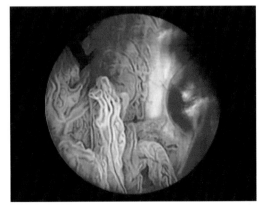 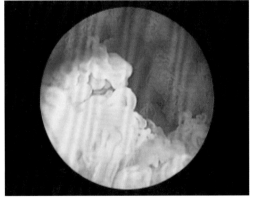

图4-6-25 满视野膀胱大肿瘤　　　　图4-6-26 满视野膀胱大肿瘤

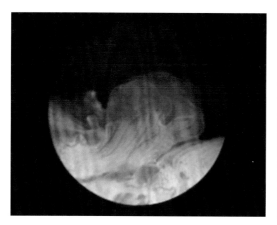

图 4-6-27　膀胱颈、三角区乳头状癌

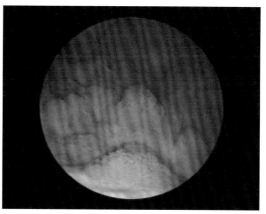

图 4-6-28　膀胱多发性乳头状癌

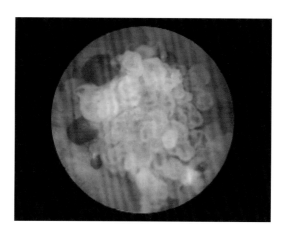

图 4-6-29　膀胱乳头状癌合并结石

3. 其他肿瘤　其他肿瘤有：①鳞状细胞癌（Squamous cell carcinoma of bladder）：主要形态为癌性溃疡，无蒂，局部浸润明显，溃疡边缘隆起，表面呈颗粒状，坏死、出血、水肿现象明显，边缘炎症反应严重（图 4-6-30），最后要靠病理定性；②腺细胞癌（Adenocarcinoma of bladder）：系外向性肿瘤，向膀胱内凸出不多，因肿瘤含有分泌黏液细胞，故肿瘤的表面常有胶状黏液覆盖；③间叶组织肿瘤（Sarcoma of bladder）：由黏膜下的软组织发生，呈局限性向膀胱内突出的肿块（图 4-6-31，32）。表面黏膜呈正常外观，很少发生充血、水肿，出血、溃疡更是少见；④异位细胞或胚胎性肿瘤：极罕见；⑤皮样囊肿主要表现为带蒂的纤维瘤状外观，表面黏膜光滑，呈粉红色或苍白色；⑥膀胱畸胎瘤可见带有黑色毛发的肿块；⑦膀胱嗜铬细胞瘤为圆形肿块，血管丰富呈粉红色，充盈膀胱时，因刺激肿瘤可出现高血压症状，患者在排尿时往往会发生阵发性高血压；⑧邻近组织器官的恶性肿瘤侵犯膀胱，早期仅见膀胱外肿物推挤压迫，黏膜正常，晚期膀胱黏膜穿破出血，或有溃疡、瘘管形成。下段输尿管癌可通过输尿管开口突入膀胱（图 4-6-33）。

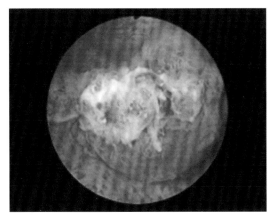

图 4-6-30　膀胱鳞状细胞癌

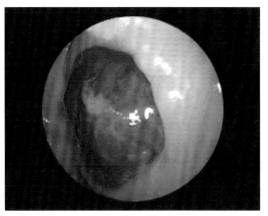

图 4-6-31　膀胱肉瘤

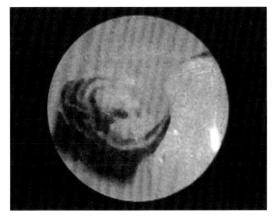

图 4-6-32　膀胱顶部肉瘤，表面出血，
右侧一个大气泡

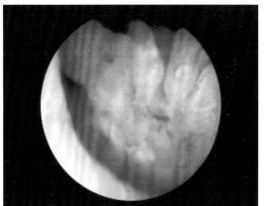

图 4-6-33　输尿管癌突入膀胱，右侧见膀胱颈

（二）肿瘤的大小、位置、数目

原位癌表现为黏膜发红，似天鹅绒突起，与黏膜充血增生相似，小的肿瘤，可在镜检中清晰地看到，并能正确地估计出肿瘤的体积。肿瘤体积过大，镜检常较困难，也难于作出正确的估计。肿瘤的大小，对手术治疗有重要的参考价值。

肿瘤的位置可以帮助推断肿瘤的类型和性质，有些肿瘤常发生在膀胱的特定部位，如乳头状肿瘤好发于膀胱三角区，输尿管口附近及二侧壁；腺癌常发生于膀胱顶部；来自肾盂输尿管的乳头状瘤在输尿管口周围；来自前列腺的肿瘤，常侵入膀胱三角区或膀胱颈口。肿瘤的位置对病情发展的估计及治疗方案的制订也有意义，如输尿管口附近的肿瘤，提示可能有尿路梗阻及肾功能损伤等并发症。同样，在进行电灼或外科手术时，要考虑有损伤输尿管或引起输尿管瘢痕狭窄的可能，应注意预防。

膀胱肿瘤虽常为单发，多发者亦不少见，约占 1/3。在膀胱尿道镜检查时，切勿满足于发现一个肿瘤而忽视其他部位的观察。

（三）肿瘤的并发症

膀胱肿瘤常伴发周围黏膜的炎症，在恶性肿瘤更为明显，表现为充血、静脉淤血、水肿、溃疡甚至泡状水肿。由于肿瘤组织的坏死脱落，或合并感染，常为结石形成的基础。肿瘤坏死的表面大多有磷酸盐沉积，可见白色或灰白色外观，很像结痂性膀胱炎。癌性溃疡继续发展，可穿破周围器官形成瘘管，如膀胱直肠瘘和膀胱阴道瘘。

# 第七节 膀 胱 异 物

膀胱异物（Foreign body in bladder）在临床上屡有所见。

## 一、病 因

此类患者多因性欲冲动或解除尿道瘙痒和排尿困难，用各种细条状物刺激尿道或自行导尿，而于不知不觉中进入膀胱。个别妊娠妇女为了自行堕胎将药草插入阴道时误经尿道放入膀胱。膀胱前列腺手术时遗留异物或拔除耻骨上膀胱造瘘管时导管折断亦可形成膀胱内异物。近年来双J管使用较为普及，因医生未告知或病员忘记取出，会成为膀胱内异物并形成异物结石。此外，子弹或弹片、骨盆骨折的碎骨片皆可经腹壁或后尿道进入膀胱。膀胱肠道瘘的患者，肠道内寄生虫、食物残渣等可经瘘孔进入膀胱而形成异物。

## 二、病 理

异物在尿道或膀胱内引起机械刺激，大多并发感染。尖锐的异物容易产生穿孔，形成膀胱周围炎、腹膜炎。长期存在的异物，由于盐类沉积而形成结石，病理表现与膀胱结石相同。

## 三、膀胱尿道镜检查所见

### （一）异物的种类

异物大多为条索状、柔软而易于插入尿道的实物，较常见的有塑料丝（图4-7-1）、塑料管、电线（图4-7-2）、发夹、蒜苗、草茎、体温表、石蜡条、钢笔杆等，近年来多为医源性异物（图4-7-3~9）。

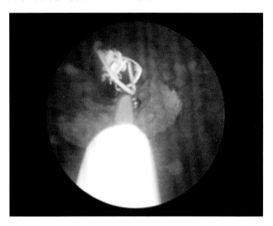

图 4-7-1　膀胱内见塑料丝一团和结石
（见钬激光光纤）

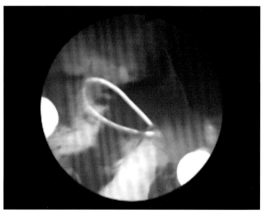

图 4-7-2　膀胱内见电线一段，黏膜充血、出血

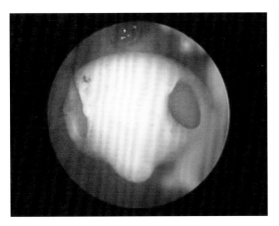

图 4-7-3 断裂的蕈状导尿管头

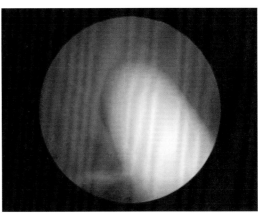

图 4-7-4 断裂的导尿管

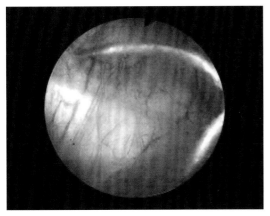

图 4-7-5 遗留膀胱内的电切环

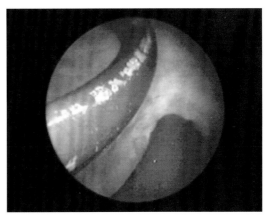

图 4-7-6 膀胱内遗忘的双 J 管

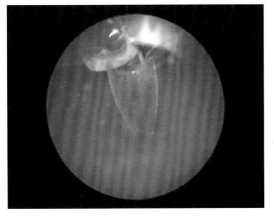

图 4-7-7 断裂的医用导管

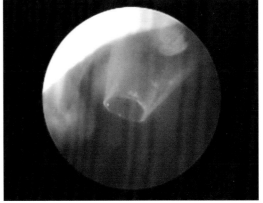

图 4-7-8 断裂的医用导管

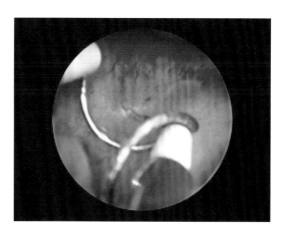

图 4-7-9　膀胱内见脱落的电切环

**（二）异物的形状和性质**

新放入膀胱的异物，因其表面尚无盐类附着，故其外观尚未发生改变，时间长久则钙盐沉积或形成异物结石（图 4-7-10，11）。质地坚硬的异物，进入膀胱后可保持原状不变；质软者可因膀胱收缩而变形，如保险丝可变成卷曲状，塑料丝可绕成扭结状。蜡条可因温度增高及膀胱收缩而变形。

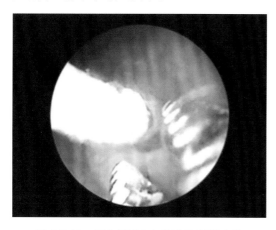 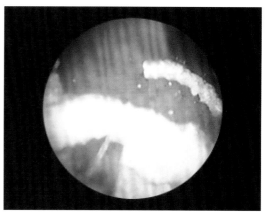

图 4-7-10　异物钳取表面钙盐沉积双 J 管　　　　图 4-7-11　钬激光碎异物表面钙盐沉积

**（三）异物的大小及数目**

膀胱异物往往是单独存在，但可因膀胱活动等原因而折断。异物的大小和数目应查清，以防经膀胱镜取出或手术摘除时发生遗漏。

**（四）异物的位置**

一般由于重力关系，异物多在三角后隐窝。长形异物如发夹、铅笔等一般居横位或斜位。比较轻的异物如蜡条、口香糖则悬浮在膀胱顶部与顶部气泡并列在一起。外科手术留下的缝合线结石可挂在膀胱壁上（图 4-7-12~15）。

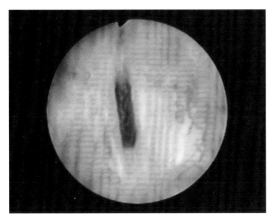

图 4-7-12　膀胱内见缝合线一根

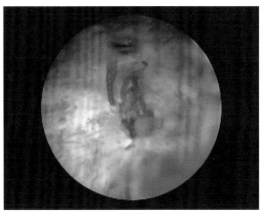

图 4-7-13　膀胱内见缝合线多根

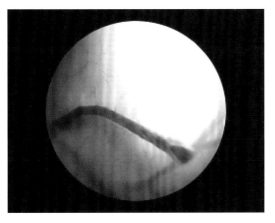

图 4-7-14　膀胱内见缝合线一根

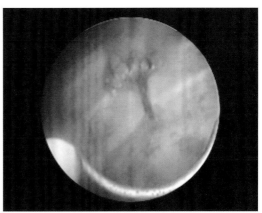

图 4-7-15　膀胱内结石附着缝合线头端

（五）异物并发症

膀胱异物往往并发膀胱炎症，可见有不同程度的黏膜充血水肿、溃疡或黏膜下出血（图 4-7-16~18）。除膀胱炎之外，偶见并发膀胱穿孔或形成瘘管者。

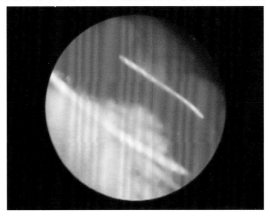

图 4-7-16　膀胱内两根金属异物，黏膜充血、出血

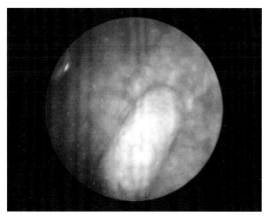 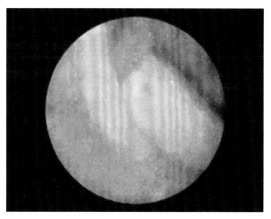

图 4-7-17　膀胱内异物钙盐沉积，黏膜充血　　　图 4-7-18　膀胱内异物钙盐沉积，黏膜充血

膀胱异物应及时处理，凡细长形异物，可以通过尿道取出者，均应试经膀胱尿道镜钳取，避免开放性手术。

## 第八节　膀胱瘘管

膀胱瘘（Vesical fistula）指膀胱与周围器官之间形成的异常通道（图 4-8-1）。损伤、炎症和肿瘤，均能使膀胱与毗邻的脏器产生瘘管。膀胱阴道瘘较为多见，膀胱肠瘘少见。至于膀胱皮肤瘘多为手术的后果，往往会自行愈合；其他各种膀胱生殖系统瘘和膀胱内脏瘘亦罕见，故不再赘述。

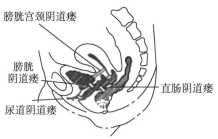

图 4-8-1　膀胱瘘管示意图

### 一、膀胱阴道瘘

（一）病因、病理

膀胱阴道瘘（Vesicovaginal fistula）在各种膀胱瘘管中最常见。大多由于分娩损伤所致，妇科手术误伤次之，少数为泌尿系结核或晚期癌肿侵蚀所造成，也可为放射治疗的并发症。

产伤所致的瘘管，位置较低，往往在三角区或膀胱颈部；手术损伤的瘘管部位较高，常位于三角后区或膀胱底部。如果瘘管甚大，包括输尿管在内，称为"膀胱输尿管阴道瘘"；如果瘘管的部位甚低，在括约肌以下者，称为"尿道阴道瘘"；如果瘘管同时累及膀胱尿道者，称为"膀胱尿道阴道瘘"。

瘘管形成后，经常有尿液溢出，很难愈合。瘘管附近除有炎症反应外，尚可有纤维组织增生。膀胱经常处于收缩状态，膀胱壁变薄，膀胱容量变小。膀胱阴道瘘常有结石并发。

**（二）膀胱尿道镜检查**

膀胱尿道镜检查对了解瘘管的确切位置、与输尿管口的关系、膀胱内并发症的情况，以及手术方法的选择等必不可少。

1. 膀胱充盈方法　如瘘孔细小，加快充盈速度，仍可充盈膀胱进行检查。如瘘孔甚大，加快充水亦不能使膀胱充盈而无法检查者，可试用以下几种方法：①检查者用手指从阴道内堵塞瘘孔。②用橡皮手套或阴茎套充水后填塞阴道及瘘孔。③用阴茎套套在膀胱镜前端，后侧用丝线结扎在膀胱尿道镜杆上，充水 100—200 毫升，阴茎套球形充盈，视线通过菲薄的阴茎套能作清楚的观察，但此种方法不能同时作输尿管插管操作。

2. 瘘孔的观察

（1）位置：多在膀胱三角、尿道内口附近，输尿管间嵴或输尿管口周围。

（2）大小：最小的瘘管口仅针孔样大小，巨大的瘘口可使膀胱底部大部分缺损，直径达 5cm 以上。

（3）形状：可为不规则形、三角形、半月形、圆形或卵圆形。

（4）数目：一般为一个，多发者甚少。

（5）瘘孔周围黏膜表现：瘘管发生时间较短者，边缘不整齐，局部充血水肿，甚至有泡状水肿，黏膜出血。发生时间较久者，边缘黏膜呈放射状皱襞，颜色苍白，血管较为稀少（图 4-8-2，3）。

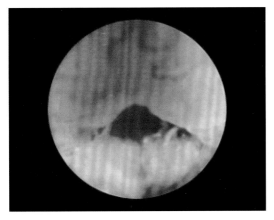 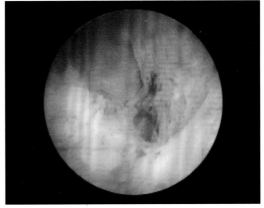

图 4-8-2　膀胱阴道瘘，可见三角形不规则瘘孔　　图 4-8-3　膀胱阴道瘘，可见卵圆形瘘孔

3. 输尿管口的观察　因瘘孔过大或瘢痕收缩，输尿管口位置常有改变，加上黏膜的炎性改变，使输尿管口不易辨认，必要时可借助靛胭脂试验寻找。找到输尿管口后，应进行插管，在插管过程中受阻，说明输尿管已受累，如未受累则可顺利插到肾盂。这样可以了解瘘管与输尿管的关系，以及有无输尿管狭窄和继发肾盂积水，必要时，还可进行逆行肾盂造影。

4. 并发症的观察　主要是观察炎症反应的轻重以及有无结石。结核、肿瘤亦可为产生瘘管的原因，应注意观察。

## 二、膀 胱 肠 瘘

膀胱肠瘘（Vesicoenteric fistula）以膀胱结肠瘘多见，其次为膀胱小肠瘘。可为肠憩室并发憩室炎、肠结核、肠道恶性肿瘤的侵蚀所致；亦可因巨大膀胱结石长期压迫或膀胱癌破及肠腔形成；在小儿多为先天性因素；接受大剂量放射治疗的患者，也易发生肠瘘。

由于肠内容物污染膀胱，常并发严重的膀胱炎，亦可出现结石，特别在较大瘘管的边缘，可有盐类沉积或呈结痂性膀胱炎的外观。同样，尿液亦可经瘘孔进入肠管，刺激直肠使大便次数增加。

膀胱尿道镜检查所见　瘘口一般为米粒大小，故充盈的问题不大，多呈圆形或不规则形。瘘孔的部位依其来源而定，膀胱直肠瘘瘘孔多在膀胱底部（图4-8-4）；膀胱结肠瘘的瘘孔多在顶部；膀胱小肠瘘的瘘孔多在前壁或顶部。瘘孔的周围甚至整个膀胱黏膜皆有严重的充血、水肿、泡状水肿等改变。瘘孔有时有脓性分泌物充填，有时可能有粪便、黏液，有时则有气体冒出。一般说，较大的瘘孔，特别是边缘高起不规则，周围有硬结及炎症反应较严重的病例，结合病史应考虑到是癌肿性瘘孔，应作活组织检查以确定诊断。膀胱肠瘘多为单发，很少有两个以上的瘘孔同时存在。膀胱肠瘘的并发症除膀胱炎以外，常并发结石。此外，在较大的瘘孔边缘或膀胱溃疡上可有盐类沉积，形成结痂性膀胱炎。有结痂性膀胱炎出现时，要注意有癌肿存在的可能。

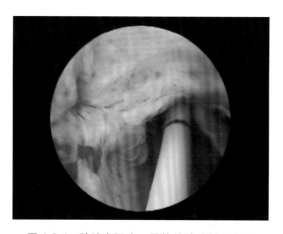

图4-8-4　膀胱直肠瘘，导管从膀胱插入直肠

## 第九节　神经源性膀胱

神经控制机制紊乱导致的下尿路功能失调，称神经源性膀胱（Neurogenic bladder）。正常膀胱以低的内压适应逐渐增加的尿量，并有相应的感觉，静止或腹内压增高时，膀胱出口始终处于关闭状态，无不随意性膀胱收缩。正常排尿功能具备膀胱平滑肌能产生足够

幅度的协调性收缩，内外括约肌同步协调地松弛。神经源性膀胱的临床表现复杂，它既有原发病的神经或肌肉损害的症状和体征，又有排尿功能障碍的临床表现，因此要进行全面系统的检查和评估。神经源性膀胱分类方案较多，Lapides 结合排尿功能障碍的临床表现和膀胱测压图分为五大类即：①感觉麻痹性膀胱；②运动瘫痪性膀胱；③无抑制性膀胱；④反射性膀胱；⑤自主性膀胱。Barrett 和 Wein 分为贮尿障碍和排尿障碍二大类，简明实用，便于指导临床，制定针对性治疗方案。

膀胱尿道镜所见：膀胱尿道镜检查可以直接测定膀胱内冷热感觉及膀胱容量，了解膀胱内并发症和输尿管口的改变。在发病早期，膀胱内多无明显异常。随着病程的增长，可见膀胱颈部肥厚、增生、欠光滑，有时可见颈部挛缩。由于不同程度尿路梗阻存在，在膀胱壁上可见不同程度的小梁、小房、假性憩室（图 4-9-1）。膀胱壁往往伴有慢性炎症，多有充血水肿，或可见脓性分泌物。并发输尿管间嵴肥厚时，三角后隐窝凹陷十分明显。输尿管口出现蠕动减弱或消失。继发结石时会形成。后期由于长期反压作用，随着输尿管口的扩张使输尿管口形成洞口状改变，如伴有上尿路感染可见输尿管口有混浊或脓性液体排出。

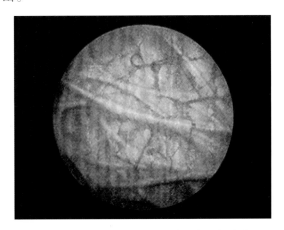

图 4-9-1　神经源性膀胱，膀胱内小梁密布

## 第十节　膀胱内其他疾患

### 一、膀　胱　憩　室

膀胱憩室（Diverticulum of bladder）是膀胱壁上的袋状膨大，袋腔与膀胱有窄口相通（图 4-10-1）。

**（一）病因、病理**

膀胱憩室的病因有二：①先天性病变，与膀胱肌纤维的先天性排列反常有关；②为下尿路梗阻所致成。实际上，即令在先天性膀胱憩室，梗阻因素亦常存在，因膀胱内压长期增高，使膀胱壁自分离的逼尿肌束之间突出。膀胱憩室在组织结构上，基本与膀胱壁相同，表面覆有移行上皮，中间为肌肉，外层为纤维脂肪组织，唯其肌肉层往往发育不佳，仅含有少量的肌纤维。因此，憩室本身多无收缩能力，容易产生憩室内尿液停滞，进而并发感染、出血、结石或肿瘤。憩室扩大时，可压迫输尿管使之移位，产生梗阻。较少的情况下，憩室可出现穿孔或与其他器官粘连而成瘘管。膀胱憩室一般无特殊症状，如合并有梗阻、感染，可出现排尿困难、尿频、尿急、尿痛，部分出现血尿。巨大憩室可出现两段排尿症状，为本病的特征性表现。影像学检查，尤其是 CT 平扫，能清晰显示膀胱憩室和结石的形态（图 4-10-2）。内腔镜检查可以确诊。

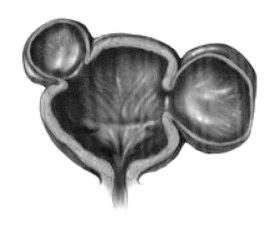

图 4-10-1　膀胱憩室示意图

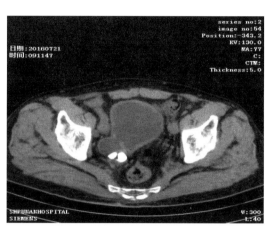

图 4-10-2　CT 平扫：膀胱右后方憩室内结石

### （二）膀胱镜像

憩室口为圆形或卵圆形，直径一般不大，向内观察憩室内一片黑暗，宛如洞穴。憩室口附近的黏膜呈皱襞状，以憩室为中心向四周放射，黏膜外观正常，血管纹理清楚，亦可见有血管跨过憩室口边缘向憩室内伸延（图 4-10-3，4）。如欲了解憩室内情况，应将膀胱镜前端插入憩室内进行观察。

憩室通常以单个为多见，少数为两个憩室口同时存在，偶有呈三、四个以上的多发性憩室的报道。憩室大小不一，小的容量仅数毫升，大的偶可达 1000ml 以上，临床所见多为鸡蛋或鸭蛋大小。憩室可发生在膀胱的任何部位，但绝大多数位于输尿管口附近的后壁或侧壁，因此常可压迫同侧输尿管，导致上尿路扩张、积水感染。

憩室内长期有尿液残留易于发生感染，轻者可见憩室口周围黏膜充血，严重时累及整个膀胱，并在憩室内有脓液积聚。尿液残留及继发感染又是结石产生的重要因素。憩室内结石可以是单发，也可以是多发（图 4-10-5，6）。结石可以在憩室内，也可以在膀胱内，也可以一端在憩室内，另一端在憩室外，呈哑铃状。肿瘤是膀胱憩室的并发症之一，小的肿瘤隐藏于憩室内，需将膀胱镜伸入憩室观察，肿瘤大者可突出于憩室口外（图 4-10-7～10）。肿瘤以乳头状瘤和乳头状癌多见，需要病理确诊。

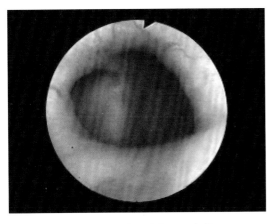

图 4-10-3　膀胱憩室，洞穴状

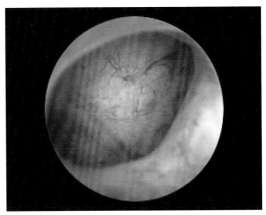

图 4-10-4　膀胱憩室，可见血管向室内延伸

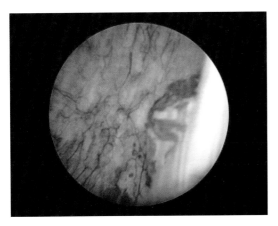

图 4-10-5　2~6 点见憩室壁和结石

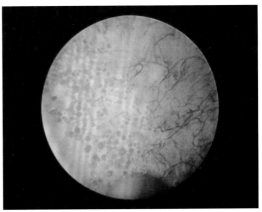

图 4-10-6　憩室内多发结石，6-9 点可见光纤和憩室壁

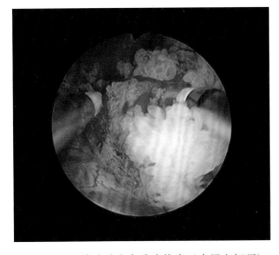

图 4-10-7　膀胱憩室内乳头状瘤（内置电切环）

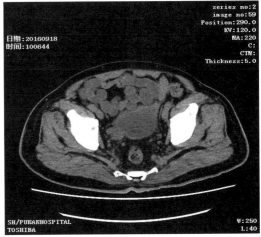

图 4-10-8　同一患者，CT 平扫显示膀胱右侧憩室

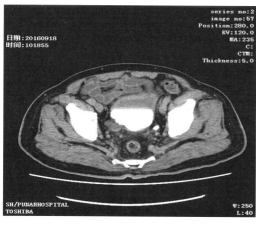
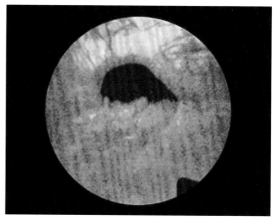

图 4-10-9　增强 CT 造影剂未进入充满肿瘤的憩室　　　图 4-10-10　膀胱憩室癌，肿块从憩室口向外爬伸

## 二、膀胱静脉曲张

膀胱静脉曲张（Varix of blader）有原发性和继发性。原发性膀胱静脉曲张少见，原因不明。继发性者见之于肿瘤基底部和炎症部位附近，亦可发生于前列腺增生的男子和终期妊娠的妇女，有时可见于长期便秘或因腹腔肿瘤压迫腔静脉导致回流障碍者。

膀胱尿道镜观察时，可见黏膜下有深蓝色粗大而扩张的静脉，有时迂曲成团，曲张的静脉有时可溃破发生出血。曲张静脉可发生在膀胱任一部位，但多见于膀胱三角区附近（图 4-10-11）。

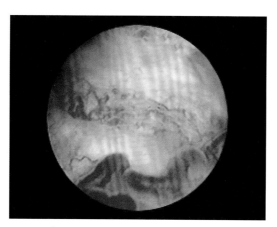

图 4-10-11　膀胱静脉曲张

## 三、膀胱白斑病

膀胱白斑病（Leukoplakia of bladder）为少见的膀胱内病变。该病表现为膀胱黏膜出现白色斑块，一般位于膀胱三角及颈部，偶尔可侵及整个膀胱黏膜。主要症状为尿频、尿急、尿痛，不易与慢性膀胱炎鉴别。膀胱白斑是正常尿路上皮对长期慢性刺激（如感染或结石）的一种反应，病理表现为膀胱黏膜鳞状上皮化生，部分为癌前疾病。因此，应重视

对该病的诊断、随诊和治疗。

膀胱镜像：可见膀胱三角区、两侧壁有稍高于正常黏膜的突起，呈灰白色、银灰色或灰黄斑块或斑片，无光泽，表面无血管分布，表层细胞明显角化，外形不规则，边缘清晰，大小不一。可为单发，亦可多发（图 4-10-12～14）。

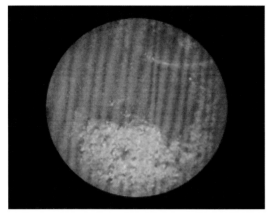 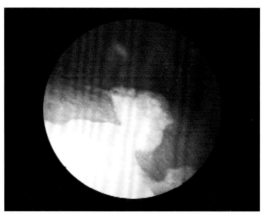

图 4-10-12　3~9 点有白色斑块（2 点有一气泡）　　　　图 4-10-13　5~8 点有白色斑块

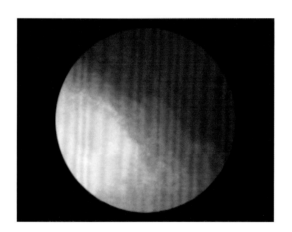

图 4-10-14　膀胱有大片白斑

## 四、膀胱黏膜紫癜症

膀胱黏膜紫癜症（Purpura of bladder）与全身其他部位的皮肤黏膜紫癜一样，膀胱黏膜紫癜主要表现为膀胱黏膜下出血。出血点大小不定，膀胱的任何部位皆可出现。出血斑边缘不规则，但与周围正常黏膜间界限清楚。出血斑早期呈鲜红色，数日后变为紫色，以后渐成绿色，最后会完全吸收。

膀胱尿道镜检查可见多数大小不等的黏膜下出血，有时在同一膀胱内看到新旧不同、颜色不一的出血斑。膀胱黏膜没有炎症反应，绝少有溃疡形成，这是与出血性膀胱炎鉴别之要点。紫癜亦可发生在肾脏而引起肾脏出血，在膀胱镜下可见输尿管口有大量喷血。

## 五、膀胱子宫内膜异位症

膀胱子宫内膜异位症（Endometriosis of bladder）指子宫内膜组织侵入膀胱后，形成单个或多数的肿块。临床表现颇为典型，疼痛与间隙性血尿和月经周期有密切关系，平时很少有症状。

膀胱镜下可见膀胱后壁或底部的黏膜下有不规则圆形的囊样肿块，大小不等，颜色青紫有如葡萄，肿块周围有明显的充血，间或有曲张的血管。月经来潮时，则见肿块增大，并有出血现象（图 4-10-15）。有时肿块不易与肿瘤鉴别，可作活组织检查证明之。

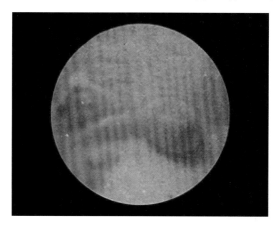

图 4-10-15　膀胱子宫内膜异位症，囊肿肿块内有蓝色阵旧性积血

## 六、膀胱软斑病

膀胱软斑病（Malacoplakia of bladder）是一种罕见的慢性炎症性疾病，病因未完全明确，多发生在成年女性，患者多体质虚弱，免疫功能下降或患有其他慢性疾病，常发生尿路感染，尿培养最常见的是大肠埃希杆菌。膀胱软斑症可有膀胱刺激征和血尿，膀胱镜可见病变分布在两侧壁，为散在或群集的浅黄色或灰黄色至褐色柔软天鹅绒样或轻度隆起的斑块，大小为 0.1~0.3cm，表面一般被未损害黏膜所覆盖，也可有浅表溃疡，病变进一步发展，成霉变，僵硬，形成广基肿块，似膀胱肿瘤，取活组织病理检查可以确诊。膀胱软斑症属于炎症性病变，需要长期应用抗生素治疗，能改善症状，但易于复发。经尿道将膀胱内病变进行电灼治疗，对病变愈合有利。由于本症容易复发，需定期随诊作膀胱镜检查。

## 七、膀胱淀粉样变

膀胱淀粉样变（Amyloidosis of bladder）病因不完全清楚，有一种推测认为长期的慢性感染，引起浆细胞分泌免疫球蛋白，通过蛋白水解变性形成淀粉样瘤。膀胱淀粉样变极易与膀胱癌混淆，膀胱镜可见膀胱壁一处或者多处大小不一肿块隆起，基底宽、无蒂，酷似浸润性膀胱癌，肿块周围黏膜水肿光滑，无血管怒张和充血，触之不易出血，取活组织检查可获得确诊。膀胱淀粉样变可为局限性的，也可为全身性病变的一部分。膀胱淀粉样变是一种良性病变，但有易复发的特性。经尿道电切或电灼术是膀胱淀粉样变疾病首选的治疗方法。

## 第十一节　经尿道钳取活组织检查

经内腔镜取活组织检查可以明确诊断，确定细胞分化等级，帮助估计病变范围，制订治疗方案，预测治疗效果，是重要诊断手段。尤其适应于无法确定性质的病变及肿瘤。

膀胱活检钳有软性和硬性两种，皆可配合膀胱尿道镜操作。可弯性活检钳取出组织块较小；硬性活检钳钳嘴宽大而锐利，取材有力，可取出较大组织（图 4-11-1，2）。

取活检时首先通过内腔镜观察膀胱内全貌，确定病变部位及范围。性质未明的病变要取其最明显异常的部位，膀胱肿瘤应取瘤体及根部，另在双侧输尿管口上方，膀胱颈、底及三角区分别取黏膜送检（图 4-11-3~7）。取材部位出血较多者，应立即电凝止血。

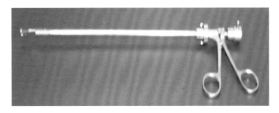

图 4-11-1　硬性活检钳外貌

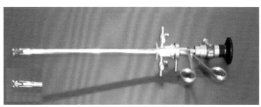

图 4-11-2　已装好镜鞘及窥镜，左下为活检钳头端

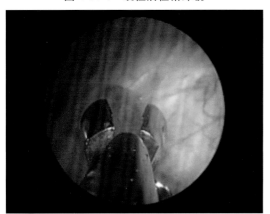

图 4-11-3　活检钳靠近肿块

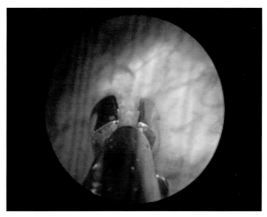

图 4-11-4　活检钳向肿块收拢

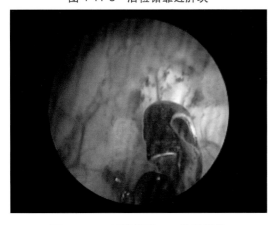

图 4-11-5　活检钳张开，靠近肿块

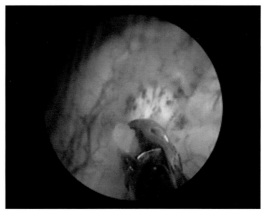

图 4-11-6　活检钳夹住肿块，取活组织一块

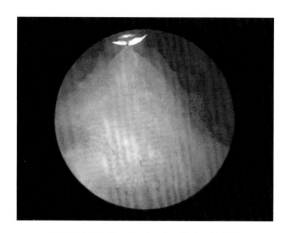

图 4-11-7　取到组织后，拔出活检钳

## 第十二节　经尿道治疗膀胱异物

　　膀胱内放入的各种异物大都可经尿道取出。但锐利异物已刺入膀胱壁或周围组织或异物时间较长已形成异物结石或异物盘绕缠结很难取出者，则需膀胱镜结合其他设备或开放手术，切开膀胱取出。

　　取异物时应先用内腔镜观察清楚，确定异物的种类、形状、数目、大小，然后确定钳夹方法。尽可能钳夹异物一头，使其长轴与尿道方向一致，慢慢拉出，切忌钳夹异物中部用暴力牵拉（图 4-12-1~4）。取易碎异物，如温度计，不能钳碎，否则增加取出难度。

　　取异物后应使用抗生素 2~3 天，必要时可留置导尿管数日。

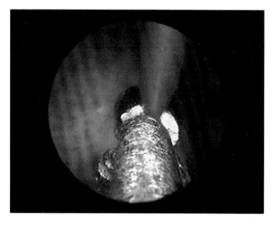

图 4-12-1　经尿道取膀胱异物

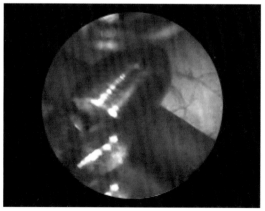

图 4-12-2　经尿道取膀胱异物
（异物钳上方见气泡）

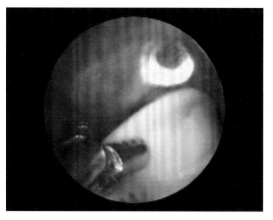

图 4-12-3　经尿道取膀胱残留气囊
（上方可见气泡）

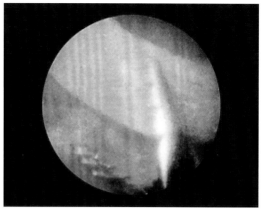

图 4-12-4　异物钳取膀胱异物，异物表面
钙盐沉积

## 第十三节　经尿道治疗膀胱结石

除尿道有器质性梗阻，需手术矫正同时取石外，膀胱结石大多采取经尿道治疗。经尿道膀胱碎石有碎石钳机械夹碎和碎石仪粉碎等方法。

### 一、适应证与禁忌证

（一）适应证

小于2cm的膀胱结石可选用碎石钳机械碎石，大于2cm的膀胱结石可酌情联合碎石仪碎石。

（二）禁忌证

1. 合并尿路急性感染者

2. 尿道狭窄，膀胱尿道镜无法插入膀胱者

### 二、器　械　准　备

（一）机械碎石钳

大力碎石钳（图4-13-1），两齿间距较大，夹力较大；普通碎石钳（图4-13-2），两齿间距较小，夹力较小，都能装配窥镜直视下操作。

（二）液电碎石仪

利用水中电极瞬间释放产生冲击波击碎结石。

（三）超声碎石仪

通过超声转换器产生机械振动破碎结石。超声碎石头为中空管状，末端接负压泵，碎石时可同时吸出灌洗液、碎石屑。

（四）激光碎石仪

激光使水汽化，形成微小空泡，传至结石使之粉碎。

（五）气压弹道碎石仪

利用压缩气体撞击治疗探杆击碎结石，也是机械力碎石。

（六）其他

膀胱尿道镜、异物钳、Ellik 冲洗器等。

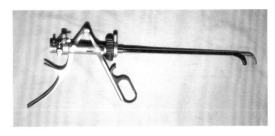

图 4-13-1　大力碎石钳

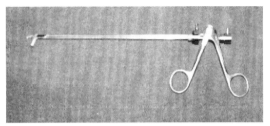

图 4-13-2　普通碎石钳

# 三、手 术 方 法

手术方法有碎石钳机械夹碎和碎石仪粉碎两种：①患者取截石位；②通过膀胱尿道镜观察结石的数目、大小、位置及有无其他合并疾患（图 4-13-3）；③在膀胱充盈的情况下将碎石钳靠近结石（图 4-13-4），张开碎石钳从边缘开始将结石咬住（图 4-13-5），逐步碎石（图 4-13-6，7），直至每块碎石小于 0.5cm。用 Ellik 冲洗器将结石碎粒冲吸出体外。有些 0.5-0.7cm 碎石可用异物钳取出（图 4-13-8）。④近年来，多数医师喜欢使用钬激光粉碎膀胱结石，钬激光碎石不受结石大小和结石硬度的限制。由于膀胱镜管腔较大，≤6mm 的碎粒均可通过内镜腔道冲出体外，所以不必碎得很细，因而，大功率钬激光碎石，结石粉碎后，都可用 Ellik 冲洗器将碎石吸出。钬激光粉碎膀胱结石，视野清晰，安全、效果好（图 4-13-9~21）。超声碎石仪配有负压吸引装置，碎石的同时吸除碎石，也比较便捷。

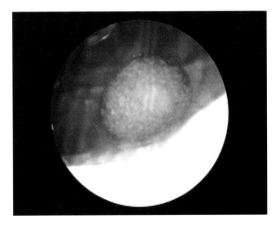

图 4-13-3　褐黄色卵圆形结石位于膀胱底部

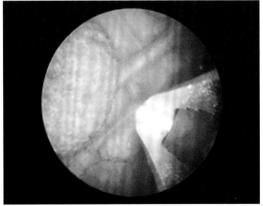

图 4-13-4　碎石钳接近结石

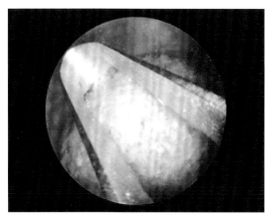

图 4-13-5　碎石钳咬住结石

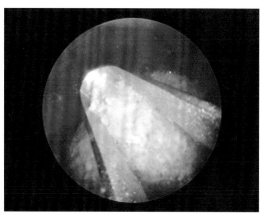

图 4-13-6　碎石钳逐步加压碎石

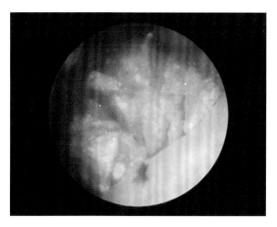

图 4-13-7　结石已完全碎裂，有少许
黏膜损伤出血

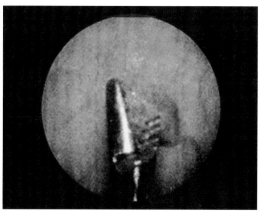

图 4-13-8　小结石可用异物钳夹取

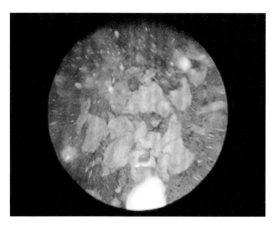

图 4-13-9　显示钬激光碎石的威力

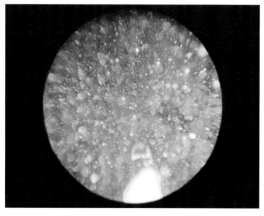

图 4-13-10　钬激光碎石时膀胱内景，蔚为壮观

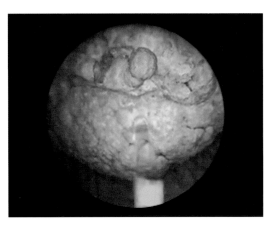

图 4-13-11　大结石，准备钬激光治疗

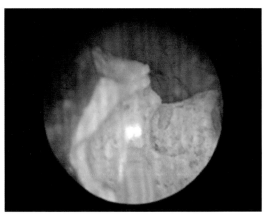

图 4-13-12　大结石，从结石外周开始粉碎

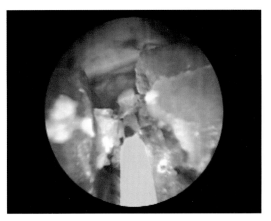

图 4-13-13　大结石，从结石中央开始粉碎

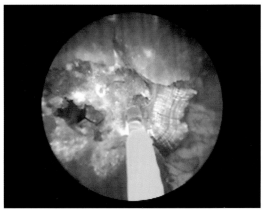

图 4-13-14　大结石，从中央向四周扩大粉碎

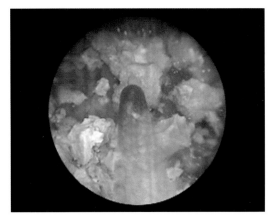

图 4-13-15　钬激光碎石，结石已完全粉碎

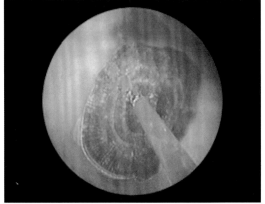

图 4-13-16　年轮状结石，钬激光碎石

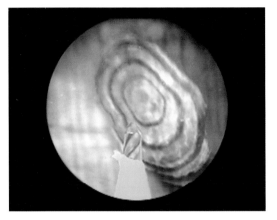

图 4-13-17 年轮状结石，钬激光碎石

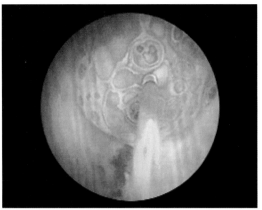

图 4-13-18 花纹状结石，钬激光准备碎石

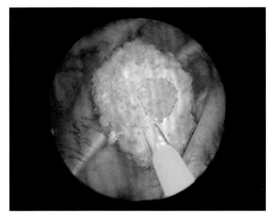

图 4-13-19 聚合性结石，钬激光开始碎石

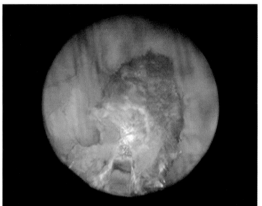

图 4-13-20 钬激光粉碎草酸钙小结石

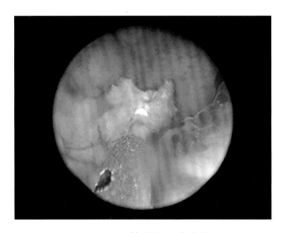

图 4-13-21 钬激光粉碎小结石

## 四、并发症及处理

### （一）膀胱黏膜损伤

膀胱黏膜损伤多发生在经验不足，在混浊的膀胱灌注液中操作，视野不清，碎石钳钳夹结石时夹着膀胱黏膜引起。小的膀胱黏膜损伤，不需要特殊处理。大的膀胱黏膜损伤，出血严重者要电凝止血。如能在充盈膀胱下（膀胱黏膜皱褶消失），随时更换膀胱内灌注液，整个操作在窥视下进行，即可预防膀胱黏膜损伤。

### （二）膀胱穿孔

膀胱穿孔是严重并发症，如穿孔限于腹膜外只需保留导尿，引流尿液；如穿孔进入腹腔内需行开放手术。

## 第十四节　经皮穿刺治疗膀胱结石

成人膀胱结石同时有尿道梗阻，内腔镜不能导入；或小儿膀胱结石，不能经尿道处理者，可予耻骨上经皮穿刺膀胱，行碎石、取石治疗。

手术器械与上节相同，但应准备配套的膀胱穿刺器。穿刺器主件为套管鞘，根据内径不同有多种型号，套管鞘内有套管芯，尖端有三棱锐利头；套管鞘外有半周套管，供留置气囊导尿管用。

穿刺前必须保持膀胱胀满，耻骨联合上方可触及膀胱。在下腹正中耻骨联合上方一横指处，作 1~1.5cm 小切口深达腹直肌鞘，穿刺器直接插入膀胱，拔去套管芯，即可作碎石操作（图 4-14-1~4）。

由于机械碎石钳不能从穿刺器套管鞘进入膀胱，所以经皮穿刺治疗膀胱结石不能用机械碎石钳操作，必须采用碎石仪完成碎石操作，用负压吸引器吸除碎石颗粒。超声碎石仪自带负压吸引装置，能边碎石边清除碎屑。

如果穿刺点过高、膀胱不够胀满，可能误入腹腔、损伤肠管，应予重视。合并急性感染时先作造瘘引流，感染好转后再取石。膀胱多次手术者，穿刺容易失败，用术中超声协助穿刺较为安全。

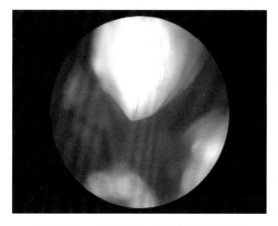

图 4-14-1　经皮穿刺，尖端未破膀胱黏膜

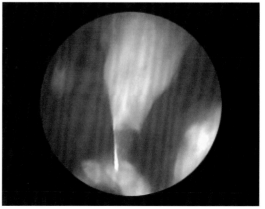

图 4-14-2　经皮穿刺，针尖端已破膀胱黏膜

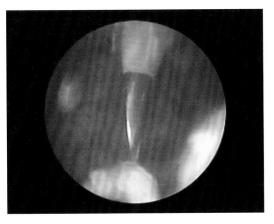 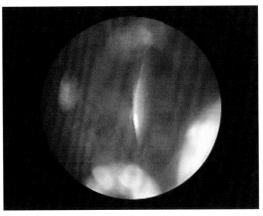

图 4-14-3　经皮穿刺，套管芯已入膀胱　　　　图 4-14-4　套管鞘已入膀胱，穿刺完成

　　尿道细小，膀胱镜不能插入者，不用经皮穿刺治疗，也可以借助于输尿管镜经尿道钬激光碎石。

## 第十五节　经尿道治疗膀胱肿瘤

　　膀胱肿瘤手术治疗后容易复发，经尿道切除痛苦小、恢复快，没有肿瘤腹壁种植的危险。

### 一、适　应　证

　　经尿道膀胱肿瘤切除术的适应证主要根据肿瘤的组织学类型、肿瘤的浸润和分化程度。而肿瘤的大小，数目、位置和形态不是决定因素。分化较好（G1、G2）的表浅尿路上皮癌（Ta、T1、T2a）适合于经尿道肿瘤切除术。而≥T2b 期尿路上皮癌，鳞癌和腺癌不宜用经尿道膀胱肿瘤切除术。

### 二、器　　械

　　高频电发生器、等离子或激光治疗仪；根据患者尿道口径的粗细，选用不同型号的切除镜和相应的电切环。灌注冲洗液用蒸馏水或 5% 甘露醇溶液，等离子可用生理盐水。

### 三、手　术　方　法

　　经尿道治疗膀胱肿瘤患者取截石位，首先要全面观察膀胱，以了解膀胱肿瘤的大小，部位及数目。膀胱肿瘤切除的基本方法有：电灼治疗法和电切治疗法。

（一）电灼治疗法
　　小而表浅的肿瘤，适用电灼治疗（图 4-15-1~6）。

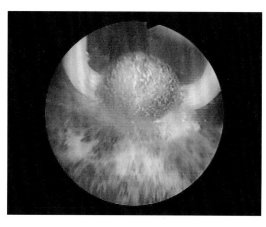

图 4-15-1　电灼膀胱肿瘤

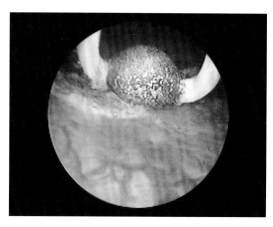

图 4-15-2　肿瘤已切除

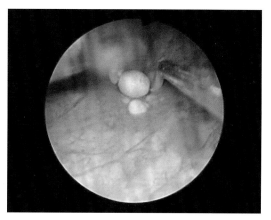

图 4-15-3　电灼膀胱肿瘤

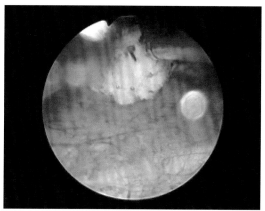

图 4-15-4　正在切除中

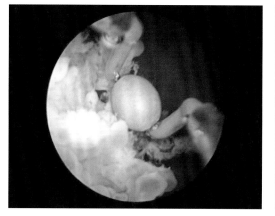

图 4-15-5　电灼膀胱肿瘤

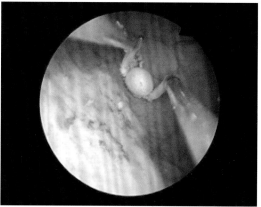

图 4-15-6　肿瘤已切除

（二）电切治疗法

适于肿瘤较大、深及黏膜下、浅肌层者。

1. 肿瘤顺行切除法　对肿瘤基底部显露者，可将电切环绕过肿瘤，置于肿瘤后方基底部，采用回拉式的顺行切除法比较方便；对大于 3cm 的膀胱肿瘤，难以显露肿瘤基底者，也常用顺行法切除，由肿瘤表浅开始，由浅入深的分块切除到深肌层（图 4-15-7～13），待肿瘤全部切除后再彻底止血，切除肿瘤后电灼肿瘤周围 1cm 膀胱黏膜。

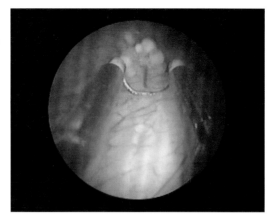

图 4-15-7　电切环向肿瘤靠近

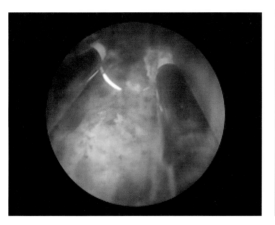

图 4-15-8　电切环从肿瘤后方回拉，顺行切除

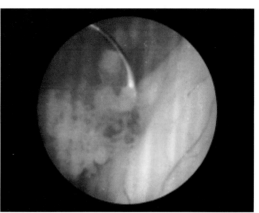

图 4-15-9　电切环置于肿瘤后方顺行切除

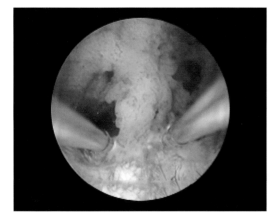

图 4-15-10　电切环置于肿瘤后方基底部，
回拉式顺行切除

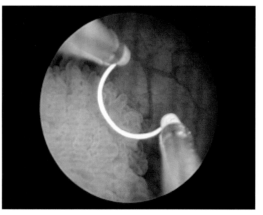

图 4-15-11　电切环向肿瘤靠近 绕到肿瘤后方

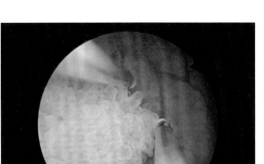

图 4-15-12　由浅入深，一块一块，顺行切除

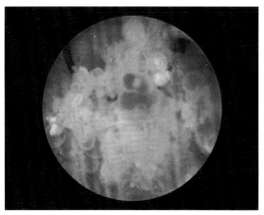

图 4-15-13　大肿瘤由浅入深的分块顺行切除

2. 肿瘤逆行切除法　有时肿瘤基底部可见，电切环不能绕过肿瘤，电切环无法置于肿瘤基底部后方，可将电切环置于肿瘤前方基底部，采用推进式的逆行切除法（图 4-15-14~17）。

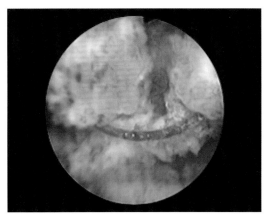

图 4-15-14　膀胱肿瘤逆行切除，电切环置
于肿瘤前方

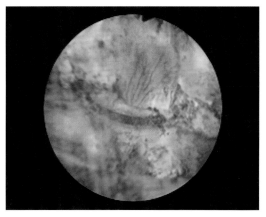

图 4-15-15　推进电切环，切除肿瘤

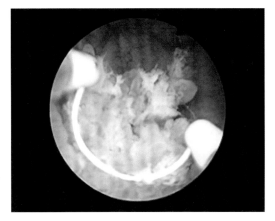

图 4-15-16　逆行切除膀胱肿瘤，电切环置于
肿瘤前方

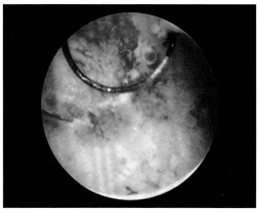

图 4-15-17　推进电切环，逆行切除肿瘤

3. 输尿管口肿瘤切除法　输尿管口周围也是肿瘤好发部位，膀胱镜检查不应遗漏。治疗前应插入输尿管导管，以防输尿管口损伤（图 4-15-18～20），经尿道治疗中密切注意电刀的位置及电切的深度，严防输尿管及输尿管口的误伤，术后经尿道治疗后应插入双 J 导管，作为支架引流。

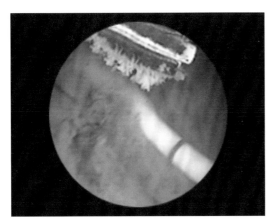 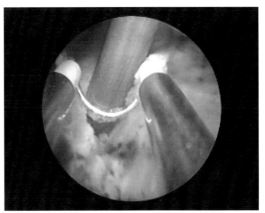

图 4-15-18　输尿管口肿瘤，治疗前插入导管　　　　图 4-15-19　输尿管口肿瘤电切

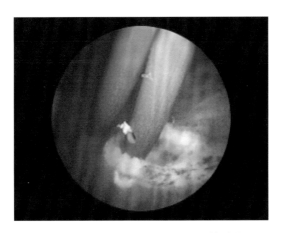

图 4-15-20　治疗后应留置双 J 导管引流

4. 膀胱顶部肿瘤切除法　膀胱顶部肿瘤切除有一定的难度：①难观察，操作时要压低切除镜的尾部；②距离远，要减少膀胱充盈或压迫患者下腹；③顶部膀胱壁较薄，活动度大，术中容易并发穿孔。手术者注意，千万不要切得过深，否则造成膀胱穿孔（图 4-15-21，22）。

5. 肿瘤激光切除法　由于激光切除膀胱肿瘤安全、止血好、操作便捷，近年来深受青睐。作者选用两例钬激光切除膀胱肿瘤手术过程图像 8 幅（图 4-15-23～30），以供参考。

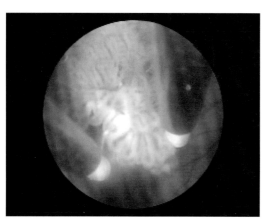

图 4-15-21 膀胱顶部肿瘤顺行切除

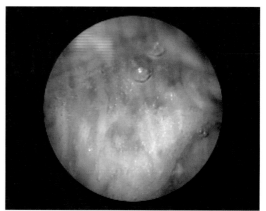

图 4-15-22 膀胱顶部穿孔，见脂肪组织，
上方两个气泡

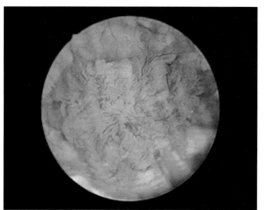

图 4-15-23 膀胱底部乳头状癌

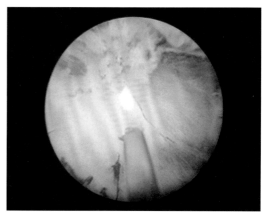

图 4-15-24 钬激光从肿瘤基底部切除

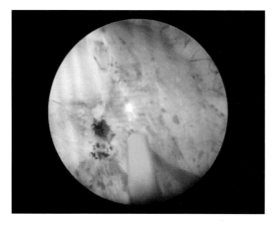

图 4-15-25 钬激光止血并清除周边肿瘤

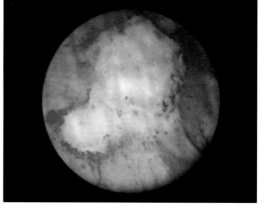

图 4-15-26 钬激光肿瘤切除后的创面

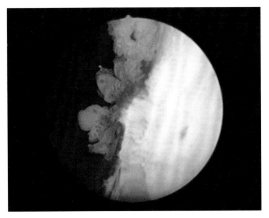

图 4-15-27　近膀胱颈部左侧壁乳头状癌

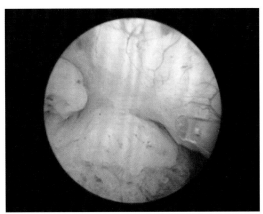

图 4-15-28　从蒂部开始钬激光切割

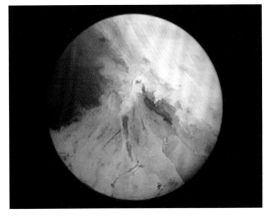

图 4-15-29　钬激光最后一割，肿瘤蒂落

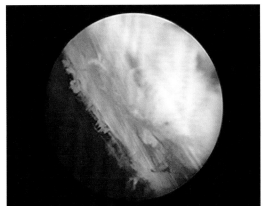

图 4-15-30　肿瘤切除完成

　　6. 掌握切除的深度　经尿道切除膀胱肿瘤手术的关键是掌握切除的深度。切除太深并发膀胱穿孔，切除太浅导致复发。掌握深度标准是：将肿瘤连同肿瘤下方的部分肌肉组织同时切除，然后再进行肿瘤基底可疑部方做补充切除和电凝（图 4-15-31，32）。对 T2a 的肿瘤应切除到达深肌层（图 4-15-33，34），如果切除到达浆膜或见到脂肪，则已经穿孔（图 4-15-35~38）。

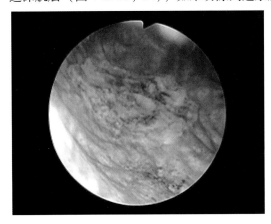

图 4-15-31　切除的深度适中

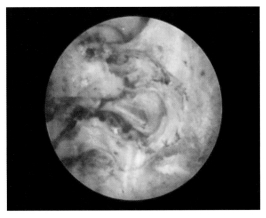

图 4-15-32　切除的深度适中

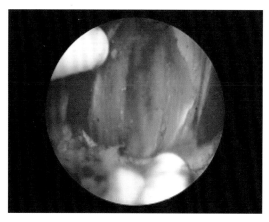

图 4-15-33 切除到达深肌层

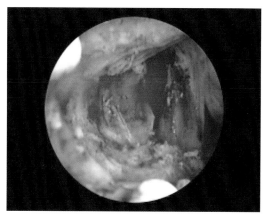

图 4-15-34 切除到达深肌层

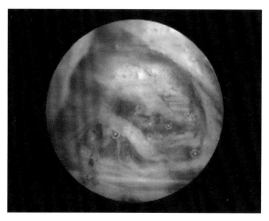

图 4-15-35 切除深达浆膜，见数个顶部
气泡，未穿孔

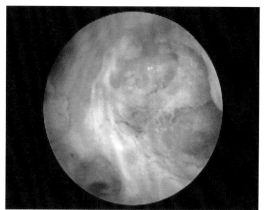

图 4-15-36 膀胱已穿孔，气泡消失，
黄色脂肪隐现

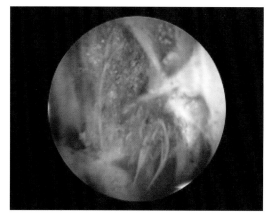

图 4-15-37 膀胱已穿孔，可见
黄色脂肪

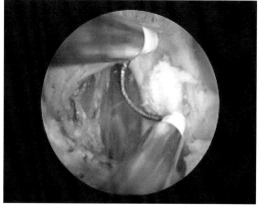

图 4-15-38 膀胱已穿孔，可见
黄色脂肪

## 四、手术注意要点

经尿道手术切除膀胱肿瘤应注意：①对直径小于 2cm 肿瘤可以把电切环置于肿瘤基底部联同肿瘤下方浅肌层同时切除。对于瘤体大而蒂宽的膀胱肿瘤，可从肿瘤表面开始切割；②膀胱前壁肿瘤难以显示，通过耻骨上压迫膀胱帮助显示肿瘤，以利切除；③为防肿瘤切除中闭孔神经反射引起膀胱穿孔，术前用 1~2% 利多卡因局部阻滞麻醉闭孔神经。

## 五、并发症及处理

### （一）术后出血

通常是因肿瘤切除不彻底或术中止血不充分引起。在膀胱肿瘤切除后，由于手术创面不整齐，出血点多隐蔽在凹陷的膀胱壁内，需仔细显示出血点，充分止血。如出血较多，又难以找到出血点应改为开放手术。

### （二）膀胱穿孔

腹膜外膀胱穿孔可采用保留导尿的保守治疗。如系腹腔内穿孔应行开放手术处理。

## 第十六节　经尿道治疗腺性膀胱炎

腺性膀胱炎就其本身而言是一种良性病变，但存在恶变可能。少数发展为腺癌。当出现腺瘤样增生和细胞结构紊乱，应高度怀疑恶变可能。

腺性膀胱炎的治疗首先需解除感染、梗阻及结石等慢性刺激，再予以经尿道电灼、电切术加膀胱灌注等治疗。膀胱内灌注药物治疗与膀胱肿瘤应用药物相同。切除范围应遵循浅表膀胱癌的手术原则进行，对于严重弥漫性改变或已有癌变者可行全膀胱切除术。腺性膀胱炎在有效的经尿道电灼术或电切术后，使用有效的药物膀胱灌注，可进一步降低腺性膀胱炎的复发，提高腺性膀胱炎的治疗效果。手术的准备、方法、术后处理与膀胱肿瘤相同（图 4-16-1~8）。

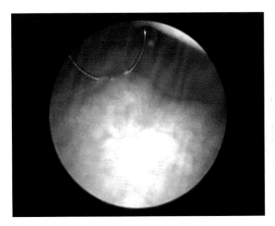

图 4-16-1　腺性膀胱炎作经尿道电切术

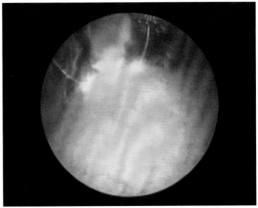

图 4-16-2　手术开始

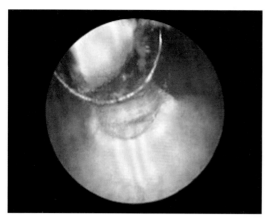

图 4-16-3　已切除部分炎性组织

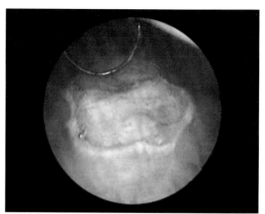

图 4-16-4　手术完成

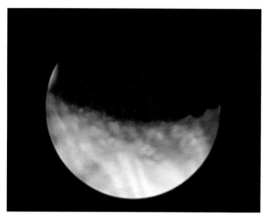

图 4-16-5　腺性膀胱炎，成片颗粒状隆起

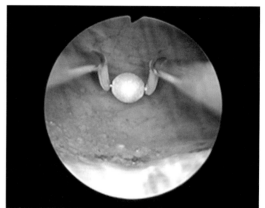

图 4-16-6　用球形电极电灼治疗

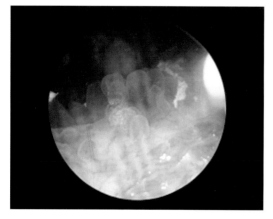

图 4-16-7　腺性膀胱炎，成片滤泡状隆起

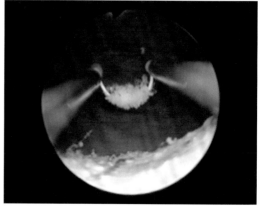

图 4-16-8　用环形电极电切、电灼治疗

## 第十七节　经尿道治疗膀胱憩室

膀胱憩室的治疗首先要解除下尿路梗阻，控制感染。无症状的小憩室可不处理。膀胱憩室口狭小，引流不畅，有临床症状者可经尿道切开，扩大憩室口，行经尿道憩室颈口切开术，以引流憩室内尿液；如效果不好，再考虑开放或腹腔镜下行憩室切除。如憩室巨大，则需要手术切除。输尿管口靠近憩室或在憩室内开口，憩室切除时应行防反流的膀胱输尿管再植术，并注意修复输尿管口膀胱部的肌肉缺损。

经尿道手术时先观察尿道膀胱，找到憩室口，用钩形电极伸入憩室，向外牵拉，再行切开，一般切开 3、6、9、12 点即可，必要时可切除憩室边缘部分组织。注意不能切除太多、太深，否则有穿孔危险。憩室内浅表良性肿瘤也可行电灼或电切治疗，注意肿瘤基底部不能深切（图 4-17-1～4）。

术后保留导尿 3 天。抗生素预防感染。

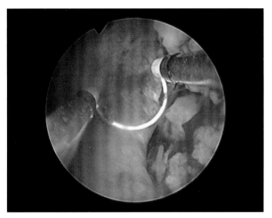

图 4-17-1　电切环置于膀胱憩室与肿瘤之间

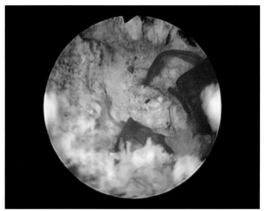

图 4-17-2　憩室内乳头状瘤电切中，显示
肿瘤基底出血

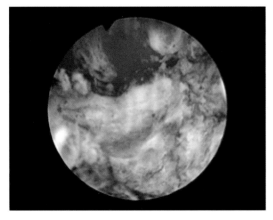

图 4-17-3　憩室内乳头状瘤电切后，从憩室内
看肿瘤基底

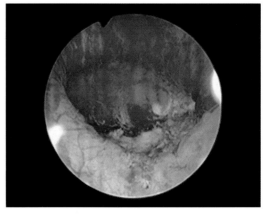

图 4-17-4　电切后，从憩室颈部
观察肿瘤基底

## 第十八节　经尿道治疗输尿管口膨出

输尿管口膨出是先天性输尿管口狭窄及输尿管管壁发育不全，导致输尿管下段囊状突起，囊肿外层为膀胱黏膜，中层为肌层及结缔组织，内层为输尿管黏膜。输尿管口膨出在女性多见，10%~15%为双侧膨出，有时伴有重复肾及双侧输尿管畸形，这时膨出多发生于上肾的输尿管开口处。

经尿道治疗输尿管口膨出安全有效，创伤小，恢复快。作经尿道输尿管口膨出切除术时，可见相当于输尿管口位置有囊状物突入膀胱，有时囊内可见继发结石。囊肿表面可见细小的开口，间断尿液喷出。用钩形电极伸入囊肿表面的开口，再用电切环或直接用电切环分别切除囊肿下部分囊壁，解除梗阻。保留上方部分囊肿壁，起抗反流作用，预防术后输尿管反流（图 4-18-1~5）。

术后留置双 J 管，一个月后拔除。抗生素预防感染。

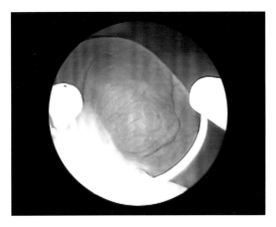

图 4-18-1　输尿管口囊肿作经尿道电切治疗

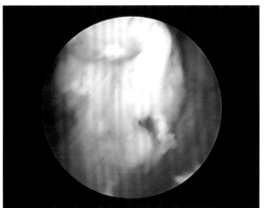

图 4-18-2　切破囊壁，囊肿塌陷

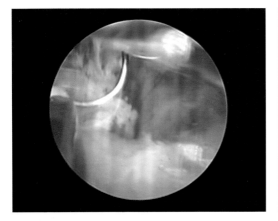

图 4-18-3　切除部分囊壁，放入双 J 导管

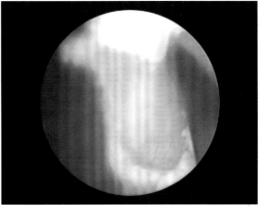

图 4-18-4　留置双 J 导管，继续切除下方囊壁

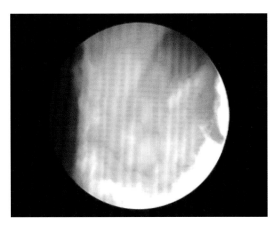

图 4-18-5 可见输尿管口上方留下的部分囊壁

# 第十九节 经尿道治疗膀胱白斑

膀胱白斑的治疗首先应去除慢性致病因素，如膀胱结石应予碎石或手术取石治疗，感染者应予以严格的抗感染治疗。症状明显、抗感染治疗无效、可行经尿道切除。膀胱白斑有恶变可能，应密切随诊，定期膀胱镜检查，一旦发现恶变，应行全膀胱切除术。有人报告使用膀胱镜对病灶处注射醋酸泼尼松治疗，也有试用膀胱灌注卡介苗治疗，效果尚待观察。

膀胱白斑的经尿道治疗可行经尿道电灼、电切术或激光切除术，手术与浅表膀胱肿瘤相同（图 4-19-1）。注意切除深度，控制在黏膜、黏膜下层，不可过深。该病易复发，术后应每隔 3-6 个月复查膀胱镜 1 次，膀胱镜检查若发现创面已覆盖黏膜，光滑，并有血管出现，活检证实黏膜表层为移行上皮细胞，可认为痊愈。

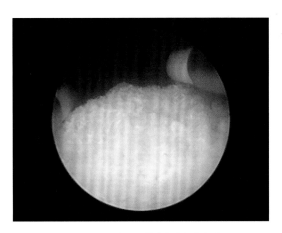

图 4-19-1 经尿道电切膀胱白斑

**· 主要参考文献 ·**

1. 吴阶平. 吴阶平泌尿外科学. 济南：山东科学技术出版社，2004：645-656

2. 郭应禄. 腔内泌尿外科学. 北京：人民军医出版社，1995：85-150

3. 郭震华，那彦群. 实用泌尿外科学. 北京：人民卫生出版社，2015：275-361

4. Fleshner NE，Herr HW，Stewart AK，et al. The National Cancer Data Base report on bladder carcinoma. Cancer，1996：78：1505-1513

5. Kantor AF，Hartge P，Hoover RN，et al. Epidemiological characteristics of squamous cell carcinoma and adenocarcinoma of the bladder. Cancer Res，1988，48：3853-3855

6. Lynch CF，Cohen MB. Urinary system. Cancer，1995，75（suppl）：316-328

7. Heney NM，Ahmed S，Flanagan MJ，et al. Superficial blalcler cancer：progression and recurrence. J Urol，1983，130：1083 -1086

8. Koch MO ancl Smith JA Jr. Natural history ancl surgical management of superficial blaclcler cancer（stages Ta/T1/C1S）. 1n Comprehensive textbook of genitourinary oncology. Vogelzang N，Miles BJ，eds. Baltimore（MD）：Williams and Wilkins，1996. 405-415

9. Muraro GB，Grifoni R，Spazzafumo L. Endoscopic therapy of superficial bladder cancer in high-risk patients：holmium laser versus transurethral resection. Surg Technol 1nt，2005，14：222-226

10. 刘定益，王名伟，王键，等. 经尿道双极等离子电切系统治疗膀胱癌85例报告. 中国微创外科杂志，2010，10（10）：870-872

11. 刘定益，王名伟，王键，等. 经尿道双极等离子电灼或电切联合膀胱灌注治疗腺性膀胱炎68例报告. 中国内镜杂志，2010，16（9）：037-939

12. 刘定益，王键，唐崎，等. 碎石钳与钬激光在前列腺增生合并膀胱结石的疗效比较. 中国内镜杂志，2011，19（9）：966-968

13. 刘定益，王名伟，王键，等，等离子双极电切联合钬激光治疗BPH并发膀胱结石的疗效观察. 吉林大学学报医学版，2009，15（4）：387-389

14. 孙颖浩，许传亮，温晓飞，等. 钬激光联合膀胱灌注治疗浅表性膀胱肿瘤（附30例报告）. 中华泌尿外科杂志，2003，24（6）：380-382

15. 姜帅，王国民，孙立安，等. 钬激光与等离子电切治疗非肌层浸润性膀胱尿路上皮癌的前瞻性随机对照研究. 中国微创外科杂志，2012，12（11）：1017 -1019

# 5

## 第五章

## 上 尿 路

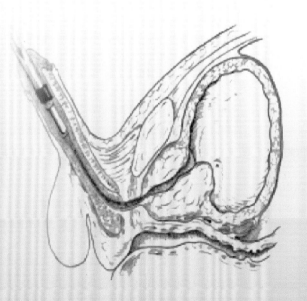

上尿路指肾脏、输尿管而言。膀胱尿道镜检查虽不能直接观察到它们的形态，但可通过输尿管口的观察、肾盂尿的变化估计到何侧有病变及其性质。进一步可通过插入输尿管导管作逆行肾盂输尿管造影来观察形态改变。膀胱尿道镜检查时还可作色素试验了解肾脏功能。所以，膀胱尿道镜检查对于上尿路疾患的诊断有重要价值。近十余年来，随着输尿管硬镜、软性输尿管镜镜及经皮肾盂镜的完善，通过内腔镜诊断和治疗上尿路疾病也日益广泛。

## 第一节　输尿管口的观察

### 一、先天性畸形

输尿管口位置和数目的改变往往提示上尿路先天性畸形，常见有输尿管口缺如、异位和重复。如果一侧输尿管口未见，又进一步排除了异位开口或因其他原因而未能观察到开口者，可能为一侧肾脏先天性缺如。如果一侧或两侧有两个输尿管开口，一般均提示有同侧肾盂和输尿管重复的畸形。一般规律：上方的输尿管开口来自下方的肾盂、输尿管；下方的开口来自上方的肾盂、输尿管。极少为额外肾的输尿管开口。文献上曾有三个输尿管开口的个案报道，极罕见。但二侧输尿管开口正常，不能完全排除肾脏先天性畸形可能（图 5-1-1）。此外，还有输尿管开口囊肿（图 5-1-2）、输尿管隔膜开口等畸形（图 5-1-3，4）。

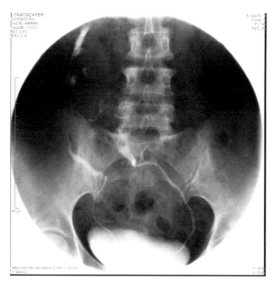

图 5-1-1　右侧融合肾，双侧正常输尿管开口

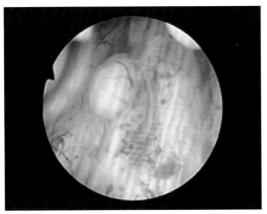

图 5-1-2　输尿管开口囊肿

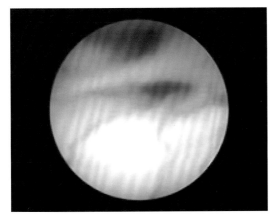

图 5-1-3　左侧输尿管隔膜开口

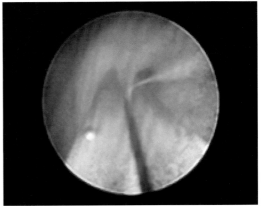

图 5-1-4　左侧输尿管隔膜开口插入两根导管

## 二、炎　　症

上尿路有炎症时，同侧输尿管口可有充血水肿，有时还可见到泡状水肿等重度炎症改变。非特异性感染的患者，严重时往往整个膀胱黏膜呈广泛性充血水肿状态，患侧输尿管口常被遮盖而不易辨认（图 5-1-5）。

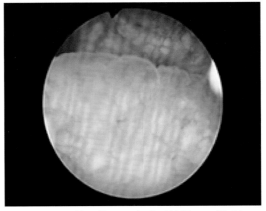

图 5-1-5　输尿管开口水肿（拔除双 J 管后）

## 三、结 核

肾结核的患者，患侧输尿管口常有明显的充血水肿，管口附近可出现泡状水肿或溃疡形成，常伴有典型的结核结节存在。输尿管病变严重时，管口可呈"高尔夫洞状"（图 4-4-2）。

## 四、输尿管下端或管口结石

输尿管结石下降过程中，往往损伤输尿管黏膜，出现血尿。膀胱尿道镜检时发现患侧管口喷血。结石降入膀胱壁间段或嵌顿在管口时，患侧管口出现明显水肿，隆起于黏膜表面，管口周围黏膜下出血，形状类似子宫颈的外观，中心有时可见嵌顿的结石（图 5-1-6）。梗阻较久可使输尿管黏膜脱垂，呈柱状外凸。

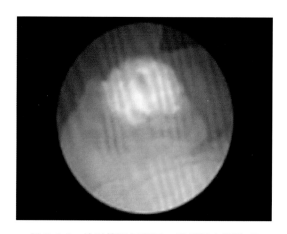

图 5-1-6 输尿管开口结石，类似子宫颈外观

## 五、输尿管下段或管口肿瘤

输尿管肿瘤有良性与恶性肿瘤之分。原发性输尿管肿瘤少见，输尿管恶性肿瘤大多数是肾盂肿瘤脱落，肿瘤细胞植入性转移的结果。位于输尿管口附近的膀胱肿瘤也可累及输尿管而成为继发性输尿管肿瘤。少数来自远处的恶性肿瘤也可向输尿管侵犯。

膀胱尿道镜检查可发现管口失去间歇性蠕动而持续开放，患侧管口喷血。较小的肿瘤，会随输尿管蠕动、喷尿时可伸出于管口之外，蠕动间歇时又缩入管内（图 5-1-7，8）。若肿瘤突出于管口外，则患侧输尿管口常被遮盖而不能窥见（图 5-1-9）。部分肿瘤沿输尿管进入膀胱，通过器械帮助，可以看到肿瘤来源输尿管（图 5-1-10）。

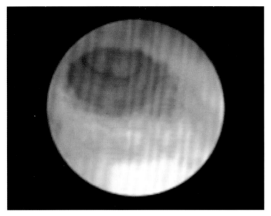

图 5-1-7 输尿管内纤维上皮息肉

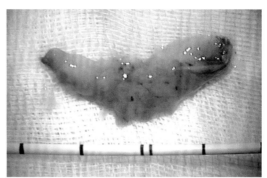

图 5-1-8 切除的纤维上皮息肉标本

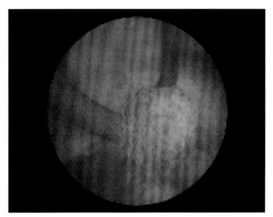

图 5-1-9 输尿管癌（双 J 管旁）

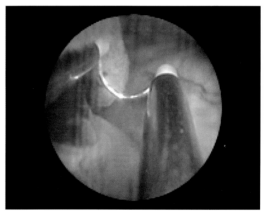

图 5-1-10 推动瘤体，发现肿瘤来源于输尿管

## 六、输尿管膀胱吻合术后

输尿管膀胱吻合术后之乳头与正常输尿管开口形态完全不同，初学者不易鉴别（图 5-1-11~13）。有时输尿管膀胱吻合术后，肾积水无好转，复发尿路感染，CTU 显示吻合口狭窄，再次内腔镜手术后处理不当而形成两个开口（图 5-1-14），导管可从吻合口乳头口和乳头根部瘘口插入输尿管。遇此情况可经再次内腔镜手术，切除乳头两个开口之间的隔膜而获治愈。

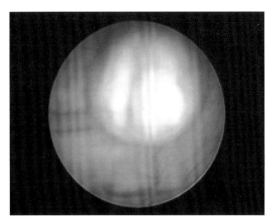

图 5-1-11　输尿管膀胱吻合乳头

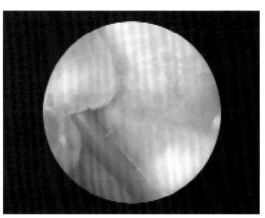

图 5-1-12　输尿管膀胱吻合乳头（内有双 J 管）

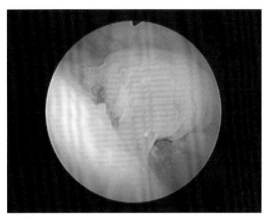

图 5-1-13　输尿管膀胱吻合术后乳头
（内有双 J 管）

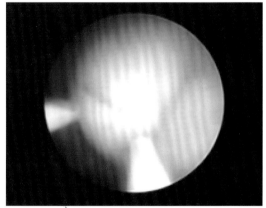

图 5-1-14　乳头假道（分别插入二根导管）

## 第二节　肾盂尿的观察

正常情况下，每 10～30 秒输尿管蠕动排尿一次。正常尿液无色而清彻，镜下有时难于辨认。异常肾盂尿常见有血尿、乳糜尿和脓尿。

### 一、血　　尿

来自上尿路的出血，可在输尿管口见到喷血，从而可确定为单侧抑双侧性血尿。若为活动性出血，其颜色为鲜红色（图 5-2-1～4）。若为陈旧性血尿则呈棕色。肾盂内形成的血块多为碎块状，输尿管内形成的血块，则为条束状，细长形。

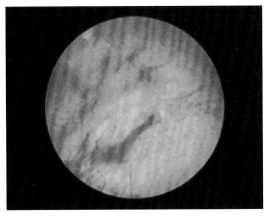

图 5-2-1　左侧输尿管管口血尿

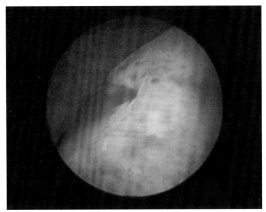

图 5-2-2　左侧输尿管管口喷血

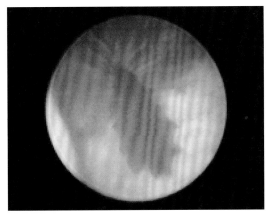

图 5-2-3　血从输尿管开口流出

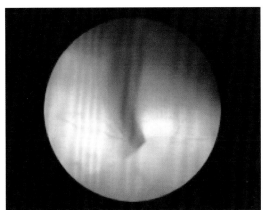

图 5-2-4　输尿管口喷血

## 二、乳　糜　尿

乳糜尿一般呈乳白色或奶酪样，如红细胞的含量较多，则尿呈粉红色，称血性乳糜尿。膀胱镜下可见乳糜尿从输尿管口间歇性喷出（图 5-2-5～8），有时膀胱内可见到大量乳白色凝块（图 5-2-9）。乳糜凝块堵塞输尿管，可产生肾绞痛；膀胱内大量乳糜凝块可引起尿潴留。膀胱尿道镜检查可确定乳糜尿来自单侧抑双侧上尿路，极少可来自膀胱（图 5-2-10）。为了明确乳糜进入上尿路的部位，应作逆行肾盂造影，当膀胱镜不能定位时可行淋巴管造影。

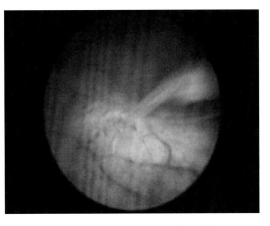

图 5-2-5　乳糜尿从输尿管口喷出

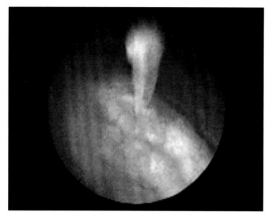

图 5-2-6　输尿管口喷出乳糜尿

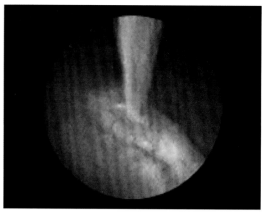

图 5-2-7　乳糜尿喷出强而有力

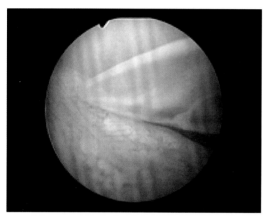

图 5-2-8　右侧输尿管口喷出大量乳糜尿

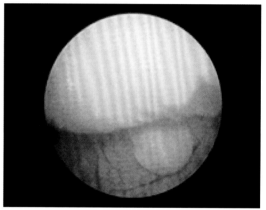

图 5-2-9　膀胱内漂浮的乳糜凝块

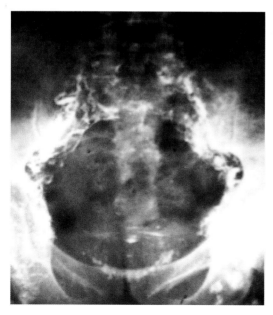

图 5-2-10　淋巴管造影显示膀胱乳糜瘘

## 三、脓 尿

脓尿表示上尿路有炎症，常见原因有：肾盂肾炎、肾积脓、肾结核、肾周围脓肿破入尿路等。少量脓液常呈细粒状，窥镜下不易明视。脓液较多时，管口喷出的尿液成云雾状混浊，有时似雪花般漂浮于整个膀胱内（图 5-2-11）。在脓肾病例，可见从输尿管口排出灰白色的胶状脓液，成半固体奶油状，又似挤出的牙膏外观。

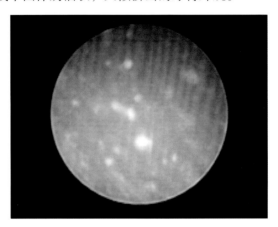

图 5-2-11　雪花般漂浮的脓尿

## 四、其 他

在十分罕见的情况下，有肾盂肠道瘘或输尿管肠道瘘患者，可见患侧输尿管口有小气泡、食物残渣、粪便或蛔虫排出。

# 第三节　输尿管插管术

## 一、输尿管插管的目的

### （一）诊断目的

1. 分别收集肾盂尿　作显微镜、化学、细胞学及细菌学检查。

2. 作两肾的分肾功能试验　常用有两种：①静脉注入靛胭脂或酚磺酞：了解两肾排泄功能；②收集两侧肾盂尿液：测定尿量、尿钠、肌酐等化学成分，有助于肾血管性高血压的定位和定性诊断。

3. 插入不透光的导管　摄腹部平片，以鉴别输尿管结石与输尿管外阴影。对肾盂充盈缺损性质不明者，可作空气和显影剂对比造影。

4. 确定输尿管梗阻及其部位

5. 测定肾盂容积、观察尿液速度　判断有无肾盂积水。

### （二）治疗目的

1. 保留输尿管导管　①引流肾盂尿液：肾盂或输尿管因结石或其他原因突然受阻，出现急性肾盂积水，输尿管插管可解除梗阻，挽救肾功能。②输尿管手术后，插入输尿管导管作为支架：防止尿漏及输尿管狭窄形成。

2. 扩张狭窄的输尿管

3. 肾盂冲洗　用1%硝酸银3~5毫升灌洗肾盂，可治疗乳糜尿。

4. 利用套石导管或注入润滑油　施行输尿管结石的取出。

（三）预防目的

某些盆腔或后腹膜手术，术前先行输尿管插管，可以预防术中误伤输尿管；疑有输尿管损伤者，术前先行输尿管插管，可明确损伤的部位。

## 二、输尿管口的寻找

找到输尿管口是输尿管插管的前提，现将寻找方法简介如下：①先使观察窗向上，找到顶部气泡。然后向右或向左转动膀胱镜约120°，并将观察窗下移，配合稍许摆动即可找到；②从膀胱颈部5点或7点钟处开始，沿输尿管嵴向右上或左上方前进2~3cm，在输尿管嵴和输尿管间嵴的会合处，即可找到输尿管口；③使观察窗向下，可见到横行的稍隆起的输尿管间嵴，沿此间嵴向左或右分别寻找输尿管口；④某些患者，可借助于输尿管口有血尿、脓尿或乳糜尿的排出寻找；⑤静脉注射靛胭脂5毫升，在蓝色尿液喷出处即可找到。

输尿管口形状的变化较大，非但因人而异，而且一人的左右两侧亦可不同。常见的形状有：卵圆形、椭圆形、圆点形、新月形、裂隙形、沟穴形、三角形或不规则形等。膀胱内有病变时，输尿管口常常充血、水肿，不易找寻，增加插管困难。

## 三、输尿管插管的方法

插管操作要求有熟练的双手插管技术，即用左手持镜，右手持输尿管导管向右侧输尿管插管，右手持镜，左手持输尿管导管向左侧输尿管插管。输尿管插管详细步骤如下：①找到输尿管口后，将接物镜移近管口，并保持管口在视野中心（图5-3-1）；②推进输尿管导管，导管前端在视野内出现后再推进1.5cm，抵达输尿管口（图5-3-2）；③转动转向器，使导管前端下压，将导管头插入输尿管口（图5-3-3）；④将导管插入输尿管口，待导管已进入数厘米以后，将转向器放平，一般插入25cm可到达肾盂（图5-3-4~7）；⑤以同样方法，将导管插入另侧输尿管、肾盂；⑥需要留管拔镜者，可把双侧导管尽可能都送入膀胱内，然后将窥镜退出少许，用手捏住导管，将其远端自橡皮小帽中拖出，退出窥镜。然后再慢慢转动镜鞘，使其前端完全向上，按照膀胱尿道镜鞘的弧形和尿道弯曲，将镜鞘拔出。当镜鞘头端窗口拔至尿道外口时，一手将左右两侧导管分别固定，以防误将导管随拔出镜鞘时而带出。两侧导管各作标记以免混淆。

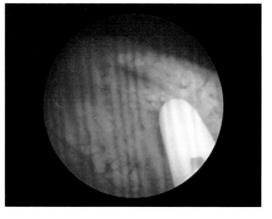

图5-3-1　找到输尿管口移近接物镜，准备好导管

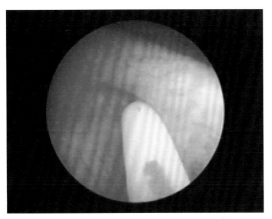

图 5-3-2　推进导管抵达输尿管口

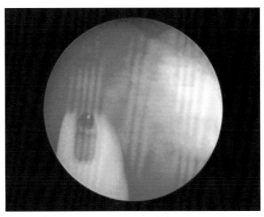

图 5-3-3　转动转向器，导管头插入输尿管口

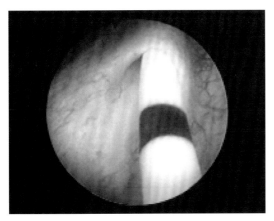

图 5-3-4　放平转向器，推进导管

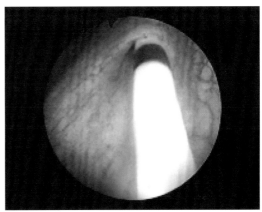

图 5-3-5　导管已进入 5cm

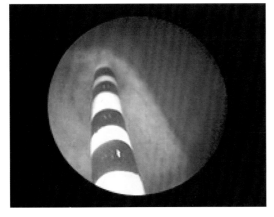

图 5-3-6　导管已进入 20cm

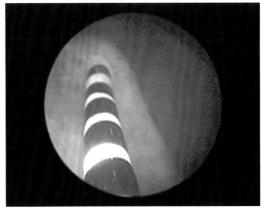

图 5-3-7　导管已进入 25cm

为了治疗目的，有时需要插入金属导丝或金属导管（图 5-3-8）；定位乳糜尿来源于哪侧肾脏，也需要插管协助（图 5-3-9）。

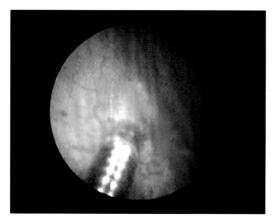

图 5-3-8  用金属导丝行输尿管插管

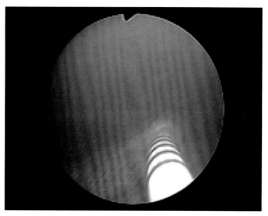

图 5-3-9  乳糜尿插管定位

## 四、输尿管插管的困难及处理

输尿管插管的困难的原因有：①导管太粗、太硬、太软或太细都可致插管困难，应注意选用韧性和粗细适当的输尿管导管；②膀胱充盈不够，黏膜未能展平或充盈过度，输尿管口位置发生改变使插管发生困难，应注意调节膀胱内适当容量；③膀胱的病变或输尿管开口形态异常不易辨认，常发生插管困难。可注射靛胭脂，根据管口喷出的蓝色尿液来寻找；也可改用输尿管镜观察，在灌注液下试插输尿管导丝，导丝插入输尿管后，切除输尿管导管头部封闭端，输尿管导管沿输尿管导丝放入输尿管；④输尿管口被结石、血块、肿瘤掩盖，可用水反复快速冲洗，暴露管口再行插管；⑤有时由于输尿管黏膜皱襞、子宫或盆腔肿瘤压迫推移输尿管或输尿管痉挛等原因，插管过程受阻，可采用捻转导管、改变患者体位成头低足高位或注入液体石蜡等办法使插管继续前进；⑥有的插管困难原因确实不易克服，应及早放弃。如输尿管的结石、狭窄、肿瘤造成梗阻，前列腺肥大或癌肿、膀胱结核、输尿管开口于膀胱憩室之内等。如需了解上尿路情况可通过排泄性尿路造影、B 型超声波、CT、MRI 检查加以解决；⑦如插管困难系输尿管结石所致，输尿管处有明显隆起，可采用电切镜切除部分输尿管隆起处膀胱黏膜，去除输尿管结石，可显示输尿管开口。

## 五、输尿管插管的并发症

### （一）出血

在正常顺利插管中，输尿管及肾盂黏膜皆有轻度损伤，而出现显微镜下血尿。如导管太粗太硬或插入肾盂过深，加之逆行肾盂造影的刺激，可能出血较多。一般经过镇静止痛、饮水休息即可迅速停止。

### （二）感染

原因为外阴部或器械用具消毒不严或操作时污染。在膀胱有炎症或结核感染时，插管能将细菌带入肾盂内导致肾盂感染。故应从严掌握输尿管插管的指征，急性炎症时，禁作膀胱尿道镜检查。

（三）穿孔或破裂

在病理情况下，如输尿管内的肿物、结石或狭窄，用力猛插，有可能引起穿孔或破裂的危险，尤其是用放置钢丝芯的导管试插强行通过，更应注意。导管盲目插入过高，可能穿破肾盂、肾实质、肾被膜进入脂肪囊而发生严重的并发症。应注意成人输尿管导管插入不要超过 25cm。

（四）异物残留

输尿管导管拆断或在肾盂内扭结成为异物残留不常见，事前应很仔细检查，发现已损坏或折断的导管不可使用，一旦发生可采用输尿管镜取出折断的导管。

## 第四节　两侧肾盂尿的收集

输尿管导管插入适当位置后，若肾功能正常，则尿液从导管间歇性滴出，连续流出 5~7 滴，停顿 10~30 秒，再行流出。

如果滴出的尿液速度很快或成线状者，提示有肾盂积水，此时可用注射器抽吸并记量，以测定肾积水的程度。

导管插入无滴尿流出，常见以下几种情况：①导管内有气泡阻止尿液流出，可用注射器抽吸并注入无菌水后，尿液即可滴出；②输尿管开孔处为血块、脓液或黏液堵塞时，出现以无菌水冲洗只进不出的现象，有时经反复冲洗可以获得改善；③导管无尿液流出，无菌水冲洗亦不能进入，多为所使用的导管管腔受阻不通，系因使用前未作认真检查之故，此时应另换输尿管导管插入；④导管嵌入黏膜皱襞或导管侧壁小孔紧贴于管壁的黏膜者，也可能无尿液滴出，此时可转动导管或稍许拉出调整导管位置而得到改善；⑤导管经输尿管进入肾盂可能产生暂时性的无尿，只需等待观察或注入少量普鲁卡因而得到改善。

排除以上原因而无尿液滴出者，在少见的情况下，可能为：①高位结石或肿瘤阻塞输尿管而导管又不能越过此梗阻部位者；②一侧肾脏无功能或为萎缩肾或为先天性肾发育不全；③由于导管粗硬，插入过高或用力过度将导管穿破肾实质或输尿管壁，使之进入后腹膜腔内者，亦无尿液滴出，此时一般均有少量鲜血滴出。

最初流出的 5~10 滴尿液可能混有导管内的冲洗液体，应该弃去。收集第一管肾盂尿 2~3 毫升送普通培养，第二管作常规显微镜检查，作每个高倍视野中的细胞计数。红细胞增多可能与插管损伤有关，脓球、管型及细菌存在皆为病理情况。乳糜尿患者作尿乳糜试验有助于确定乳糜来自哪一侧肾脏。怀疑为肾结核时，则留第三管尿液约 10~20 毫升，作结核分枝杆菌培养和动物接种。

为了缩短时间，减少患者痛苦，收集肾盂尿可由助手协助进行。检查者可以尽快完成双侧输尿管插管，并分别标记左右侧，避免混淆。留取肾盂尿和分肾功能试验亦可同时进行。

## 第五节　分肾功能试验

　　临床应用的肾功能检查法，大都反映两肾功能总和。肾脏功能的储备很大，切除一侧肾脏，对侧肾脏可维持正常生理功能，若剩余肾也有病变，且损害超过全部肾组织的2/3，将出现肾功能不足。泌尿外科测定肾功能的主要目的，是为了根据具体病情，确定治疗方针，所以要了解分肾功能。

　　分肾功能可以用以下方法检查：①常用的静脉泌尿系造影剂是从肾小球滤过、肾小管排出的，因此可从X线片上造影剂的浓度和显影时间的快慢不同，估计肾脏的功能。如果一例肾脏显影时间延长，造影剂浓度变淡，说明该侧肾脏功能不良；②靛胭脂或酚磺酞色素试验：作膀胱尿道镜检查时，静脉注入靛胭脂或酚磺酞，分别观察两侧肾脏色素排出的时间及浓度；③Howard试验：术前两天口服氯化钠，每日6~8克，术前2小时静脉注射生理盐水1000毫升。经膀胱镜将F5~6号输尿管导管分别插入左右两侧肾盂内。如果患侧肾脏较健侧尿量降低50%，尿中钠浓度降低20%，为阳性结果，提示患侧肾脏有血供不足，对疑有单侧肾血管性高血压的患者，有诊断意义；④肌酐清除率测定：从两侧输尿管导管留取两侧尿5分钟，抽血标本，测定尿和血肌酐含量，计算两肾肌酐清除率；⑤两侧对氨马尿酸（PAH）清除率测定：用生理盐水200毫升加入对氨马尿酸2克，30分钟内静脉滴入100毫升，以后维持每分钟20滴。每20分钟分别留一次尿标本，留尿后10分钟抽血一次共三次，计算每次对氨马尿酸的清除率，取其平均值即代表每侧的肾血浆流量。

　　现将较常用的靛胭脂和酚磺酞色素试验介绍如下：①靛胭脂试验：靛胭脂是一种蓝色色素，自1903年应用于临床已有90余年。它是靛双硫基酸的钠盐，稳定耐热，可煮沸消毒。它长时间与空气接触，则变质而呈绿色，不可再用。每安瓿含0.8%靛胭脂溶液5毫升，为成人一次静脉注射量。小儿用量为每2周岁1毫升，10周岁以上可用成人量。靛胭脂作肌内注射时，用量需增加一倍。靛胭脂色素试验时，在膀胱尿道镜的窥视下，药物静脉注射，正常肾脏排出时间为3~6分钟，平均为4分钟。当色素初现之后，很快蓝色变深（图5-5-1）。为了避免由于膀胱内液体蓝染而视野不清，可在试验前先行插管，使蓝色尿液从导管滴出而得到观察。色素排出时间超过5分钟，而颜色又不浓时，可疑肾功能不良；排出时间在7分钟以上，应认为有肾功能减退；注射后15分钟以上始有颜色出现或者根本不见色素排出时，表示肾功能损害较重或者无功能。排出颜色的浓淡，对肾功能的判断也很重要，肾功能差者，所排颜色必淡。有时，即使排出时间仍在正常范围以内，但颜色始终不能变浓或者延迟变浓，都是肾功能受损的表现。②酚磺酞试验（P.S.P.试验）酚磺酞试验1910年用于临床。酚磺酞稳定耐热，可煮沸消毒。酚磺酞在碱性溶液中呈鲜红色（图5-5-2），在中性或酸性尿液中呈淡黄或橘黄色。作酚磺酞试验时，一般均采用输尿管插管法。试验前先饮水400毫升，常用剂量为1毫升，内含酚磺酞6mg。两侧导管分别置于两试管中，每试管内盛有20%氢氧化钠1~2毫升。静脉注入酚磺酞后记录时间，待滴入试管的尿液出现红色时记录时间。正常时注入5分钟出现红色，并迅速加深，若排出时间延迟或颜色较淡，即提示肾功能欠佳。

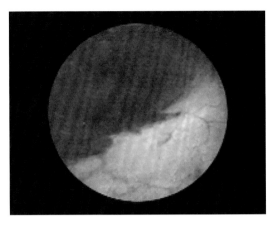

图 5-5-1　左侧输尿管口喷出大量
蓝色靛胭脂尿液

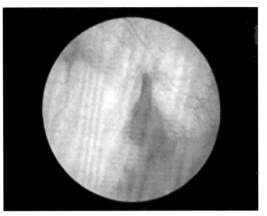

图 5-5-2　右侧输尿管口喷出酚磺酞尿液

对色素试验判断肾功能应有的认识：①色素试验为一种简易的分肾功能测定方法。靛胭脂试验可不必插管，在膀胱镜下直接窥视，就能确定两侧肾脏功能，不仅如此，靛胭脂尚可作为确定输尿管位置之用，遇有寻找输尿管口困难者特别适合。酚磺酞试验虽也是一种判断肾功能的定性试验，但其颜色不易观察，且必须插管，尤其在血尿及乳糜血尿患者，尿液本来就为红色，故酚磺酞试验的准确性受到影响。因此，临床普遍采用靛胭脂试验。酚磺酞试验多用于两肾总功能的定量试验；②色素试验的结果，一般均与肾脏病变的程度成正比。但应注意，色素试验结果正常，未必代表肾脏正常，因为许多外科肾脏疾病，肾皮质破坏程度尚未达严重地步。试验结果不正常也须考虑一些影响因素，如：输尿管导管被血块、乳糜凝块或肿瘤组织堵塞致使尿液引流不畅；输尿管导管插入过深，穿入肾组织，尿液引流受阻；插入过浅，尿液易沿导管周围排入膀胱；输尿管导管过细，也将影响尿液引流速度；肾盂积水或输尿管受压屈曲时，尿液引流不畅，也将影响试验结果；③两种色素试验都只能代表肾小管排泄功能，要了解肾脏的全部功能时，必须结合其他检查，互相对照，以免造成判断错误。目前常用测定肾功能的方法是放射性核素肾图、肾小球滤过率和有效肾血流量测定来判断单侧肾功能和总体肾功能，其中单侧肾小球滤过率<10ml/min，提示该侧肾无功能。

## 第六节　逆行性肾盂造影术

通过输尿管导管，将对比剂注入肾盂内进行 X 线摄影，以获得肾盂、肾盏 X 线影像，称逆行性或上行性肾盂造影术。上述造影范围如果包括输尿管在内，则又叫做逆行性肾盂输尿管造影术。它具有影像清晰和造影不受肾功能影响的优点，是泌尿系重要诊断手段之一。

### 一、适应证和禁忌证

（一）适应证

1. 凡疑有肾、输尿管疾病，而一般临床症状、化验检查和 CT 或 MRI 不能明确诊断者

2. 需要了解泌尿系周围疾病浸润压迫肾、输尿管的情况或作腹膜后肿块的鉴别诊断者。

3. 泌尿系 X 线片、静脉尿路造影或 CT、MRI 不能肯定或排除泌尿系疾病者。

（二）禁忌证

1. 同膀胱尿道镜检查的禁忌证。

2. 输尿管口无法找到或输尿管导管不能插入者。

## 二、造影剂的选择

理想的造影剂应该是对人体无毒、刺激性小、不良反应小、易于消毒、显影清晰。过去临床上使用 12.5% 碘化钠、15% 碘化钾、20% 溴化钠，由于对肾盂黏膜有极大的刺激，造影时常引起肾区的剧烈疼痛。如药液穿破肾盂进入血液，还会产生严重的全身反应，故目前临床已较少应用。近来常选用醋碘苯酸钠、碘吡啦啥、泛影酸钠和泛影葡胺等有机碘制剂，有刺激性小、显影清晰的优点。可将其浓度稀释为 15% 左右较为合适。

对于个别病例，如肾盂或输尿管有透光结石（阴性结石）时，可选择氧气、二氧化碳或空气进行造影。1954 年 Paqvo Klami 倡用过氧化氢作逆行肾盂造影，用以诊断一般泌尿系造影不能发现的早期病变。将 30% 过氧化氢冲入造影剂内，配成 1.5~3% 的浓度，过氧化氢与早期病变处渗出物接触，析出氧气并停留在病灶表面，在 X 线摄片上可见有气泡存在，据此作出早期诊断。

## 三、造 影 方 法

取两副 20 毫升的注射器，各盛造影剂 15~20 毫升，用适当大小的针头接至输尿管导管末端。患者取头低足高位，造影前先摄 KUB 平片，了解输尿管导管位置，然后由两人或一人双手同时以相等速度注入。一般将造影剂注入 8~10 毫升时令患者暂停呼吸，进行摄片（最好是在透视下边滴入造影剂边观察）。注入时任何一侧腰部出现胀痛时，该侧应立即停止注射，他侧仍可继续注入，待出现同样感觉时，嘱患者"屏气"进行拍片。同时可边摄片边推入少许造影剂。

正常肾盂容量约 3~14 毫升，平均 5~6 毫升。有人在造影开始前，先注入 5% 普鲁卡因 5 毫升，一方面测定肾盂的容量观察腰部症状，同时利用其麻醉作用以减少患者的痛苦。拍片以后，应立即回抽造影剂，常可减少患者的疼痛。逆行肾盂造影后，稍停即能观察摄片显影结果。如造影不够满意时，可重复造影，获得满意结果，即可拔出输尿管导管。逆行肾盂造影通常两侧同时进行，拍摄后前位片，在有些病例，经静脉肾盂造影对其中一肾病变不能确诊时，可单作该侧逆行肾盂造影，此时除摄取后前位片外，加摄斜位或甚至侧位片更可获得有助于诊断的依据。

在冬季宜将造影剂适当加温，以免低温药液刺激肾盂及输尿管黏膜而产生痉挛。在注入造影剂时应注意勿使气泡混入，以免影响诊断。对有肾盂积水或其他梗阻因素存在的患者，可在造影中加入抗生素溶液，以防感染。在选用空气或氧气作造影剂时，宜取立位或头高足低位，使空气容易进入肾盂。空气注入量约 30 毫升，注气时应缓慢，压力不宜过高，否则有引起空气栓塞的危险。如果做肾盂输尿管造影，可使检查台成 45° 倾斜，患者头低足高位，先将肾盂充盈，然后一面抽出输尿管导管，一面缓慢注入造影剂，至输尿管导管即将退出输尿管口时，立即拍片，可获全程输尿管显示。

四、造影的并发症

**（一）疼痛和血尿**

逆行性造影疼痛和血尿比较常见。少数患者疼痛剧烈伴肉眼血尿，烦躁不安。应及时给予解痉止痛、多饮水、肾区热敷等处理。

**（二）肾盂逆流**

逆行性造影时肾盂逆流也是常见的并发症，造影时压力过大为主要原因。在 X 线上可见到由肾小盏底部中央向肾皮质呈放射状的许多细线条组成的"扇形"影像，这就是肾盂肾小管逆流；肾盂静脉逆流在造影上，显示在肾小盏底部有"弧形"影像；肾盂间质逆流可见到大小不定的不规则片状影像；肾盂淋巴逆流在 X 线片上可见肾门与腹主动脉之间有"蜘蛛网状"不规则迂曲线条，偶可有不规则点状阴影夹杂其中。要防止肾盂逆流的发生，必须注意在注入造影剂时不可用力太大，以免造成肾盂内压力过高，注入造影剂量也不宜过多。同时，选用无毒性的有机碘制剂，万一发生肾盂静脉逆流，也不致有严重的全身反应。

**（三）尿闭**

逆行性肾盂造影发生尿闭少见。原来肾功能差的患者，经过逆行性造影的刺激，较易发生尿闭。故术前应慎重掌握适应证，凡肾脏功能很差的，不应作逆行性肾盂造影，对二侧肾病变患者，建议分次分侧造影。

## 第七节　经尿道输尿管镜技术治疗上尿路疾病

一、输尿管相关解剖

输尿管是位于腹膜后间隙的细长肌性管道，左右各一，成人输尿管全长约 20~30cm。输尿管由黏膜、平滑肌和纤维组织三层组成，输尿管黏膜为移行上皮，约有 6 条纵行的皱襞，当尿液通过时皱襞消失。尿液通过输尿管有节律的由上而下的蠕动送入膀胱。输尿管蠕动频率为每分钟 2~6 次，每次收缩时间是 2~3 秒。

腔内泌尿外科分输尿管为上段、下段和壁内段，相应于解剖学的输尿管腹部、盆部和壁内部。输尿管上段与下段以髂血管为界，上段包括肾盂输尿管连接部和跨过髂血管段，下段从髂血管交叉处到膀胱壁，壁内段指从膀胱后壁斜行经膀胱到输尿管开口段，长约 1.5cm。

输尿管有三个生理性狭窄和三个生理性弯曲。三个生理性狭窄分别是肾盂输尿管连接部、输尿管跨越髂血管处和输尿管膀胱壁段，是输尿管镜相对难以通过的地方。三个生理性弯曲分别是肾曲、界曲和骨盆曲，肾曲位于肾盂和输尿管交界处，是凸向上外侧的弯曲，界曲位于输尿管跨越髂血管处，呈 S 形，骨盆曲是输尿管在骨盆内斜向内下方弯曲（图 5-7-1）。

输尿管镜窥视下，输尿管黏膜呈浅粉红色。上 1/3 段输尿管血液主要由肾动脉分支供应，中 1/3 段由腹主动脉、髂总动脉、髂内动脉、精索内动脉或卵巢动脉供应，下 1/3 输尿管由膀胱上、下动脉分支和子宫动脉分支供应（女）。动脉进入输尿管浆膜下后形成广泛的动脉交通网（图5-7-2），因此，只要不广泛剥离输尿管结缔组织外膜，不会引起输尿管坏死。输尿管静脉与动脉伴行。

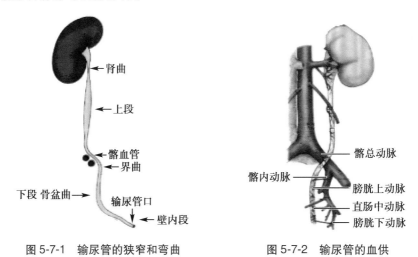

图 5-7-1　输尿管的狭窄和弯曲　　　　　　图 5-7-2　输尿管的血供

## 二、输尿管镜技术设备、器械

### （一）输尿管硬镜

输尿管硬镜是目前应用最广泛的输尿管腔内器械。除国产镜外，Olympus、wolf、Storz、ACMI都是常用的输尿管硬镜（图5-7-3~5），电子输尿管硬镜采用芯片技术，图像更清晰。输尿管硬镜视角为0°~12°。根据输尿管镜的长度不同，分为输尿管长镜和输尿管短镜，长镜约40~46cm，也称输尿管肾盂镜，用于诊治输尿管和肾盂疾病；短镜约35cm，用于诊治输尿管下段的病变或女性患者。根据输尿管镜周径不同可分为输尿管细镜（6.9~9.4F）和输尿管粗镜（12.5~13.5cm）。目前临床上大多采用41cm、视角为5°的输尿管细镜，具有完整的观察、冲洗和手术操作功能。新型小口径半硬性输尿管镜的末端为6-8F，从输尿管镜的末端到近段（目镜端），镜体的直径不断增大到7.5~11.2F，这样的设计，有助于操作时对输尿管逐渐扩张。虽然镜体细小，但都具有较大直径的通道，以保证器械通过和液体灌注。

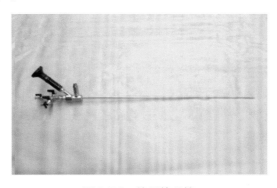

图 5-7-3　输尿管硬镜

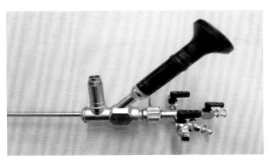

图 5-7-4　输尿管硬镜操作端

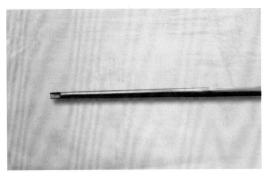

图 5-7-5　输尿管镜头端

（二）软性输尿管镜

软性输尿管镜头端具有主动弯曲和被动弯曲功能，外径为 8.5~11.9F。根据成像方式不同分为纤维镜和电子镜，按能否可拆卸分为一体式软性输尿管镜和可拆卸软性输尿管镜。根据镜体和末段弯曲性能分为全软镜和末段可弯曲镜。电子软性输尿管镜图像较纤维软性输尿管镜更清晰，且克服了纤维软镜光纤容易损坏的缺点。可拆卸输尿管镜较一体式输尿管软镜耐用，但较一体式输尿管软镜粗。软性输尿管镜镜体最大弯曲度可达 270°，长度为 65~86cm，视角为 52°~75°，具有观察、冲洗和腔内手术功能（图 5-7-6~9）。

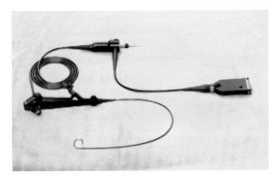

图 5-7-6　Olypus 电子软性输尿管镜

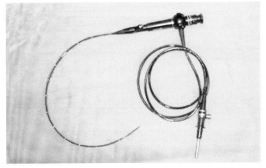

图 5-7-7　纤维软性输尿管镜

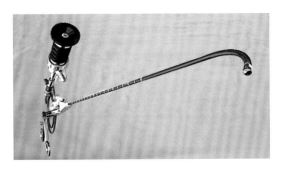

图 5-7-8　德国柏林可拆卸软镜

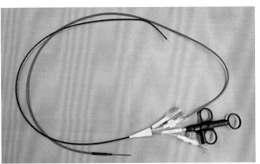

图 5-7-9　德国柏林可拆卸软镜配件

（三）输尿管扩张管和输尿管扩张鞘

输尿管扩张管用于扩张输尿管，包括锥形头的 Teflon 或聚乙烯扩张管、橄榄头的金属扩张管、拉杆套叠式金属扩张管和气囊扩张管等（图 5-7-10，11）。

输尿管扩张鞘（ureteral access sheath，UAS）用于输尿管软镜，由聚乙烯材料制成，壁薄，漏斗形，可以方便输尿管软镜置入肾盂、减少输尿管壁对软性输尿管镜的旋转阻力，延长软性输尿管镜的使用寿命和降低手术操作时肾盂内的压力（图 5-7-12，13）。输尿管扩张鞘的内芯沿导丝插入输尿管开口十分方便、安全有效。

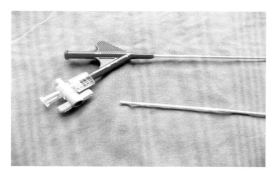

图 5-7-10　COOK 气囊扩张管

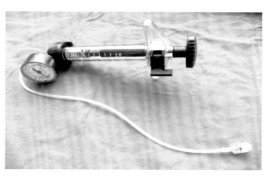

图 5-7-11　COOK 气囊扩张管压力表

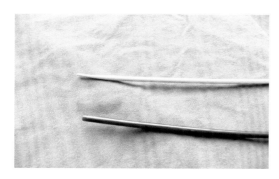

图 5-7-12　输尿管扩张鞘（UAS）头端

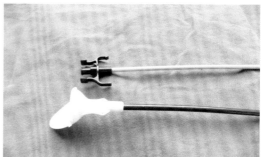

图 5-7-13　输尿管扩张鞘尾端

（四）灌注泵

灌注泵（图 5-7-14）用于输尿管镜操作过程中注水，可控制输尿管腔内手术时灌注压力和流量。

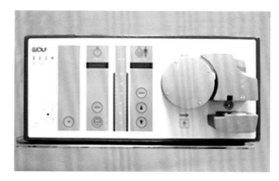

图 5-7-14　灌注泵

（五）斑马导丝、输尿管支架

斑马导丝为软头金属导丝，长 145cm、直径 2.7F 或 2.9F，外层包有聚四氟乙烯涂层和亲水聚合物（图 5-7-15），用于输尿管镜手术中引导方向。

输尿管支架有 4.5~8F 不同外径，由复合材料做成，内添加不透 X 线的金属盐，外表有亲水涂层，用于输尿管的引流和支架作用。输尿管支架两头呈"J"形称双 J 管（图 5-7-16，17）。输尿管支架除了可以克服输尿管腔内、腔外梗阻引流尿液作用之外，还能起到被动扩张输尿管、帮助修复输尿管、减少输尿管狭窄的作用。有金属输尿管支架和镍钛合金输尿管支架，可以在体留置 1 年和 5 年。

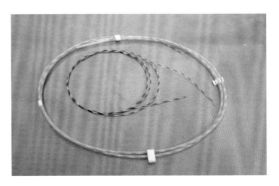

图 5-7-15 斑马导丝

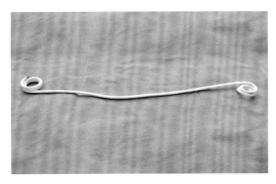

图 5-7-16 双 J 管

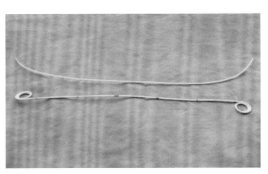

图 5-7-17 双 J 管和推进管

（六）输尿管镜手术器械

1. 活检钳（图 5-7-18，19）

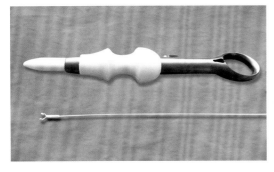

图 5-7-18 软性输尿管镜活检钳

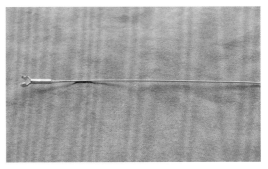

图 5-7-19 软镜活检钳头端

2. 异物钳（取石钳）、三爪钳、套石篮（图 5-7-20~24）

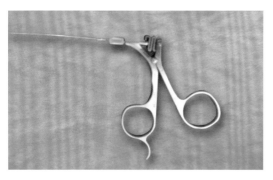

图 5-7-20　异物钳手柄

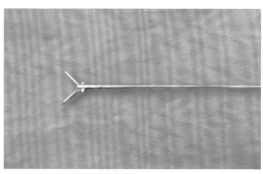

图 5-7-21　异物钳头端

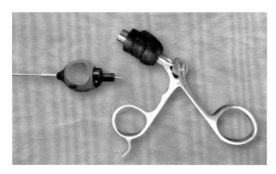

图 5-7-22　可拆卸异物钳手柄

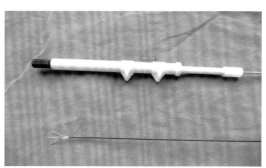

图 5-7-23　三爪钳

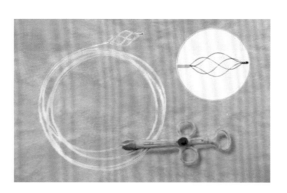

图 5-7-24　套石篮

3. 腔内碎石器　腔内碎石器有超声碎石器、液电碎石器、气压弹道碎石器、气压弹道超声联合动力碎石清石系统（图 5-7-25）和激光碎石器等

（1）气压弹道碎石器：优点是使用安全，碎石的效力是超声碎石的 20~30 倍，有较好的性价比。但是，碎石过程中结石碎片易向尿路近端移位，从而降低结石的清除率。

（2）超声碎石器：优点是有负压泵，可以不断灌洗及抽吸，视野比较清晰。但能量相对比气压弹道小。

（3）激光碎石器：碎石时形成颗粒小，不易引起结石移位。钬激光的光纤很细，可弯曲。可用于硬性和软性输尿管镜。

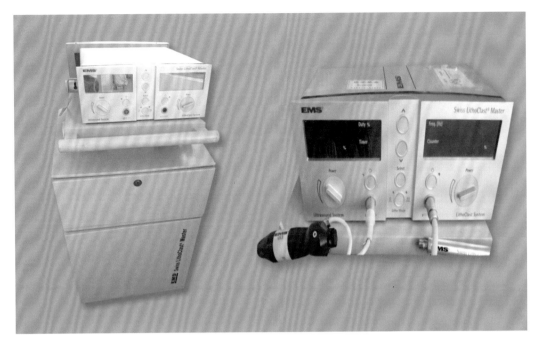

图 5-7-25　气压弹道超声联合动力碎石系统

4. 阻石器械

阻石器械有阻石网篮、结石锥型导丝、多层折叠阻塞膜等。

（1）阻石网篮（N-Trap）：当网篮张开时，呈曲棍球杆样弯曲的网兜，直径 8mm，可阻止结石上移并取出结石碎块（图 5-7-26）。

（2）结石锥型导丝（Stone cone）：当前部导丝插过结石 1~2cm 时，前推内导丝，导丝在结石近端张开成锥型，以此阻止结石上移（图 5-7-27）。

（3）多层折叠阻塞膜（PercSys Accordion）：可形成类似于瓶刷样的多层折叠状，直径 7mm，阻止结石上移（图 5-7-28，29）。

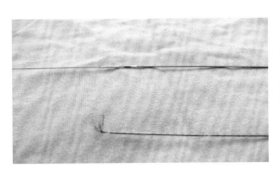

图 5-7-26　N-Trap 阻石网篮

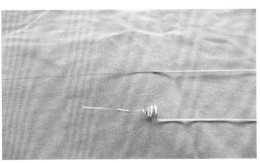

图 5-7-27　结石锥型导丝

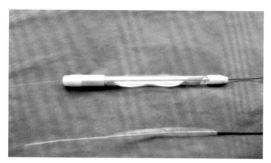

图 5-7-28　多层折叠阻塞膜

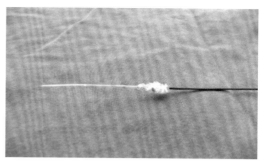

图 5-7-29　多层折叠阻塞膜（收缩状态）

# 三、经尿道输尿管镜操作基本技术

## （一）经尿道输尿管硬镜技术

1. 检查适应证

（1）上尿路血尿原因不明者。

（2）上尿路尿液脱落细胞阳性，而影像学阴性者。

（3）影像学提示上尿路充盈缺损或梗阻者。

（4）上尿路阴性结石。

（5）腔内治疗上尿路肿瘤随访者。

2. 治疗适应证

（1）上尿路结石的治疗。

（2）输尿管狭窄的内切开。

（3）上尿路肿瘤腔内切除。

（4）取出上尿路腔内异物。

3. 禁忌证

（1）严重出血性疾病。

（2）不能耐受手术或麻醉者。

（3）急性尿路感染者。

（4）膀胱容量<50ml 者。

4. 操作基本技术

（1）麻醉：蛛网膜下腔麻醉、硬膜外麻醉或全身麻醉。

（2）体位：通常采用截石位，也可采用键侧下肢抬高，患侧下肢放低的改良截石位，可使骨盆向患侧倾斜，输尿管开口与导丝的角度由锐角变成钝角，导丝相对容易插入输尿管。

（3）进镜方法：输尿管是十分脆弱的组织，操作者应熟悉输尿管的解剖，输尿管镜进入输尿管腔后，推进过程中始终要保持输尿管腔位于视野中央，以减少并发症。一般采用直接进镜法：①选用 7～8.5F 的细输尿管硬镜，涂有润滑油后，经尿道进入膀胱，沿输尿管间嵴找到患侧输尿管开口（图 5-7-30）；②输尿管镜靠近输尿管开口，由工作通道向输尿管口内置入导丝（图 5-7-31）；③旋转镜体180°，头端斜面向上，挑起导丝，拉长输尿管开口（图 5-7-32），在持续灌注下输尿管口会张开，输尿管镜可进入输尿管（图5-7-33）。④进入输尿管口后，由于输尿管镜面紧贴输尿管黏膜，会出现视野不清，此时可增加灌注压力，输尿管镜再进入1~2cm，可见宽敞、光滑的输尿管腔。这是通过输尿管壁内段的重要标志（图5-7-34，35）；⑤进入输尿管骨盆曲，应降低灌注流量，以避免结石移动。保持输尿管腔在视野中，逐渐推进输尿管硬镜。当看到输尿管后壁有脉冲式搏动时，这是输尿管界曲的标志，应下压输尿管镜尾端，使输尿管镜头端抬高，即可看清输尿管界曲段管腔（图5-7-36~39）。⑥进入上段，可以观察到输尿管随着呼吸移动，吸气时输尿管随肾脏下移而成角（图5-7-40），呼气时输尿管伸直。此时，应加压灌注液或放低上半身，使肾脏向头侧移动再显输尿管腔。输尿管镜再进时，可见输尿管黏膜呈环状隆起并弯曲，形成环形缩窄，这是输尿管肾曲的标志（图5-7-41~43）；⑦肾曲处输尿管镜一般难以进入，可采用头低位，沿斑马导丝推进，如还不能入，则插入二根斑马导丝，输尿管镜沿二根导丝推进，可安全进入肾盂（图5-7-44~47）。⑧超越肾曲即进入肾盂，进入肾盂后可以观察到部分肾盂、上肾盏，应用70°输尿管镜可以观察到中和部分下肾盏（图5-7-48~50）；⑨进入肾盏，可见肾乳头，双肾乳头，融合肾乳头、肾乳头钙化等（图5-7-51~55）。

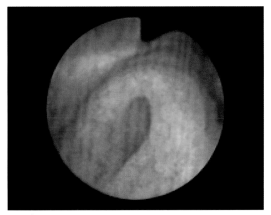

图5-7-30　灌注泵冲水状态下的输尿管开口

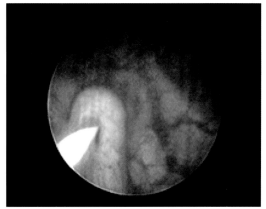

图5-7-31　导丝插入输尿管口

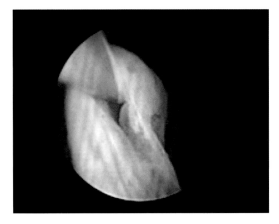

图5-7-32　挑起导丝，拉长输尿管开口

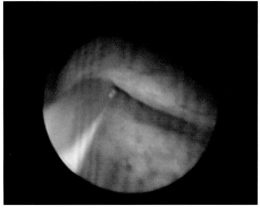

图5-7-33　输尿管口张开，输尿管镜可入

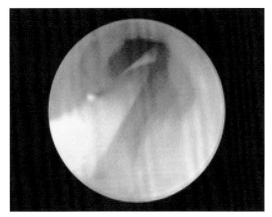

图 5-7-34 女性输尿管壁间段

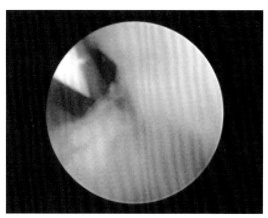

图 5-7-35 男性输尿管壁间段

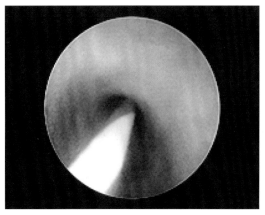

图 5-7-36 输尿管盆曲段管腔

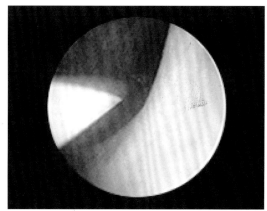

图 5-7-37 输尿管近界曲段管腔

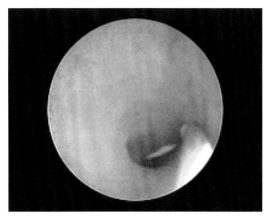

图 5-7-38 跨越界曲

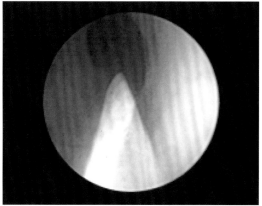

图 5-7-39 跨越界曲后输尿管管腔

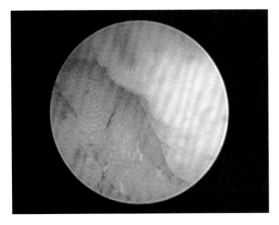

图 5-7-40 吸气时输尿管随肾脏下移成角

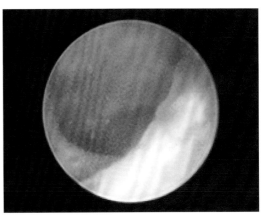

图 5-7-41 肾曲处输尿管半环状隆起

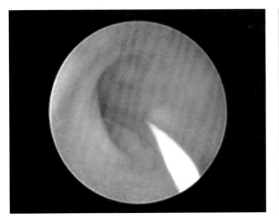

图 5-7-42 导丝通过肾曲

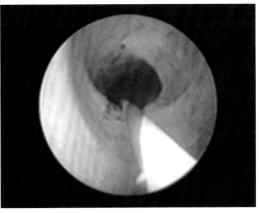

图 5-7-43 导丝进入肾盂后肾曲下方弯曲消失

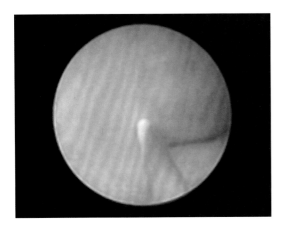

图 5-7-44 肾曲处环形缩窄，插入一根导丝

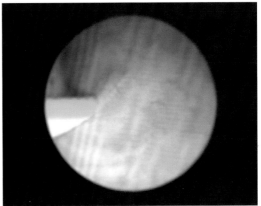

图 5-7-45 肾曲处环形缩窄插入一根导丝

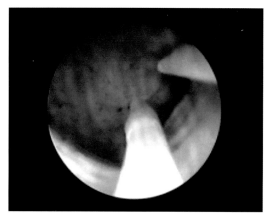

图 5-7-46　肾曲处环形缩窄，置入二根导丝

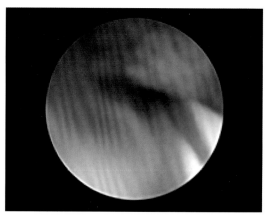

图 5-7-47　肾曲处环形缩窄插入二根导丝

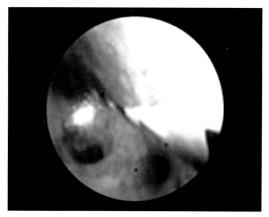

图 5-7-48　肾盂内见三个肾盏开口

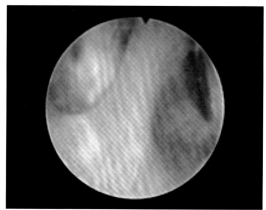

图 5-7-49　肾盂内见两个肾盏开口

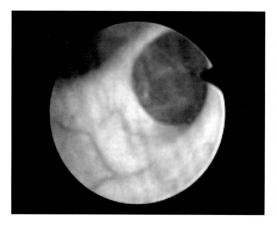

图 5-7-50　肾盂内见两个肾盏开口

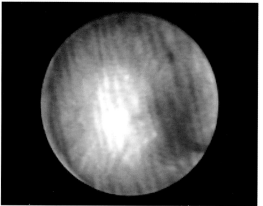

图 5-7-51　肾盏内肾乳头

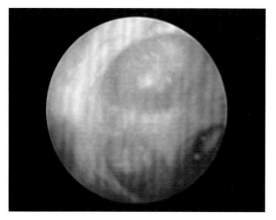

图 5-7-52　肾盏内双肾乳头

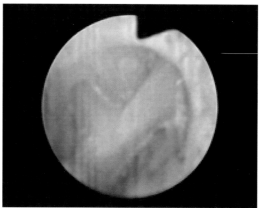

图 5-7-53　Y 形融合肾乳头

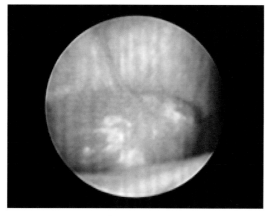

图 5-7-54　肾乳头钙化

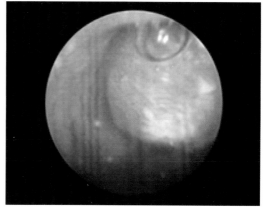

图 5-7-55　肾乳头钙化（上方有气泡）

　　如输尿管开口较细，进镜困难，可用输尿管扩张管或用输尿管扩张鞘的内芯沿导丝直接扩张输尿管开口。如果直接扩张输尿管开口无效，可留置双 J 管 1~2 周（图 5-7-56），进行被动扩张，择日再进行输尿管内手术操作。

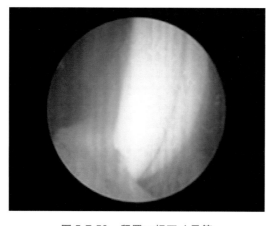

图 5-7-56　留置二根双 J 导管

5. 注意事项　一般应用 7~8.5F 输尿管镜都可以完成输尿管镜操作，但对特别小的输尿管开口或输尿管壁内段狭窄可采用更小外径（6.9F）的输尿管镜或采用沿导丝扩张输尿管开口和扩张输尿管壁内段的方法进镜。输尿管局部狭窄，通过置入导丝后用输尿管镜扩张，如输尿管镜无法超越狭窄，可采用气囊扩张或输尿管狭窄切开后进镜，对严重、长段输尿管狭窄或输尿管壁僵化的患者应终止输尿管镜手术，若强行推进输尿管镜会引起输尿管黏膜撕脱、穿孔或撕裂。遇有视野不清多因光源、镜体的问题；输尿管镜头端紧贴输尿管壁，输尿管扭曲，输尿管黏膜出血也会导致视野不清，可分别通过调节光源、更换输尿管镜、增加灌注压力、调节体位或插入导丝、取出血块，多能解决问题。

（二）经尿道输尿管软镜技术

1. 适应证

（1）软性输尿管镜钬激光碎石术：①≤2cm 肾结石和输尿管上段结石；②PCN 术后残留结石；③联合 PCN 治疗复杂性肾结石；④分期治疗>2cm 肾结石；⑤肾盏结石、肾盏憩室结石；⑥马蹄肾肾结石；⑦尿流改道后输尿管结石；⑧小儿上尿路结石。

（2）上尿路单发、表浅、<1cm 尿路上皮癌的治疗。

（3）钬激光联合气囊扩张治疗长度≤0.5cm 输尿管狭窄。

（4）上尿路原因不明的血尿。

2. 术前准备

（1）术前常规检查。

（2）尿路感染发热者，体温降置正常 2 周以上。

（3）术前停用抗凝剂。

（4）术前留置双 J 管 2 周以上，否则放置 UAS 失败率达 9.8%~22.0%。

3. 麻醉和体位同输尿管硬镜碎石术。

4. 进镜方法　①膀胱镜窥视下插入导丝，在导丝引导下置入输尿管扩张鞘（UAS），从 UAS 引进软性输尿管镜（图 5-7-57，58）；②输尿管硬镜窥视下将导丝送入肾盂，在 X 线监视下沿导丝置入 UAS，软性输尿管镜经 UAS 进入肾盂；③沿导丝直接进镜法　如输尿管较细，置入导丝后无法将 UAS 送入输尿管，亦可在 X 线监视下沿导丝把输尿管软镜缓慢送入肾盂。

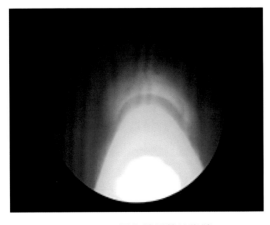
图 5-7-57　置入输尿管扩张鞘

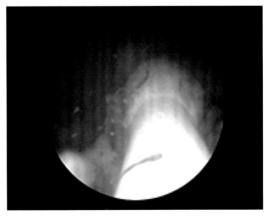
图 5-7-58　置入输尿管扩张鞘

5. 注意事项 ①输尿管软镜视野较小，容易弯曲定向困难，操作复杂手法精细，价格昂贵，操作者术前应经过培训；②术前术中做好尿液细菌培养和药物敏感试验，以有效应对术后可能发生的全身炎症反应综合征；③软镜手术操作时间控制在 90min 以内，因为随着手术操作时间的延长，手术并发症的发生率也会增加；④术前应控制感染，术中见到脓性絮状物应立即停止手术，放置双 J 管引流；⑤术中如有输尿管损伤，术后应留置双 J 管 4~6 周；⑥术中出血较多，操作无法进行时，应留置双 J 管，二周后二期手术。

（三）经尿道输尿管镜基本检查与治疗

输尿管镜进入输尿管后，应仔细检查，发现问题及时治疗。在输尿管镜行进过程中，如遇有血块，可插入导丝，用异物钳取出（图 5-7-59，60）。腔内手术后复查者，有时可见输尿管黏膜苍白、僵硬、狭窄，甚至输尿管黏膜撕脱（图 5-7-61~64）。有手术史者抑或有线结遗留，可用异物钳取出（图 5-7-65，66）。少见情况下也能发现输尿管内双开口畸形（图 5-7-67~69）。发现输尿管狭窄，可扩张或切开治疗；遇有结石可行碎石治疗；遇有新生物，则应取活组织检查或切除治疗。

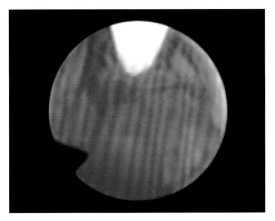

图 5-7-59 输尿管内血块，插入导丝

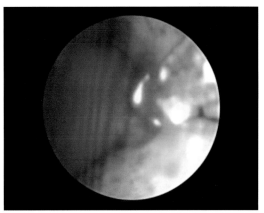

图 5-7-60 取出输尿管内血块

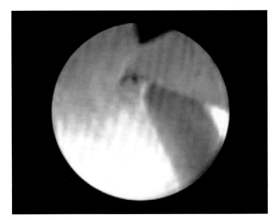

图 5-7-61 输尿管黏膜苍白、僵硬（内有导丝）

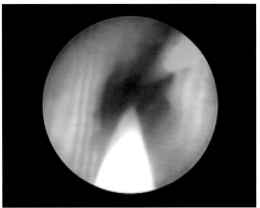

图 5-7-62 输尿管狭窄，黏膜苍白、僵硬（二根导丝）

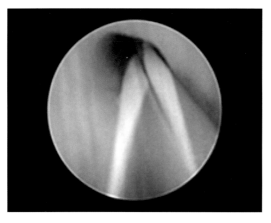

图 5-7-63 输尿管狭窄，黏膜苍白、
僵硬（二根导丝）

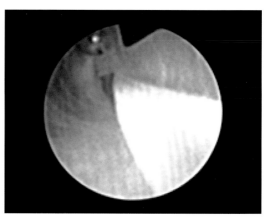

图 5-7-64 输尿管黏膜撕脱（内有导丝）

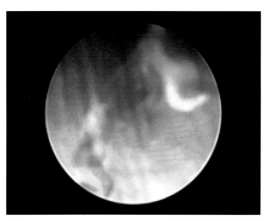

图 5-7-65 输尿管内线结

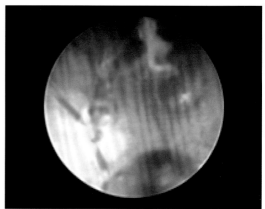

图 5-7-66 异物钳取出输尿管内线结

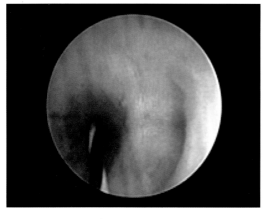

图 5-7-67 输尿管内双开口（已放入一根导丝）

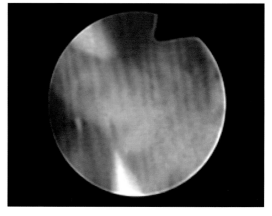

图 5-7-68 输尿管内双开口（分别置入导丝）

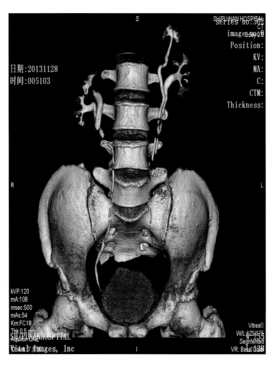

图 5-7-69　CTU 双侧上段双输尿管畸形

## 四、经尿道输尿管镜碎石术治疗输尿管结石

输尿管结石的治疗原则是最大限度地去除结石，恢复输尿管腔尿液引流的通畅性，缓解肾绞痛，控制尿路感染，保护肾功能。98% 小于 <5mm 的结石可以自行排出，直径 5~10mm 的输尿管结石可以药物排石或 ESWL 治疗，大于 10mm 的输尿管结石通常需要采用输尿管镜术（ureteroscopy，URS）（图 5-7-70，71）或 ESWL 等外科干预治疗。

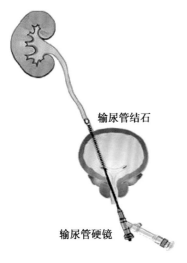

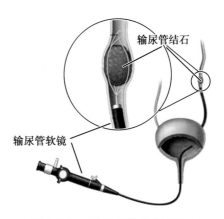

图 5-7-70　输尿管硬镜术示意图　　　　　图 5-7-71　输尿管软镜术示意图

（一）手术适应证、禁忌证、麻醉和手术体位

1. 输尿管结石>10mm。

2. 输尿管结石伴肾盂积水，保守治疗无效。

3. 体外冲击波治疗失败或石街形成。

手术禁忌证、麻醉和手术体位同本书第五章第七节三。

（二）输尿管下段和壁内段结石的手术方法

1. 经尿道插入输尿管镜、插斑马导丝（图5-7-72~77）

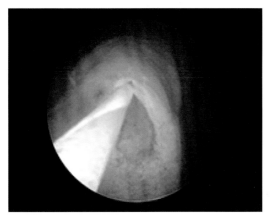

图 5-7-72　置斑马导丝入输尿管

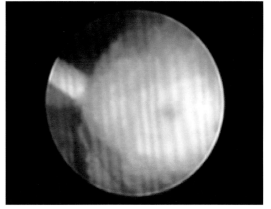

图 5-7-73　斑马导丝在输尿管内上行

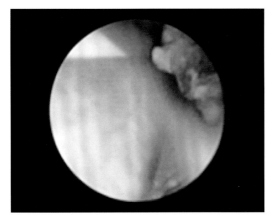

图 5-7-74　斑马导丝超越结石

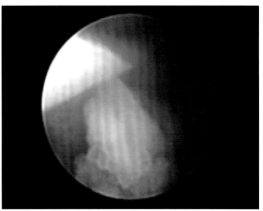

图 5-7-75　斑马导丝超越结石

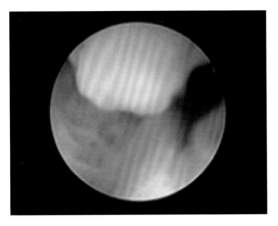

图 5-7-76 斑马导丝超越结石

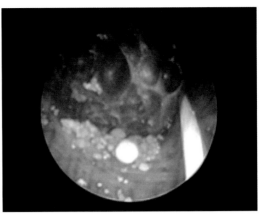

图 5-7-77 斑马导丝超越结石

　　2. 输尿管镜寻找结石（图 5-7-78～83）、钬激光光纤靠近结石（图 5-7-84，85）　寻找结石要控制灌注速度，减小灌注压力，避免结石上移及灌注液外渗。将光纤头露在输尿管镜外，碎石时光纤轻轻接触结石，看清后再发射激光，避免损伤输尿管，造成穿孔；手术操作要轻柔，防止折断光纤。若发现脓性尿液，应留置双 J 管，停止手术。

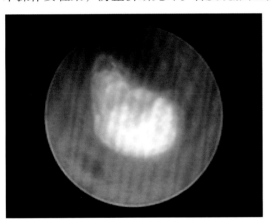

图 5-7-78 输尿管镜所见结石

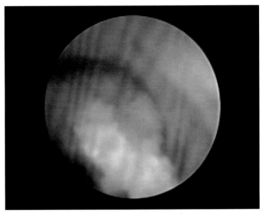

图 5-7-79 输尿管镜见多发结石

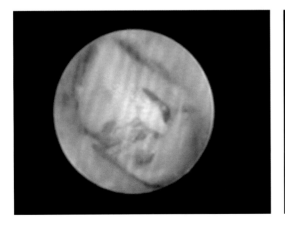

图 5-7-80 输尿管镜见花纹状结石

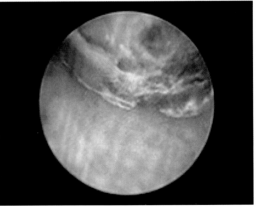

图 5-7-81 输尿管镜见花纹状结石

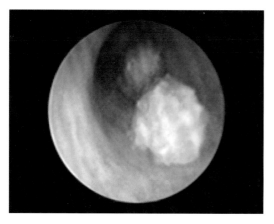

图 5-7-82　输尿管镜见二枚结石

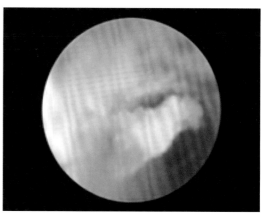

图 5-7-83　输尿管镜见不规则小结石

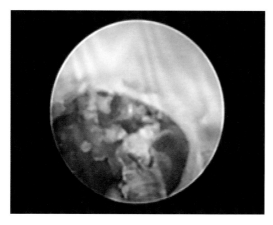

图 5-7-84　钬激光光纤靠近结石

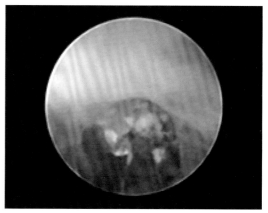

图 5-7-85　钬激光光纤接触结石

3. 边缘蚕食碎石法（图 5-7-86~94）　边缘蚕食碎石法指由结石边缘开始，逐步粉碎结石。采用小功率钬激光，尽可能把结石碎成粉末状，以利碎石排出。灌注压力控制在使视野清晰的最低压，以减少结石的移动和寻找结石的时间。

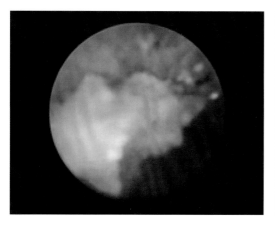

图 5-7-86　从边缘开始碎石

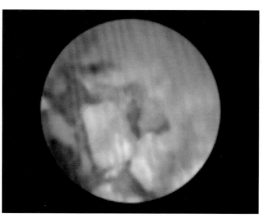

图 5-7-87　从边缘向中心逐步粉碎

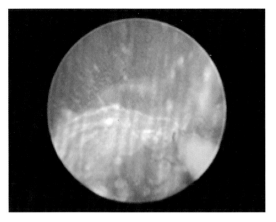

图 5-7-88　从边缘开始碎石

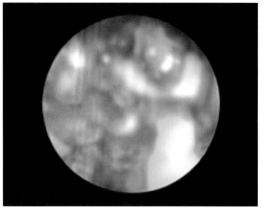

图 5-7-89　碎石时产生气泡

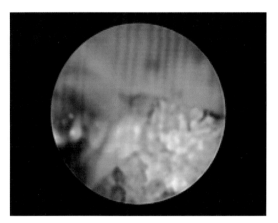

图 5-7-90　结石已粉碎

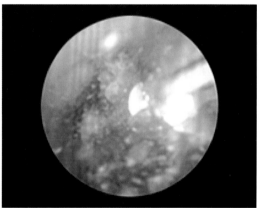

图 5-7-91　结石已粉碎

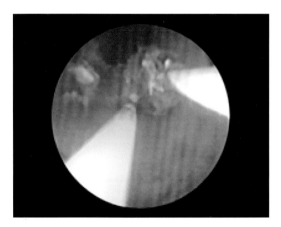

图 5-7-92　边碎石边清除（内见结石、导丝、光纤）

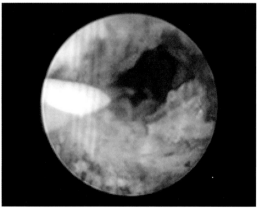

图 5-7-93　碎石已大部清除

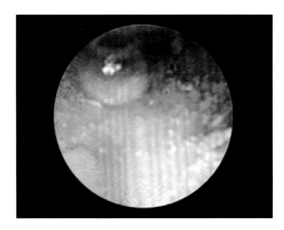

图 5-7-94　碎石已清除，可见结石粉末，左上有一气泡

4. 中央钻洞碎石法（图 5-7-95～103）　中央钻洞碎石法先在结石中央钻一孔洞，逐步向周边粉碎结石。优点是破碎块，缺点是碎块上移，造成结石残留。一般可在结石上方安置网篮的情况下采用。

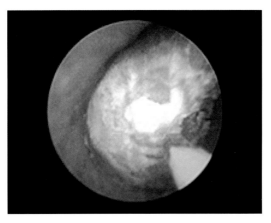

图 5-7-95　从结石中心开始碎石

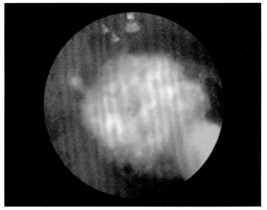

图 5-7-96　从结石中心开始碎石

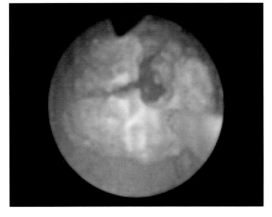

图 5-7-97　结石中央开裂

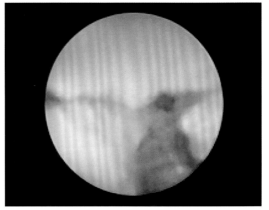

图 5-7-98　结石中央开裂

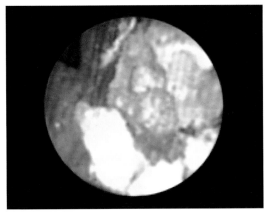

图 5-7-99 进一步碎石

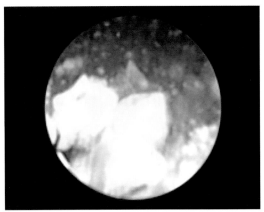

图 5-7-100 进一步碎石

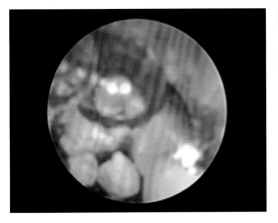

图 5-7-101 结石已碎，左上有气泡

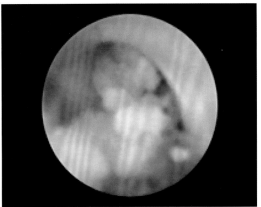

图 5-7-102 结石已碎

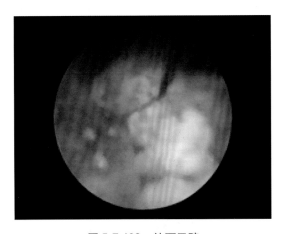

图 5-7-103 结石已碎

5. 侧面开凿碎石法（图 5-7-104～109） 侧面开凿碎石法从结石的一面开始，逐渐向另一面粉碎结石。常常用在输尿管结石嵌顿或结石伴有息肉情况下，结石被肿胀的输尿管

壁或息肉掩盖，局部解剖不清；这时应该先在侧面打出隧道，暴露结石，然后通过隧道放入网篮，再行钬激光碎石。

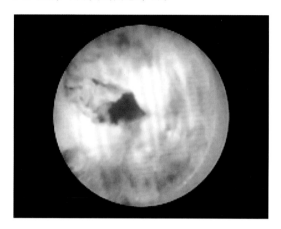

图 5-7-104　结石被肿胀的输尿管壁掩盖

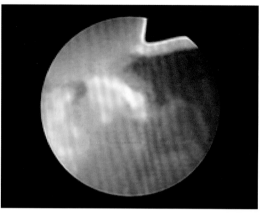

图 5-7-105　结石被息肉掩盖

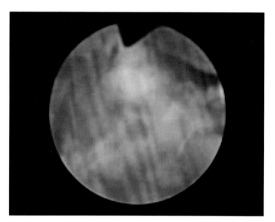

图 5-7-106　从结石边缘试插导丝

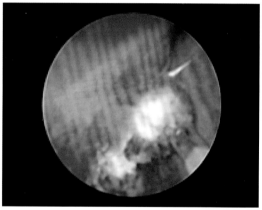

图 5-7-107　导丝已插入，从结石边缘开凿隧道

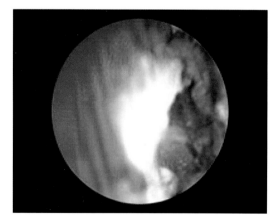

图 5-7-108　隧道已通，准备碎石

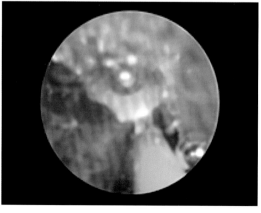

图 5-7-109　开始碎石，结石上方出现气泡

6. 输尿管壁切开碎石法（图5-7-110~112）　输尿管壁内段结石（壁内部）由于结石嵌顿时间长，输尿管开口水肿，改变了输尿管开口方向，看不到输尿管开口，有时也不能窥见结石，盲目用斑马导丝试插，或盲目开凿隧道，会导致输尿管、膀胱黏膜损伤、出血，视野更加模糊。此时，用电切镜的钩状电极或钬激光，在输尿管壁内段最隆起处切开部分输尿管壁，显露结石后再行粉碎。

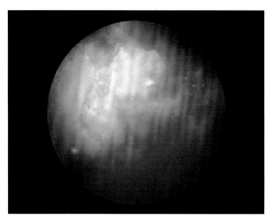

图 5-7-110　钬激光切开部分输尿管壁

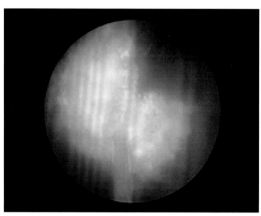

图 5-7-111　切开后破碎外露的嵌顿结石

**（三）输尿管上段结石的手术方法**

输尿管硬镜碎石术治疗输尿管上段结石，最常见的困扰是结石上移。结石上移的程度取决于术中灌注压力、梗阻近端的输尿管扩张程度、用于碎石的能量大小和结石的嵌顿位置及程度等因素。其中，弹道碎石和液电碎石引起结石上移的可能性明显大于钬激光碎石和超声碎石。结石越小、近端输尿管及肾盂扩张越明显越易移位。

应用阻石器械能起到很好的封堵结石、阻止碎石上移的作用。遇有输尿管重

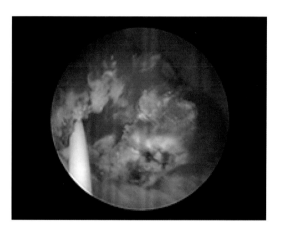

图 5-7-112　结石完全破碎后清除

度扩张，阻石器械不能完全封闭时，可采用头高臀低位，减低灌注压力先处理露在网篮外部分的结石，减少结石或大的碎石漂移到肾盂的几率，一旦有大碎石漂入肾盂，可采用同期软性输尿管镜进一步碎石或二期 ESWL 治疗。

1. 沿斑马导丝放置阻石器械（图5-7-113~115）　阻石器械头端没有斑马导丝光滑和柔软，难以越过嵌顿性输尿管结石，可先用斑马导丝超越结石，沿斑马导丝的边缘空隙旋转推入；如不成功，采用二根斑马导丝交替旋转推进，待其中一根超越结石，再沿导丝边缘空隙放入阻石器；再不成功，采用中央钻洞法和侧面开凿法碎石方法，在结石边缘或中央形成一隧道，即可放入阻石器。

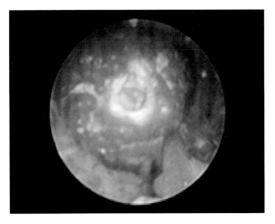

图 5-7-113　结石上下见斑马导丝和网篮鞘

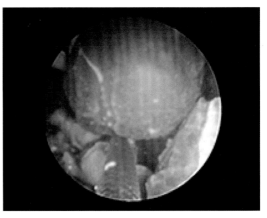

图 5-7-114　结石上下见斑马导丝和网篮鞘

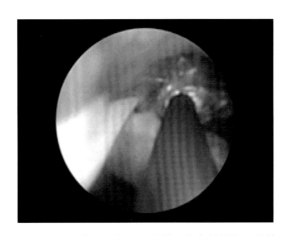

图 5-7-115　结石上左斑马导丝，上右封堵取石导管

2. 阻石器械头部超越结石（图 5-7-116～120）

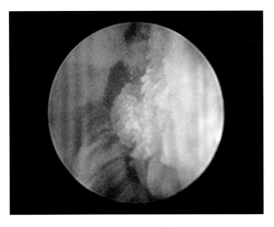

图 5-7-116　阻石网篮超越结石

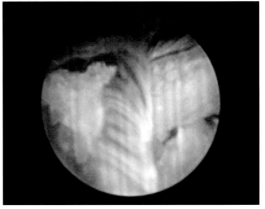

图 5-7-117　阻石网篮超越结石

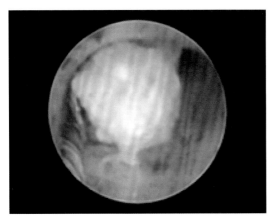

图 5-7-118　阻石网篮超越结石

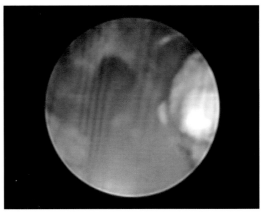

图 5-7-119　封堵取石导管超越结石

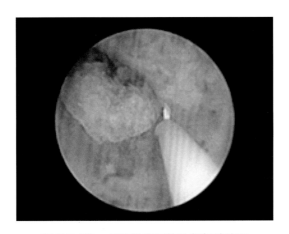

图 5-7-120　螺旋锥状网篮头部超越结石

3. 打开阻石器网篮或封堵装置（图 5-7-121，122）

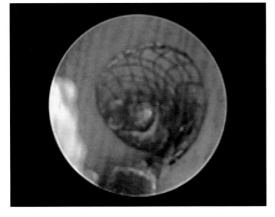

图 5-7-121　打开 N-Trap 网篮

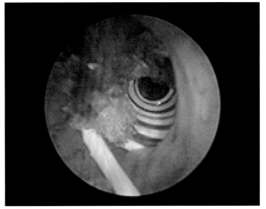

图 5-7-122　打开螺旋锥状网篮

4. 开始钬激光碎石（图 5-7-123～128）

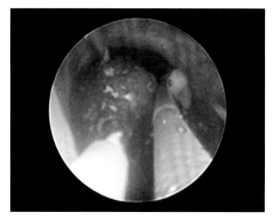

图 5-7-123　结石左上见导丝，右下见光纤、网篮鞘

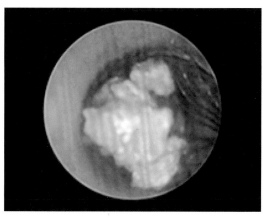

图 5-7-124　钬激光粉碎网篮内结石

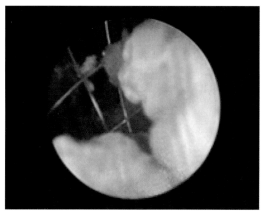

图 5-7-125　网篮内钬激光碎石

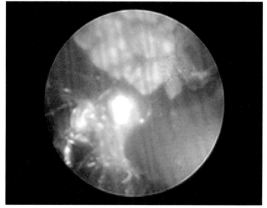

图 5-7-126　封堵取石导管栏截下碎石

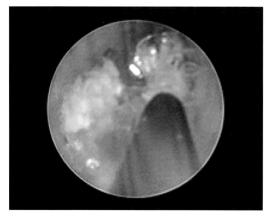

图 5-7-127　封堵取石导管栏截下碎石

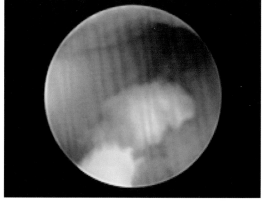

图 5-7-128　封堵取石导管栏截下碎石

5. 拦截在网篮中的小结石，可收紧网篮后清除结石（图5-7-129~134）

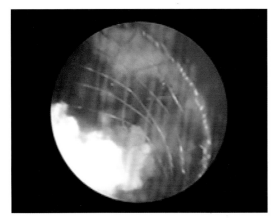

图 5-7-129 拦截在网篮中的碎石

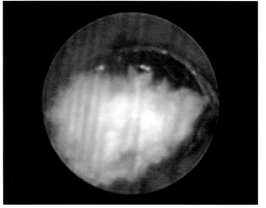

图 5-7-130 拦截在网篮中的碎石

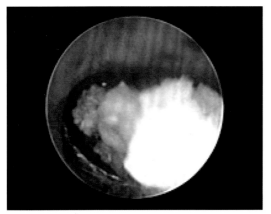

图 5-7-131 拦截在网篮中的碎石

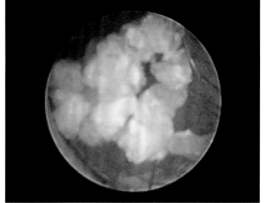

图 5-7-132 拦截在网篮中的碎石

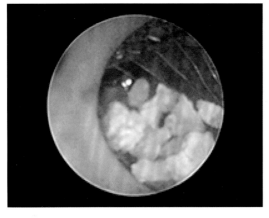

图 5-7-133 拦截在网篮中的碎石

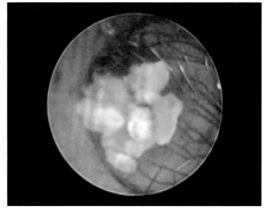

图 5-7-134 拦截在网篮中的碎石

6. 取石钳取石（图 5-7-135 ~ 140） 取石钳通过输尿管镜取出结石，是输尿管镜碎石术中清除结石的主要方法。去除结石速度快，缩短手术时间。此外，套石蓝既可以协助碎石，也可以协助取石。

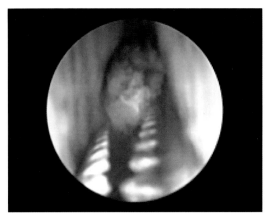

图 5-7-135　取石钳取出结石

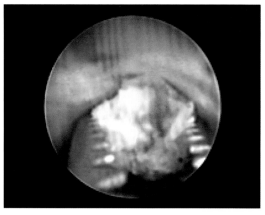

图 5-7-136　取石钳取出碎石

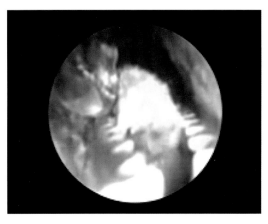

图 5-7-137　取石钳取出碎石

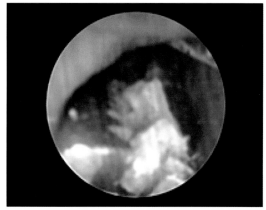

图 5-7-138　取石钳取出碎石

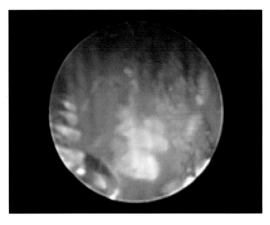

图 5-7-139　取石钳取出小碎石

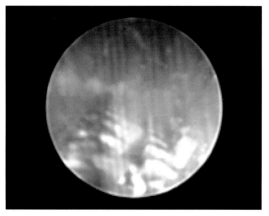

图 5-7-140　取石钳取出小碎石

7. 留置双J管（图 5-7-141） 输尿管镜碎石术后放置双J管的指征：①术中发现输尿管穿孔；②结石被大量炎性息肉包裹或合并输尿管炎性狭窄；③残留结石直径大于 0.5 厘米；④合并尿路感染；⑤手术操作时间较长。置入双J管，远端应卷曲位于患侧输尿管开口旁，以单环暴露在输尿管口外，最为合适。

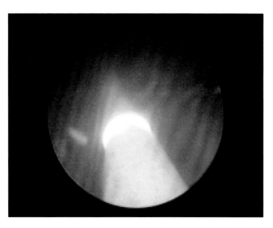

图 5-7-141 留置双J管

**（四）输尿管镜碎石术的常见并发症**

1. 输尿管黏膜撕脱 由于操作暴力所致，严重黏膜撕脱需要开放手术治疗。

2. 输尿管穿孔 小穿孔可放置双J管引流，严重穿孔应进行手术修补。

3. 感染性休克 术中避免高压灌洗，一旦发现为脓肾，应及早置管引流结束手术。

4. 输尿管狭窄 输尿管狭窄可行球囊扩张、内切开或手术治疗。术中应尽量避免医源性损伤。

## 五、经尿道输尿管镜碎石术治疗肾结石

**（一）经尿道输尿管硬镜碎石术治疗肾结石**

自从 chaussy 首先报告 ESWL 后，该项技术广泛应用于尿路结石的治疗，但 ESWL 对>2cm 肾结石清除率仅为 33%~65%，且 ESWL 对肾功能有一定损伤。目前经皮肾镜取石已作为>2cm 肾结石的首选治疗方法，但有较多并发症，特别严重的并发症是肾大出血和邻近脏器的损伤。经尿道软性输尿管镜治疗上尿路结石安全、可靠，肾结石清除率为 71%~92%，该项技术效果与肾结石大小呈负相关，随着肾结石的增大，操作风险会随之增加。软性输尿管镜价格高、易损坏，一般应用 3~25 次或累计应用超过 105~494 分钟即要维修一次，且维修成本高、维修周期长。尽管德国铂立可拆卸组合式软性输尿管镜具有 polyscope 套管系统，可以减少软镜损伤机会，降低维修成本，但 polyscope 套管系统必须在 14F UAS 中应用，而对不少患者 14F UAS 只能在留置双J管二周以上才能放入输尿管，为此，限制 polyscope 套管系统的同期应用。

输尿管肾镜取石术（ureterorenoscope lithotripsy，URL），采用经尿道输尿管硬镜长镜（输尿管肾盂镜），钬激光碎石，应用导丝或网篮封堵，直接治疗部分肾结石，效果满意；如有≥0.4cm 碎石落入中或下肾盏，或残留结石患者，可同期结合软性输尿管镜或辅以 ESWL 治疗，同样可以取得满意的治疗。

1. 适应证

（1）≤2cm 的单发肾结石。

（2）上肾盏结石。

（3）轻度肾盂积水。

2. 禁忌证

（1）肾盂畸形。

（2）尿道或输尿管严重狭窄。

（3）中、重度肾积水。

（4）严重心、肺功能障碍。

（5）截石位困难者。

3. 手术方法　①头低臀高位；②输尿管硬镜沿斑马导丝放入肾盂，进入肾盂困难者，可沿二根斑马导丝放入肾盂；③观察肾盂、肾盏并寻找结石（图 5-7-142，143）；④见到结石后调整导丝的头端，使导丝头端盘旋在肾盏与结石之间或安置 N-Trap 网篮在结石与肾盏之间（图 5-7-144，145），以防止碎石过程中大的碎石落入中、下肾盏。⑤钬激光功率设定为 0.6~1.2J/8~12 HZ，从结石内侧缘开始碎石（图 5-7-146~149）；⑥调整导丝或 N-Trap 网篮位置，使碎石片保持在视野中（图 5-7-150~152）；⑦处理落入上肾盏残留结石，直到结石完全粉碎为止（图 5-7-153，154）。⑧在钬激光碎石期间，配合异物钳或套石篮取碎石（图 5-7-155~158）；⑨术后常规安放双 J 管引流（图 5-7-160）。

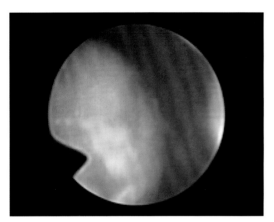

图 5-7-142　肾盂结石

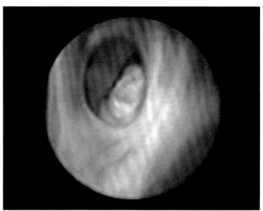

图 5-7-143　肾盏结石

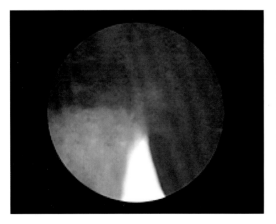

图 5-7-144　在结石与肾盏之间安置导丝

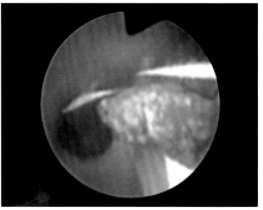

图 5-7-145　结石被盘旋导丝封堵在肾盂侧

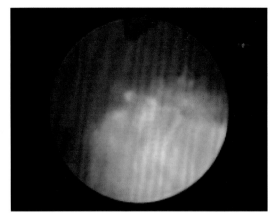

图 5-7-146 从肾盂结石边缘开始碎石

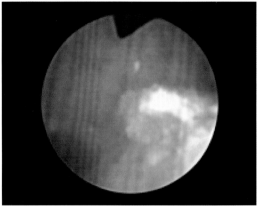

图 5-7-147 从肾盂结石边缘开始碎石

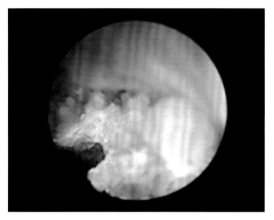

图 5-7-148 从结石的内侧缘碎石

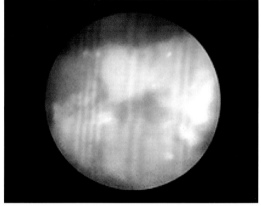

图 5-7-149 内侧缘的肾盂结石逐渐碎裂

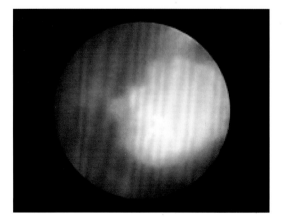

图 5-7-150 结石外侧导丝保持残石在视野中

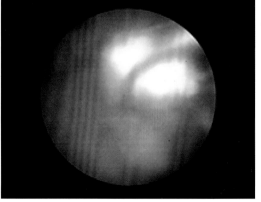

图 5-7-151 碎石被导丝封堵在肾盂内侧

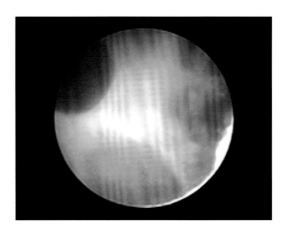

图 5-7-152　活动导丝，使残石显示

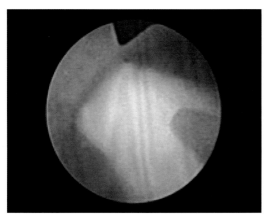

图 5-7-153　钬激光处理上肾盏残留结石

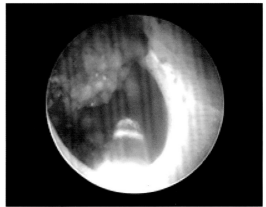

图 5-7-154　钬激光处理上肾盏残留结石

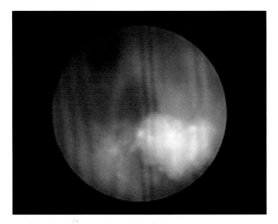

图 5-7-155　肾盂内小碎石

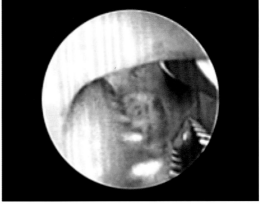

图 5-7-156　肾盂内异物钳取石（右上方是导丝）

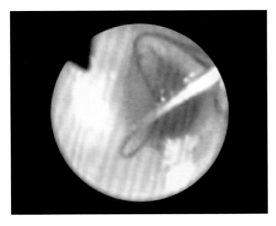

图 5-7-157 肾盂内套石篮套石

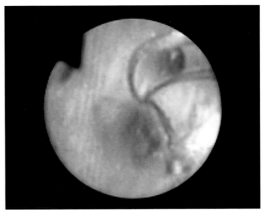

图 5-7-158 肾盂内套石篮套石

典型病例：右侧肾盂结石，轻度肾积水（图 5-7-159），经输尿管硬镜钬激光治疗 1
次，术后 X 线片显示：结石消失，双 J 管位置良好（图 5-7-160）。术中碎石全部取出（图
5-7-161）。

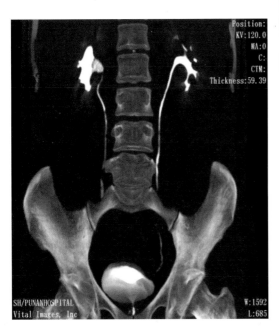

图 5-7-159 IVU：右侧肾盂结石，轻度肾积水

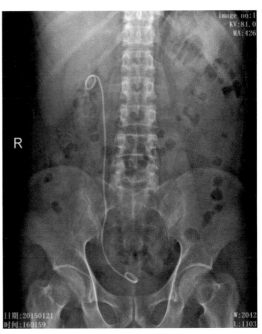

图 5-7-160 术后 X 线片显示结石
消失双 J 管位置良好

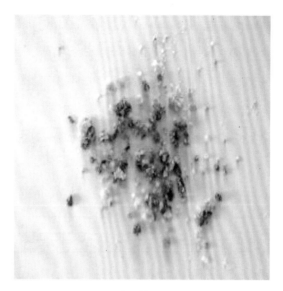

图 5-7-161　输尿管硬镜取出的碎石

（二）经尿道输尿管软镜碎石术治疗肾结石

经尿道输尿管软镜碎石术治疗肾结石又称逆行肾内手术（retrograde intrarenal surgery, RIRS）。随着输尿管镜和激光技术的发展，逆行输尿管软镜配合钬激光治疗肾结石和肾盏憩室结石取得了良好的效果。由于该技术利用泌尿道的自然腔道，不需要建立其他创伤性通道，创伤小、恢复快、疗效好，临床应用前景广阔（图 5-7-162，163）。然而，对于鹿角形肾结石，RIRS 多需要分期进行，且无石率较 PNL 低，不在作为首选治疗方法。

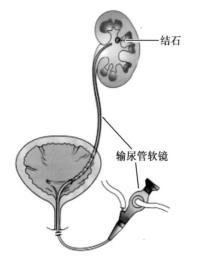

结石

输尿管软镜

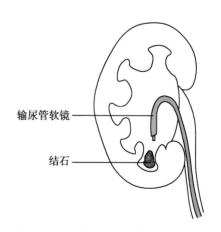

输尿管软镜

结石

图 5-7-162　输尿管软镜碎石术示意图　　图 5-7-163　输尿管软镜碎石术示意图

1. 适应证

（1）≤2cm 肾结石和输尿管上段结石或肾盂残留结石。

（2）联合 PCN 治疗复杂性肾结石。

（3）分期治疗>2cm 肾结石。

（4）肾盏憩室结石、马蹄肾肾结石、尿流改道后输尿管结石和小儿上尿路结石。

（5）PCN 术后、输尿管硬镜术后、ESWL 后肾内残留的结石。

2. 禁忌证

（1）尿路急性感染期。

（2）尿道、输尿管严重狭窄，软镜不能插入的患者。

3. 术前准备

（1）术前常规检查。

（2）尿路感染发热者，体温降置正常 2 周以上。

（3）术前停用抗凝剂。

（4）术前留置双 J 管 2 周以上，否则放置输尿管通道鞘（ureteral access sheath，UAS）失败率达 9.8%~22.0%。

4. 麻醉和体位同输尿管硬镜。

5. 手术方法 ①输尿管硬镜窥视下把导丝从输尿管开口送入到肾盂，在 X 线监视下沿导丝向输尿管内置入 UAS，把 UAS 的头端送到靠近肾盂输尿管交界处，拔出导丝和 UAS 内芯，再将软性输尿管镜沿 UAS 送入肾盂，在恒压灌注泵或手推注射器灌注下观察肾盂肾盏和结石（图 5-7-164）；②伸直软性输尿管镜头端，从操作孔放入 200μm 钬激光光纤并露出镜头，光纤的头端直顶结石（图 5-7-165~168），以免手术时损伤肾盂黏膜或造成肾盂穿孔。③边缘蚕食法：从结石外周到中心，依次逐步粉碎结石（图 5-7-169~172）；或从残留结石的另一边开始向结石中心再次碎石（图 5-7-173，174）。碎石起始功率通常为 0.6J/6HZ，若脉冲能量>1.0J，可能造成结石移位或碎成数块大碎石，从而增加寻找碎石的时间和影响碎石成功率。冲洗压力通常控制在 200~300mmHg 或人工推注力量控制在看清视野为度，否则结石会漂移。④中央爆破碎石法：钬激光光纤放在结石中心爆破，使结石碎成粉末状，排石效果更好（图 5-7-175~182）；⑤发现肾下盏有较大碎石，而钬激光光纤无法接触碎石时，可用套石篮取出，移到肾盂破碎；⑥碎石完毕后，保留导丝，退出软性输尿管镜和 UAS，沿导丝放置双 J 管。

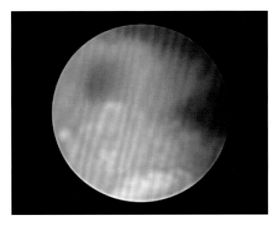

图 5-7-164　观察肾盂肾盏和结石

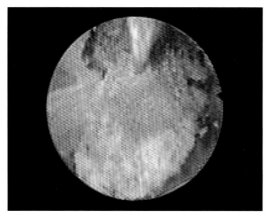

图 5-7-165　钬激光光纤顶住结石

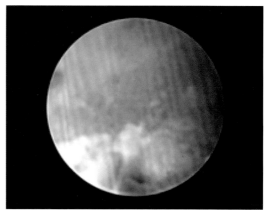

图 5-7-166　钬激光光纤顶住结石

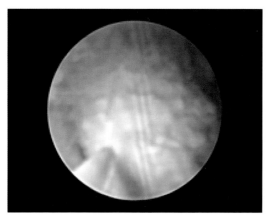

图 5-7-167　钬激光光纤顶住结石

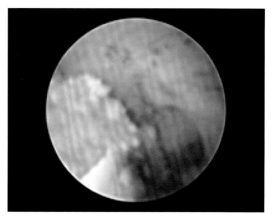

图 5-7-168　钬激光光纤顶住结石边缘

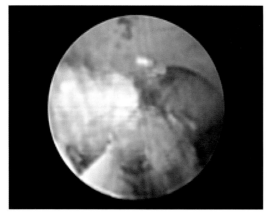

图 5-7-169　从结石边缘开始碎石

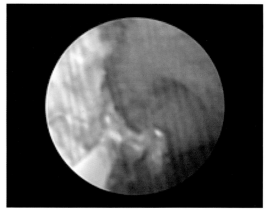

图 5-7-170　结石边缘已脱落

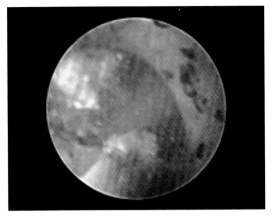

图 5-7-171 向结石中心方向破碎

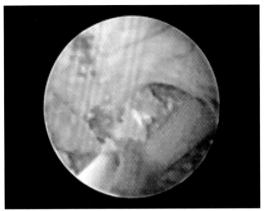

图 5-7-172 结石已碎裂

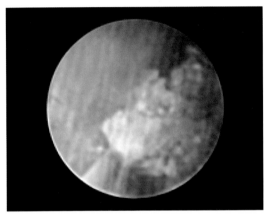

图 5-7-173 从结石右侧边缘碎石

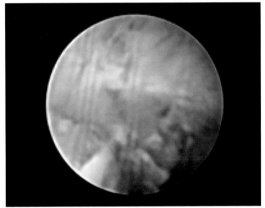

图 5-7-174 从结石左侧边缘碎石

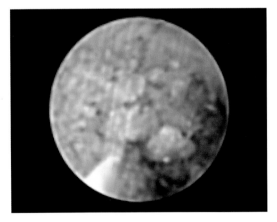

图 5-7-175 从结石中心开始破碎

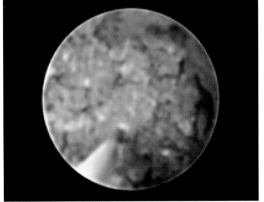

图 5-7-176 从结石中心开始破碎

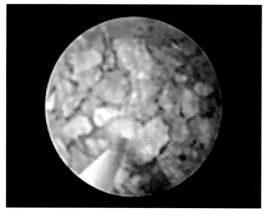

图 5-7-177　从结石中心继续破碎

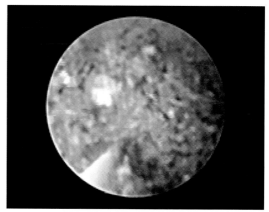

图 5-7-178　从结石中心继续破碎

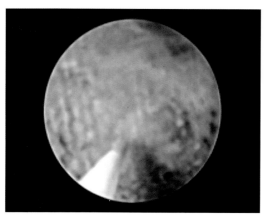

图 5-7-179　结石已碎成粉末状

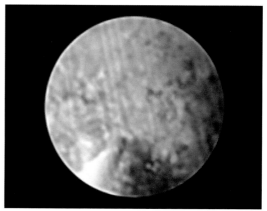

图 5-7-180　结石已碎成粉末状

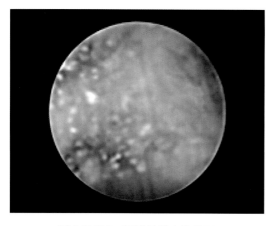

图 5-7-181　漂浮的粉末状结石

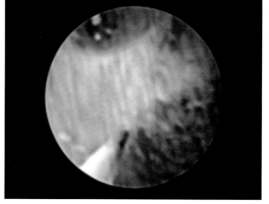

图 5-7-182　漂浮的粉末样结石

典型病例：右肾下肾盏鹿角样结石（图 5-7-183），软性输尿管镜钬激光治疗，术后 X
线片示结石完全消失（图 5-7-184）。

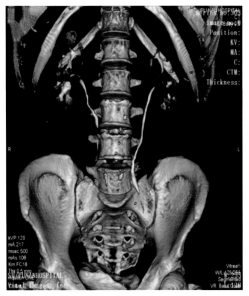

图 5-7-183　CTU 示右肾下肾盏鹿角样结石

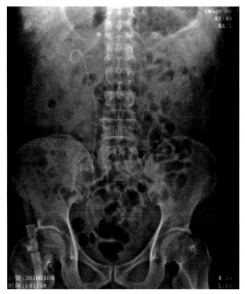

图 5-7-184　软性输尿管镜钬激光
治疗后结石完全消失

## 六、经尿道输尿管镜术治疗输尿管狭窄

输尿管狭窄有先天性输尿管狭窄和继发性输尿管狭窄，先天性肾盂输尿管连接部梗阻、输尿管瓣膜、输尿管口膨出等先天性输尿管狭窄已在相应章节阐述；继发性输尿管狭窄是后天性输尿管狭窄，主要由输尿管炎症和损伤引起，炎症中以慢性炎症，继发于结石、放射、肿瘤和腹腔炎症而引起狭窄比较常见；损伤中以医源性损伤，如输尿管插管、输尿管镜检查、输尿管镜碎石，甚至体外冲击波碎石引起比较常见，当然，外科、妇产科的腹膜后手术或盆腔手术，如子宫切除术、直肠癌根治术损伤输尿管而继发狭窄也很常见。

（一）适应证

输尿管良性狭窄（输尿管内腔镜治疗后狭窄、腹腔镜或开放手术后输尿管狭窄、输尿管膀胱吻合口狭窄等）狭窄段长度<2cm 者。

（二）禁忌证

1. 输尿管腔外因素引起的输尿管狭窄。

2. 输尿管狭窄长度>2cm。

3. 输尿管长段完全闭塞。

4. 患侧肾肾小球滤过率<10%。

（三）术前准备

逆行肾盂输尿管造影，了解输尿管狭窄的部位、长度和程度。

（四）麻醉和体位与输尿管镜窥视下碎石方法类同。

（五）手术方法

1. 输尿管硬镜镜体扩张法　插入斑马导丝通过输尿管狭窄段，输尿管硬镜沿斑马导丝进入（图 5-7-185，186），至狭窄处时，硬镜头缓慢沿斑马导丝向前推进，让镜体超过狭窄段，并且在狭窄处停留 5 分钟，再退出输尿管镜。该方法适合输尿管狭窄程度较轻和狭窄段较短的患者。

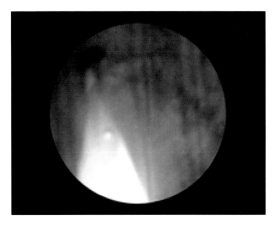
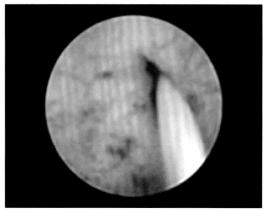

图 5-7-185　导丝通过段输尿管狭窄段　　　　图 5-7-186　导丝通过段输尿管狭窄段

2. 气囊导管扩张法　斑马导丝通过输尿管狭窄段后，在 C 形臂机监视下，沿导丝送入气囊扩张管，使气囊扩张管的气囊位于输尿管狭窄段当中，向气囊内注入造影剂，扩张压力为 2~5 个大气压，观察狭窄段"峰腰征"完全消失，持续 3 分钟排空气囊。用输尿管硬镜复查，如通过阻力较大，可用气囊反复扩张，直到输尿管硬镜可顺利通过输尿管狭窄段。

3. 输尿管狭窄段切开术

（1）钬激光输尿管狭窄段切开术：置入斑马导丝通过输尿管狭窄段，留作安全导丝。钬激光光纤切开狭窄段，切开深度以看到输尿管周围脂肪组织为止（图 5-7-187 ~ 190）。为防止输尿管外周血管的损伤，应注意在不同输尿管段的切开方向有所不同。输尿管上段狭窄应切开外侧壁；在曲界处，应切开搏动输尿管的外上方，以避开损伤输尿管下方的髂血管；在盆段，应切开输尿管的外侧壁。

（2）钬激光输尿管壁内段狭窄切开术：输尿管壁内段是常见的狭窄部位，手术方法同上（图 5-7-191，192）。

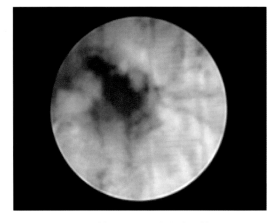
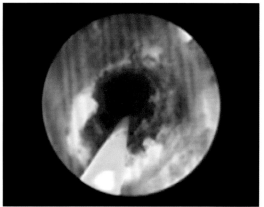

图 5-7-187　钬激光切开狭窄输尿管外侧壁　　　图 5-7-188　钬激光切开狭窄输尿管

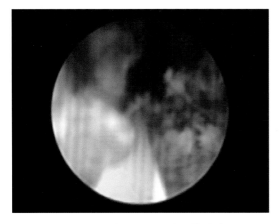

图 5-7-189 钬激光切开输尿管狭窄段

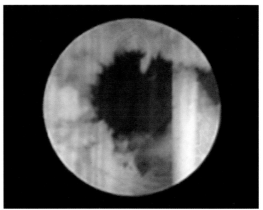

图 5-7-190 切开狭窄到输尿管周脂肪为止

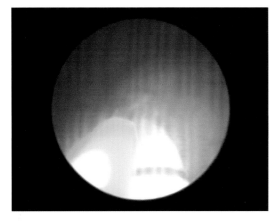

图 5-7-191 钬激光切开输尿管壁段狭窄（11 点处）

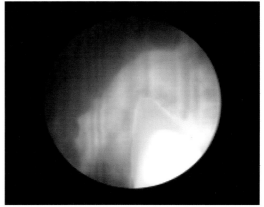

图 5-7-192 钬激光切开狭窄段全层

（3）高频电刀输尿管壁内段狭窄切开术：用电刀在 11～12 点处切开输尿管口膀胱壁全层（图 5-7-193，194），可解除输尿管壁内段狭窄。输尿管膀胱吻合术后吻合口狭窄，可用钩状电极电刀切开（图 5-7-195）。当输尿管壁内段切开后，如果看不清输尿管腔方向，可沿斑马导丝通过切开的狭窄口，放入气囊扩张管扩张。

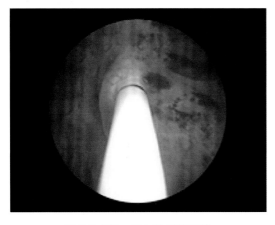

图 5-7-193 插入输尿管导管

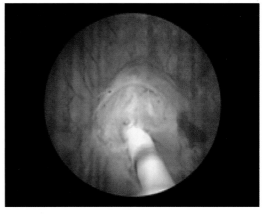

图 5-7-194 电刀切开输尿管口膀胱壁全层

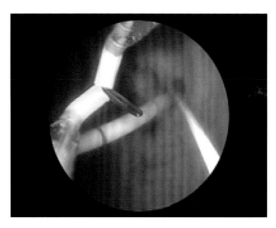

图 5-7-195　钩状电刀切开输尿管膀胱吻合口狭窄（内有二根导丝）

（4）留置双 J 管：当输尿管镜在输尿管内无阻力通过时，说明输尿管狭窄已解除，可放入第二根斑马导丝，退出输尿管镜。分别沿二根导丝留置二根 5F 双 J 管（图 5-7-196~200）。

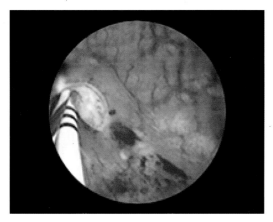

图 5-7-196　沿输尿管导管放入斑马导丝

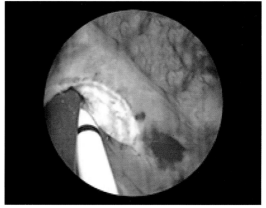

图 5-7-197　沿导丝放入第一根双 J 管

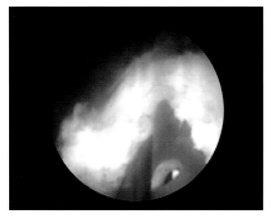

图 5-7-198　放入二根双 J 管，
双 J 管内导丝尚未退出

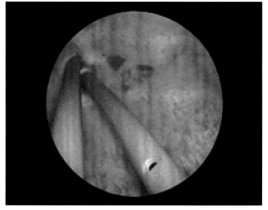

图 5-7-199　留置二根双 J 管

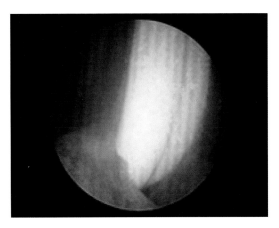

图 5-7-200 留置二根 5F 双 J 管

（六）术后处理

1. 术后留置双 J 管 6~8 周。

2. 术后应用抗生素。

3. 术后 3 个月复查 IVP 或 CTU。

## 七、经尿道输尿管镜术治疗输尿管肿瘤

输尿管肿瘤比较少见。近 20 年，输尿管尿路上皮癌的发病率有升高的趋势。50%~73%发生在输尿管下 1/3。输尿管鳞状细胞癌和输尿管腺癌少见。输尿管乳头状瘤较少见，蒂窄，为细长的绒毛状突起。输尿管息肉是输尿管的良性病变，可能与炎症、损伤、慢性刺激、激素失调、致癌物质等有关。呈灰白色，菊花瓣状、分支状、肉柱状悬垂在输尿管腔内，长短不一。最长者可达 20cm。可发生于输尿管任何部位，但多发生在输尿管上段（62%）。

（一）输尿管良性新生物

1. 良性新生物内腔镜图像

（1）输尿管原发性息肉（图 5-7-201~204）。

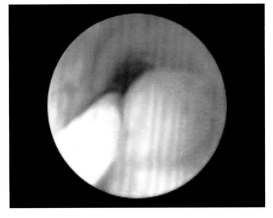

图 5-7-201 输尿管原发性息肉（外侧为导丝）

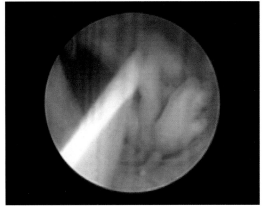

图 5-7-202 输尿管原发性性息肉，分支状

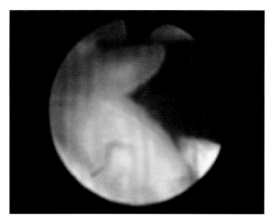

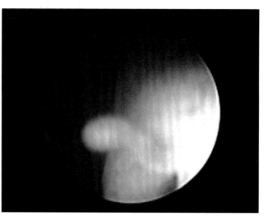

图 5-7-203　输尿管原发性息肉，菊花瓣状　　　　图 5-7-204　输尿管开口原发性息肉，肉柱状

（2）输尿管继发性息肉（图 5-7-205～210）。

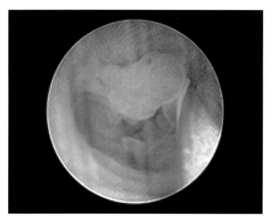

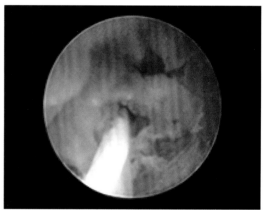

图 5-7-205　输尿管继发性息肉（内侧有导丝）　　图 5-7-206　输尿管继发性息肉

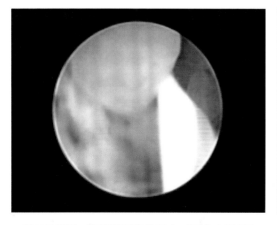

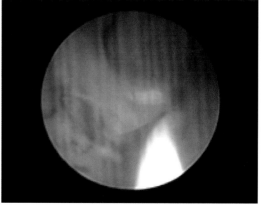

图 5-7-207　输尿管继发性息肉（下方有导丝）　　图 5-7-208　输尿管继发性息肉（下方有导丝）

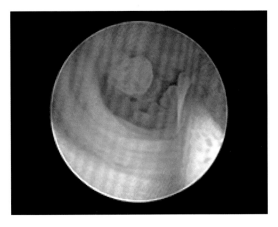

图 5-7-209 输尿管继发性息肉（内侧有导丝）

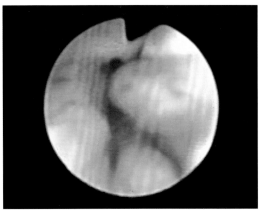

（6）图 5-7-210 输尿管继发性息肉

（3）输尿管纤维上皮息肉（图 5-7-211）。

（4）乳头状瘤和囊肿等。

2. 输尿管良性新生物腔内手术治疗 输尿管内息肉、囊肿、乳头状瘤都适应腔内手术治疗，术前准备、麻醉方法和手术体位与输尿管镜术治疗上尿路结石方法相同。

（1）原发性息肉的治疗：输尿管镜找到患侧输尿管开口，放入斑马导丝作为安全导丝，灌注下输尿管镜沿斑马导丝进入输尿管，寻找息肉。息肉往往较长，蒂较细。用钬激光对息肉蒂周黏膜平行输尿管长轴进行切割，到黏膜下层，取出息肉后

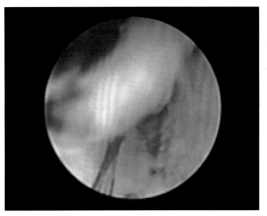

图 5-7-211 输尿管纤维上皮息肉

对创面充分止血。退出输尿管镜。沿斑马导丝放入双 J 管，保留导尿 2~3 天，4~6 周后拔出双 J 管。

（2）继发性息肉的治疗：继发性息肉往往继发于输尿管结石，由于结石的长期嵌顿，刺激输尿管黏膜反应增生，形成息肉。继发输尿管结石息肉均处于结石的下方，而且绝大部分继发息肉发生在输尿管上段，息肉的大小、多少和范围变化很大。通常继发于结石的小息肉可以不用处理，待结石去除后大部分小息肉会自行消失或萎缩，少部分小息肉无变化。但大的、多发的继发息肉在碎石时必需同期处理，否则将会影响碎石的排出，还会导致结石的复发。通常息肉在不影响碎石的情况下，先处理结石，后处理息肉。当息肉影响到结石的观察或妨碍阻石网篮的安放时，可以先处理局部息肉，待完成碎石后再处理残留的息肉。因为先切除息肉有两个不利因素：①先切除息肉会引起出血，而影响下一步的碎石治疗；②在切割息肉的过程中可能引起结石移动，导致碎石的失败。在切割继发息肉时，通常先切除向输尿管管腔内突出的息肉，不对息肉的基地进行广泛和过深的切割，不追求输尿管壁的平整，否则会引起输尿管瘢痕的形成，后期导致输尿管狭窄的发生（图 5-7-212~216）。术后安置双 J 管。根据息肉的大小、范围，双 J 管可保留 2~6 周。

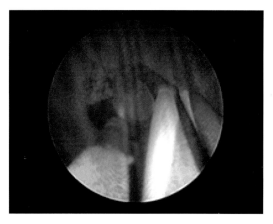

图 5-7-212 钬激光切除输尿管继发性息肉

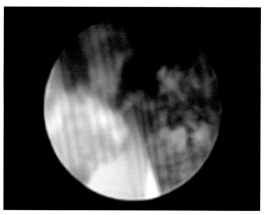

图 5-7-213 钬激光切除输尿管继发性息肉

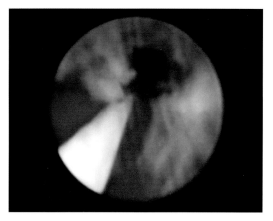

图 5-7-214 钬激光切除输尿管继发性息肉

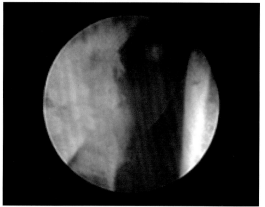

图 5-7-215 钬激光切除输尿管
继发性息肉，大部分已切除

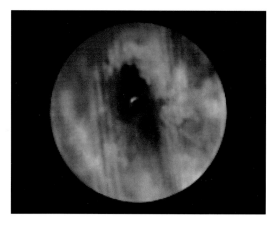

图 5-7-216 钬激光切除输尿管继发性息肉，息肉已切除

（二）输尿管恶性肿瘤

1. 输尿管恶性肿瘤内腔镜图像（图 5-7-217~219）。

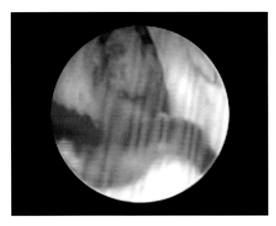

图 5-7-217　输尿管尿路上皮癌

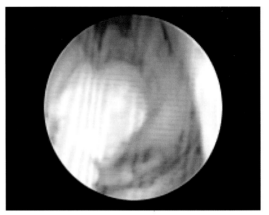

图 5-7-218　输尿管尿路上皮癌

2. 输尿管恶性肿瘤的腔内手术治疗　输尿管内恶性肿瘤传统的治疗方法是肾、输尿管和部分膀胱切除。但对孤立肾、对侧肾肾功能损害、无法耐受大手术和分化较好、分期低的尿路上皮癌可采用腔内手术治疗。

（1）术前活检：取输尿管内新生物病理活检（图 5-7-220），确定病理后根据情况决定是否适合内腔镜手术。

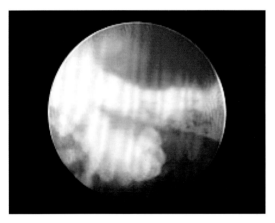

图 5-7-219　输尿管尿路上皮癌

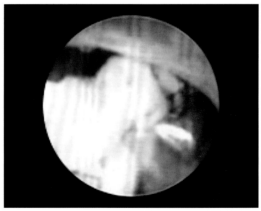

图 5-7-220　输尿管尿路上皮癌活检

（2）防止肿瘤种植：术中采用<40cmH$_2$O 低压灌注，同时应用利尿药物来减少灌注液对肾静脉、肾淋巴管和肾小管的反流。

（3）切除肿瘤：沿肿瘤寻找肿瘤根部，将输尿管镜头端固定在肿瘤根部下方，伸出钬激光光纤，用钬激光光纤头距离肿瘤基底 2mm 切开输尿管黏膜，按输尿管长轴方向平行切割肿瘤基底部，切除深度要达到肌层。因为输尿管和肾盂壁比较薄，切割过程中注意避免输尿管穿孔（图 5-7-221~225）。

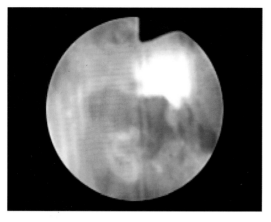

图 5-7-221   输尿管尿路上皮癌，准备钬激光治疗

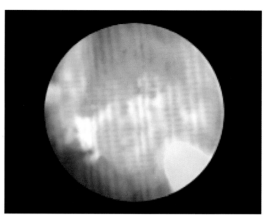

图 5-7-222   钬激光切除输尿管尿路上皮癌

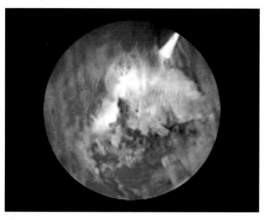

图 5-7-223   从基底切割输尿管
尿路上皮癌（上方是导丝）

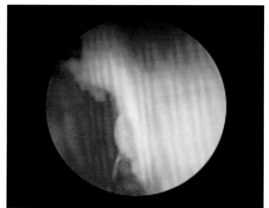

图 5-7-224   钬激光切除输尿管肿瘤边缘

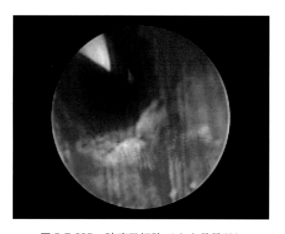

图 5-7-225   肿瘤已切除（上方是导丝）

（4）输尿管口尿路上皮癌：可在膀胱镜下，安放双 J 管后，用高频电刀进行切除（图 5-7-226～231）

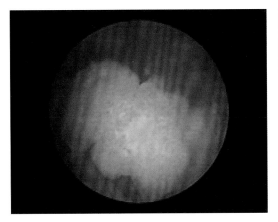

图 5-7-226　输尿管口肿瘤

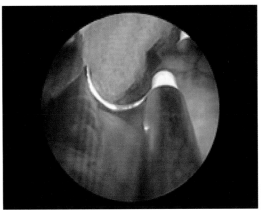

图 5-7-227　推开肿瘤，显示肿瘤来源于输尿管

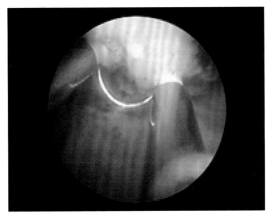

图 5-7-228　插入双 J 管后逆行切除肿瘤
（左侧有双 J 管）

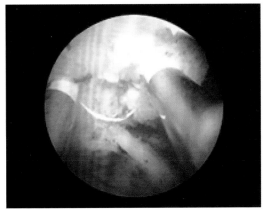

图 5-7-229　切除输尿管口肿瘤

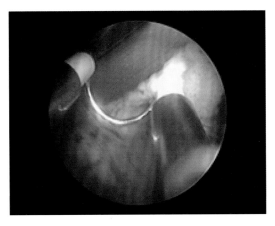

图 5-7-230　进一步切除输尿管口肿瘤

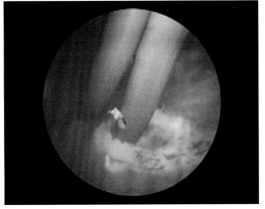

图 5-7-231　输尿管开口肿瘤已切除

（5）取出肿瘤、留置双 J 管 4~8 周。

（6）保留导尿、定期抗肿瘤药物灌注、术后 3 个月复查 IVP 或 CTU、术后 6 个月复查输尿管镜。

## 第八节　经皮肾盂镜技术治疗上尿路疾病

1941 年 Rupol 和 Brown 报告应用内腔镜经肾造肾瘘口取出开放手术残留的结石。1948 年 Trattner 用内腔镜在开放手术中对肾盂进行了检查。1955 年 Goodwin 等提出经皮肾造瘘解决梗阻性积水的方法。1976 年 Fernstrum 与 Johannson 发表了经皮肾穿刺通道取石成功的报道，成为新兴的腔内泌尿外科技术。1981 年 Wickbam 和 Kollett 命名该技术为经皮肾镜取石术（percutaneous nephrolithotomy，PNL），穿刺通道是 26~36F。1992 年我国吴开俊教授提出穿刺通道 14~16F 的微创经皮肾镜取石术（minimally invasive percutaneous nephro-lithotomy，MPNL）。随着光学、电子工程技术、CT 和腔内设备的不断改进，经皮肾盂镜技术有了飞跃发展。目前常用的碎石设备是瑞士 EMS 公司气压弹道联合超声碎石清石系统 Swiss Litho Clast Master 和钬激光碎石系统。

### 一、经皮肾造瘘术（percutaneous nephrostomy）

**（一）适应证**

1. 梗阻原因不明的肾积水。

2. 上尿路梗阻引起的肾积脓。

3. 经皮肾手术创造通道。

4. 暂时性尿路改道。

5. 永久肾造瘘。

**（二）术前准备**

与开放性手术相同。

**（三）器械准备**

1. 定位系统　具有穿刺专用探头的超声设备、C 臂 X 线机或 CT。

2. 穿刺针　18G 穿刺针，针鞘内可放入 0.032~0.035in 导丝。

3. 导丝　常采用 0.035 斑马导丝。

4. 扩张器　①筋膜扩张器：由不透 X 线、聚乙烯制成，从 6F~16F，以 2F 递增，16F 配有 Peel-away 鞘（图 5-8-1）；②Amplatz 扩张器：从 10~30F，以 2F 递增，>24F 配有硬质外鞘（图 5-8-2）；③金属扩张器，形状如拉杆天线，由 8F~26F，以 4F 递增（图 5-8-3）；④高压气囊扩张器，气囊长度为 15cm，外径可达到 30~36F。

5. 肾盂引流管（图 5-8-4，5）

**（四）麻醉和体位**

单纯造瘘，仅需局部麻醉，用 1% 利多卡因局部浸润皮肤和肾包膜。如进行泌尿腔内手术则要全身麻醉或硬膜外阻滞麻醉。体位采用俯卧位，患侧肾区腹部下放置小枕头，使腰背部稍微拱状外凸。

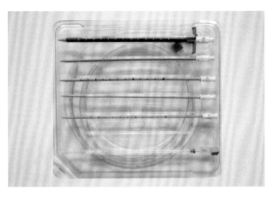

图 5-8-1　筋膜扩张器

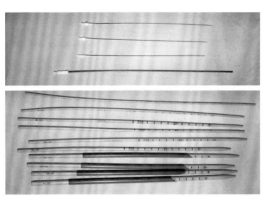

图 5-8-2　amplatz 扩张器

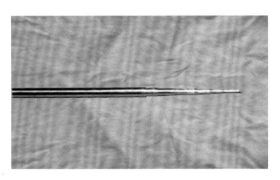

图 5-8-3　拉杆天线式金属扩张器

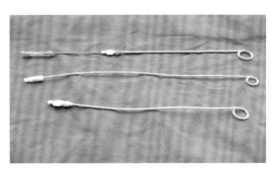

图 5-8-4　肾盂引流管

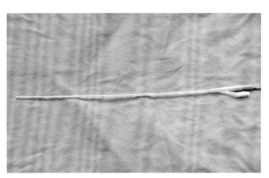

图 5-8-5　有气囊的肾盂引流管

（五）手术方法

1. 定位　采用 B 超或 C 臂 X 线机定位。在专用引导穿刺 B 超探头的引导下，用穿刺针经肾实质向肾盏穿刺。如用 C 臂 X 线机，则行输尿管逆行插管，注入造影剂，显示肾收集系统后穿刺。

2. 穿刺　通常选用腋后线 11~12 肋下交叉处，接近肾后外侧相对无血管的 Brodel 区作为穿刺点，与水平面成 30°~50°，指向肾后盏方向进行穿刺（图 5-8-6）。突破肾包膜时可见针尾随着呼吸摆动，当穿入肾收集系统会有明显的突破感，拔出穿刺针芯，有尿液滴出则穿刺无误。固定穿刺针，向穿刺针金属鞘内放入 0.035mm 斑马导丝，最好把导丝放入输尿管腔内（图 5-8-7），如导丝在肾盂内，无法放入输尿管，则斑马导丝至少在肾盂内盘旋 5~10cm。用尖刀沿穿刺针孔刺开皮肤和筋膜。

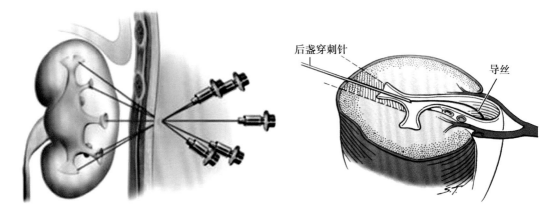

图 5-8-6    肾盏穿刺示意图              图 5-8-7    向肾后盏穿刺，导丝放入输尿管

3. 扩张    8F 筋膜扩张器沿导丝左右旋转推进入肾盂，逐步扩张，直到 16F 扩张器，保留 Peel-away 鞘，退出内芯。

4. 置管    肾盂引流管沿斑马导丝推入，或 14F 双腔导尿管沿扩张鞘放入肾收集系统，向导尿管气囊注水 3ml，固定妥当后接引流袋。

## 二、经皮肾盂镜术治疗肾、输尿管上段结石

经皮肾盂镜技术（无论 PNL 或 MPNL）在上尿路结石的治疗中发挥着越来越重要的作用，完全性和不完全性鹿角结石、大于 2cm 的肾结石、有症状的肾盏或肾盏憩室内结石、体外冲击波治疗失败的肾结石；输尿管 $L_4$ 以上梗阻较重的大结石、因息肉包裹及输尿管迂曲、ESWL 无效或输尿管镜治疗失败的输尿管结石都可以 PNL 或 MPNL 治愈（图 5-8-8）。

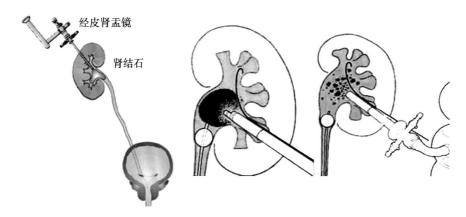

图 5-8-8    经皮肾盂镜治疗肾结石示意图

（一）适应证

1. 所有适合开放手术的肾结石。

2. 第 4 腰椎以上、长径大于 1.5cm 输尿管上段结石。

3. ESWL 失败或输尿管镜碎石失败的输尿管上段结石。

（二）禁忌证

1. 不能纠正的出血性疾病。

2. 严重心肺功能不全，不能耐受手术者。

3. 停止阿司匹林、华法林 2~4 周以内。

4. 患侧肾合并肿瘤者。

5. 泌尿系统急性感染期。

5. 脊椎严重后凸畸形不能配合手术者。

（三）麻醉和体位同经皮肾造瘘术。

（四）手术方法

1. 经皮肾盂镜钬激光治疗肾结石（holmium laser percutaneous nephrolithotomy）

①麻醉后取截石位，经尿道插 5~7F 的输尿管导管入患侧输尿管，留置 5~7F 输尿管导管和导尿管，最好把输尿管导管头端送入肾盂（图 5-8-9），输尿管导管尾端固定在导尿管上；②俯卧位，患侧肾区腹部放置小枕头，使患侧抬高；③B 超或 C 臂 X 线机监视下或应用可视穿刺肾镜，最好选择中、下肾盏的后组，经肾实质，沿肾盏轴方向进行穿刺，进入肾盏，再行扩张，建立合适口径的经皮肾通道。避免直接穿刺肾盂，因为没有经肾实质支持的通道，会造成灌注液外渗、丢失通道，导致手术失败。经中肾盏穿刺可以治疗中肾盏、肾盂、上肾盏、下肾盏和输尿管上段结石，经下肾盏穿刺可以治疗肾盂、和上、中、下肾盏的结石。④经皮肾盂镜或输尿管镜经扩张鞘进入肾盂，观察肾盂、肾盏，寻找结石。了解结石大小和数目，发现小结石可先行取出。标准 PCNL 经皮肾通道是 26~36F，可用 24F 经皮肾盂镜操作（图 5-8-10~13）。微创经皮肾通道为 14~16F，可用输尿管镜操作（图 5-8-14~17）。⑤肾盏结石，尤其是肾盏多发结石、肾盏小结石，常常遗漏，应仔细寻找（图 5-8-18~21）；⑥肾盂内多发小结石，干扰操作，用异物钳先行取出（图 5-8-22~27），可加快手术速度，缩短手术时间。⑦发现大结石后，钬激光光纤抵住结石，从结石边缘开始向结石中心逐步粉碎（图 5-8-28~31）；⑧根据情况，也可采用钬激光从结石中心开始碎石的方法（图 5-8-32~35）。⑨通过取石钳取出碎石或血块（图 5-8-36~40），也可通过灌注压力和间断拔出碎石镜，把碎石冲出体外；⑩检查各个肾盏，寻找残留结石，如有发现，钬激光继续碎石（图 5-8-41，42）。⑪确认肾盂、肾盏内无碎石后，向输尿管内顺行插入斑马导丝到膀胱，沿导丝推入双 J 管，通过经皮肾盂镜确定安放双 J 管正确位置（图 5-8-43，44）；⑫经扩张鞘向肾盂放入适当外径的气囊引流管，气囊注水 3ml，去除扩张鞘。或经扩张鞘放入适当外径引流管，去除扩张鞘后固定引流管；⑬保留导尿管。

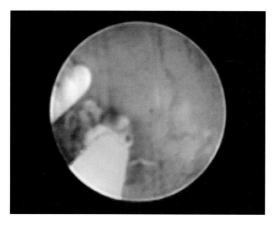

图 5-8-9　输尿管导管头端进入肾盂，
下方是结石和光纤

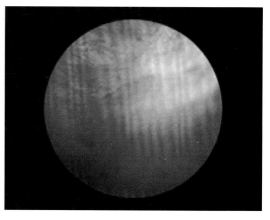

图 5-8-10　24F 经皮肾盂镜所见肾盂黏膜

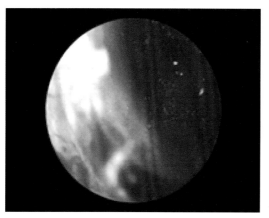

图 5-8-11　24F 经皮肾盂镜所见肾盏开口

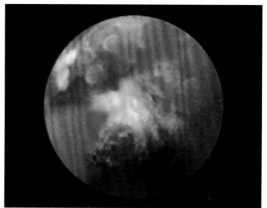

图 5-8-12　24F 经皮肾盂镜见结石、
黏膜水肿息肉样增生

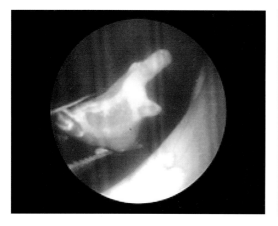

图 5-8-13　24F 经皮肾盂镜下取石钳夹取肾盂结石

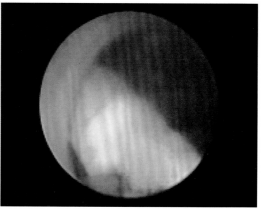

图 5-8-14　输尿管镜下见肾盂结石

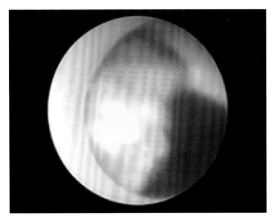

图 5-8-15　输尿管镜下见肾盂结石

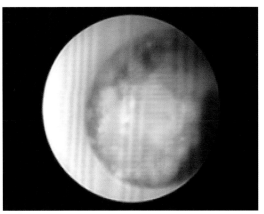

图 5-8-16　输尿管镜下见肾盂结石

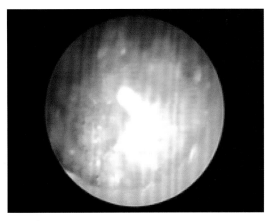

图 5-8-17　输尿管镜下见肾盂结石

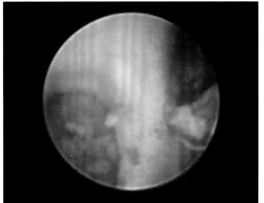

图 5-8-18　肾盏结石

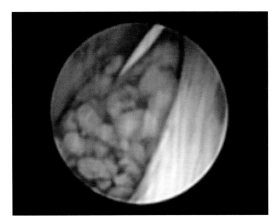

图 5-8-19　肾盏小结石（内有导丝）

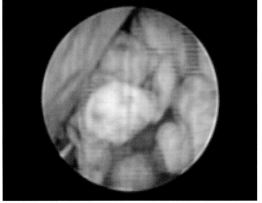

图 5-8-20　肾盏多发结石（内有导丝）

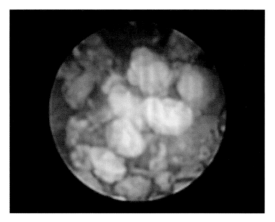

图 5-8-21　肾盏多发小结石

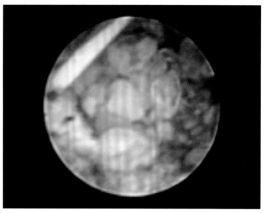

图 5-8-22　肾盂内多发小结石（内有导丝）

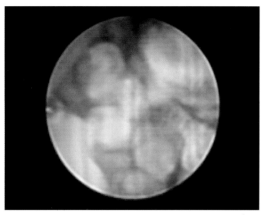

图 5-8-23　肾盂内多发小结石（内有导丝）

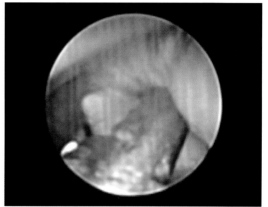

图 5-8-24　异物钳取石

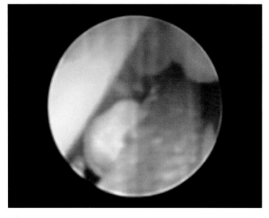

图 5-8-25　异物钳取石，右上有息肉

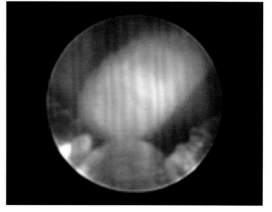

图 5-8-26　异物钳取石

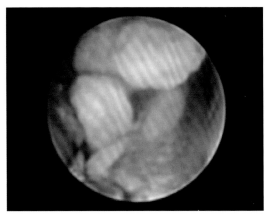

图 5-8-27 异物钳取石

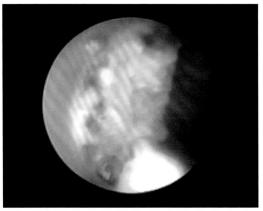

图 5-8-28 钬激光从结石边缘开始碎石

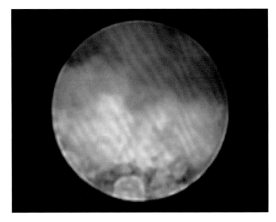

图 5-8-29 钬激光从结石边缘开始碎石

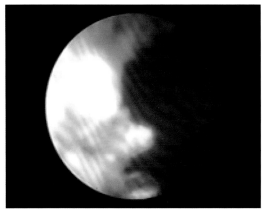

图 5-8-30 结石边缘已碎

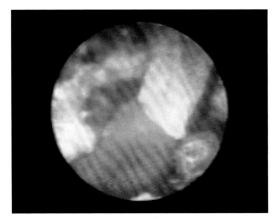

图 5-8-31 结石已全部碎裂

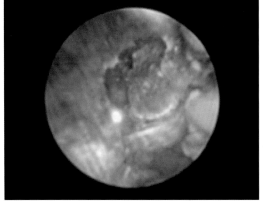

图 5-8-32 钬激光从结石中心开始碎石

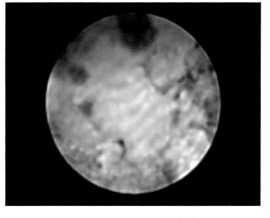

图 5-8-33  结石开始碎裂

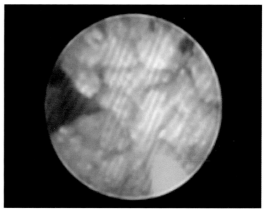

图 5-8-34  钬激光继续碎石

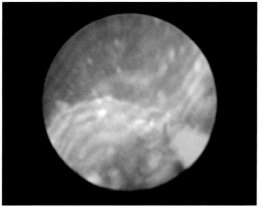

图 5-8-35  结石大部分已碎

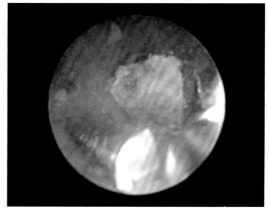

图 5-8-36  张开取石钳，取出碎石

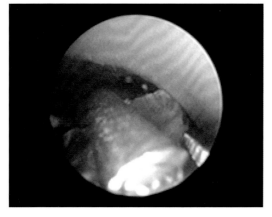

图 5-8-37  取石钳已夹住碎石

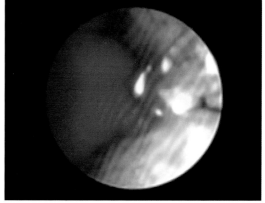

图 5-8-38  异物钳取出血块

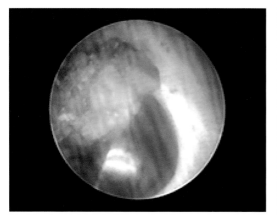

图 5-8-39　血块去除后，碎石显现

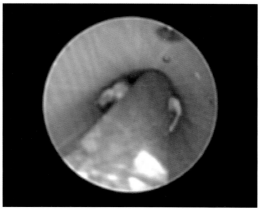

图 5-8-40　取石钳取出扩张鞘中碎石

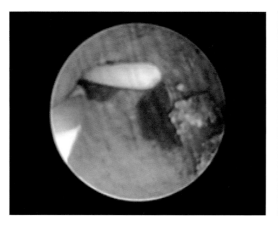

图 5-8-41　肾盂输尿管连接处残留结石

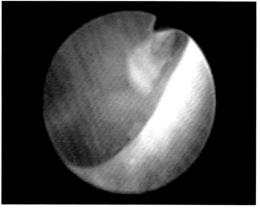

图 5-8-42　钬激光粉碎残留结石

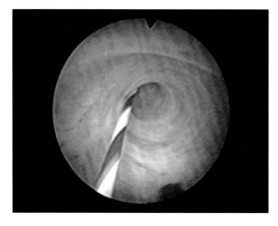

图 5-8-43　顺行插入斑马导丝

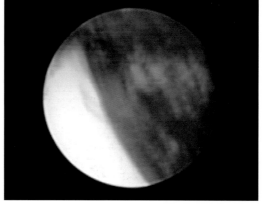

图 5-8-44　顺行留置双 J 管

2. 经皮肾盂镜气压弹道联合超声碎石清石系统治疗肾盂结石（Combined pneumatic and ultrasound lithotripsy in percutaneuous nepholithotomy）

气压弹道碎石是通过压缩气体驱动碎石机手柄内子弹体，子弹体冲击碎石探针，碎石探针击碎结石。气压弹道碎石过程没有热效应。超声碎石是超声发生器产生连续超声波，超声波转换成机械振动，使超声探针纵向击碎结石，探针顶端震幅30~100μm，会产生热能。因为超声探针为中空金属管，灌注液能持续吸出体外而起到冷却和吸出碎石作用。但超声碎石对质地较硬的结石碎石效果较差。瑞士EMS公司生产了气压弹道联合超声碎石清石系统—Swiss Litho Clast Master，具有气压弹道碎石和超声碎石的功能，一般气压弹道能量设定为80%~100%，频率为8~12HZ，超声能量设置为40%~80%，占空比设为50%~70%。气压弹道和超声碎石可以联合应用，也可单独应用。碎石术中不用取石或套石，明显提高了碎石效果和缩短了手术时间，同时负压吸附系统保持肾盂内低压状态，减少了术中细菌、毒素和热源吸收的机会，从而减少灌注液外渗和感染发生的几率。

（1）器械设备：①弹道碎石探针（图5-8-45，46）；②超声碎石探针（图5-8-47，48）；③24F经皮肾盂镜（图5-8-49）。

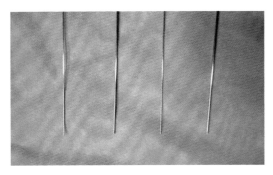

图5-8-45　弹道碎石探头头部

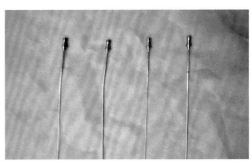

图5-8-46　弹道碎石探头尾部

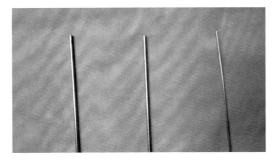

图5-8-47　超声碎石探头头部

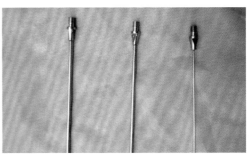

图5-8-48　超声碎石探头尾部

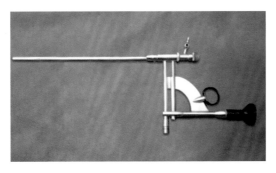

图5-8-49　经皮肾盂镜

（2）碎石方法：①术中注意灌注液的速度，在保证视野清晰的情况下，保持灌注与吸引间压力平衡；②如肾盂内有积脓，先以超声吸附设备清除脓液或脓块；③肾盂镜寻找结石（图 5-8-50）；④先用气压弹道把大结石碎成 0.5~1.0cm 的小结石（图 5-8-51~53）；⑤再换成超声碎石进一步粉碎≤1cm 碎石并吸出体外（图 5-8-54，55）；⑥对硬度较高的结石，可用 2.0mm 气压弹道探针，快速把结石碎成小结石，继而联合应用弹道和超声系统或单独应用超声系统进一步碎石并吸出体外；⑦碎石完成后依次检查肾盂和肾盏，以免遗漏结石。经扩张鞘沿导丝顺行置入双 J 管，退镜和放入肾造瘘管。

3. 经皮肾盂镜治疗输尿管上段结石　①经尿道患侧输尿管逆行插入导管，穿刺和建立经皮肾通道，采用 16F 扩张鞘，输尿管硬镜，钬激光碎石；②在肾盂输尿管交界处嵌顿时间长的结石，可见肾盂黏膜息肉样增生或水肿（图 5-8-56，57）；③先粉碎外露在肾盂内结石，继而深入输尿管逐步碎石（图 5-8-58，59）。冲洗和取碎石方法、术后处理同经皮肾镜钬激光碎肾结石术。

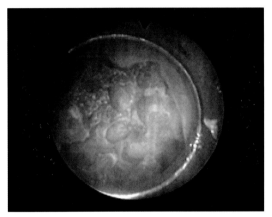

图 5-8-50　肾盂镜寻找结石

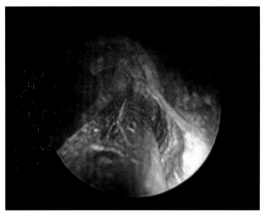

图 5-8-51　气压弹道撞击大结石

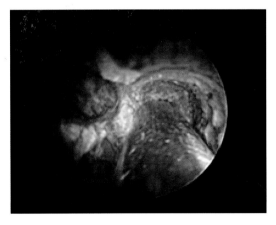

图 5-8-52　气压弹道撞击大结石

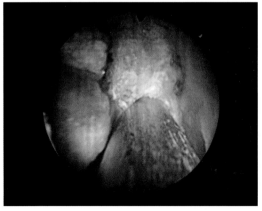

图 5-8-53　大结石碎裂

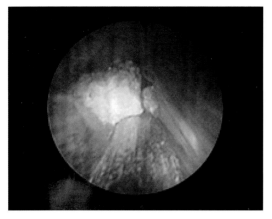

图 5-8-54　超声粉碎并吸出小结石

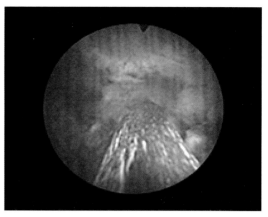

图 5-8-55　超声粉碎并吸出小结石

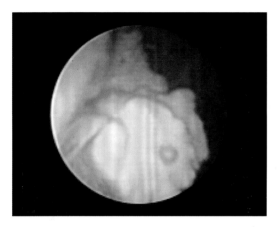

图 5-8-56　结石嵌顿，肾盂黏膜水肿

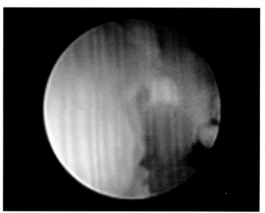

图 5-8-57　结石嵌顿，肾盂黏膜息肉样增生

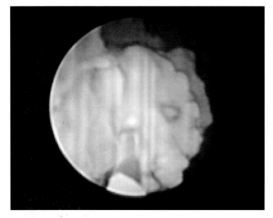

图 5-8-58　钬激光粉碎外露在肾盂内结石

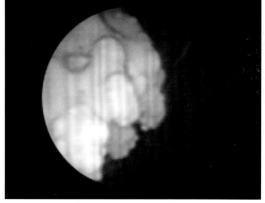

图 5-8-59　深入输尿管逐步碎石

（五）术后处理

1. 肾盂引流管　肾盂出血较多者，夹闭造瘘管，有利止血。一期手术者，术后 3～5 天拔除肾盂造瘘管。二期手术者，可于手术次日拔除肾盂造瘘管。

2. 应用抗生素。

3. 残留结石的处理 残留结石可通过经皮肾通道取出，也可在术后 5~7 天二期手术取石。不能通过皮肾通道取出的碎石可行 ESWL。

（六）并发症的预防和治疗

1. 肾盂黏膜、肾实质损伤、肾脏贯通伤、肾集合系统穿孔或撕裂 肾盂黏膜、肾实质损伤或肾脏贯通伤、肾集合系统穿孔或撕裂都会有术中明显出血，可经 Peel-away 鞘插入造瘘管，夹闭 30~60 分钟，损伤较轻者一般会停止出血。出血停止后 7~10 天，再行二期手术。损伤较重者需要选择性肾动脉栓塞或开放手术止血。注意在穿刺扩张过程中宁浅勿深，浅了可以进一步调整扩张，如扩张过深则难以补救。

2. 邻近脏器损伤 PCNL 邻近脏器损伤主要发生在肾周的胸膜、肝、脾、肠，偶尔会发生导丝进入肾静脉或腔静脉。术中可采用 C 臂 X 线机监视，应该注意患者呼吸、腹部和全身情况，对邻近脏器损伤应及早发现和处理。

3. 丢失经皮肾通道 经皮肾穿刺方向错误、术中导丝滑脱和扩张鞘移位均可丢失经皮肾通道，进入腹膜后间隙，此时可见腹膜后纤维组织和脂肪（图 5-8-60~62）。预防措施是术中留置安全导丝，助手固定好外鞘。

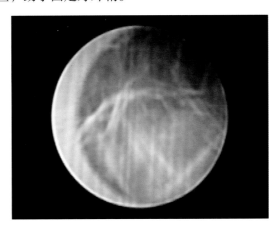

图 5-8-60 内腔镜误入腹膜后间隙，见纤维组织

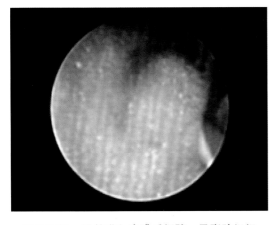

图 5-8-61 导丝进入腹膜后间隙，见脂肪组织

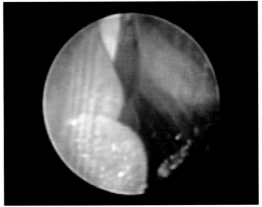

图 5-8-62 导丝进入腹膜后间隙

4. 术后出血　术后肾造瘘管少量出血是正常现象。如有大量出血应及时夹闭肾造瘘管，不要冲洗肾盂引流管，及时采用止血药物和补充血容量。保守治疗无效者，应及时应用超选择肾动脉栓塞。

## 三、经皮肾盂镜术治疗肾盂输尿管连接部狭窄

先天性肾盂输尿管连接部梗阻（pyeloureteral junction obstruction，PJO）是较常见的先天性疾病，最常见的原因是肾盂输尿管连接部狭窄，其他有高位输尿管、迷走血管压迫、肾盂输尿管连接部瓣膜、扭曲、粘连、折叠等。1983 年 Wickham 和 Kellett 报道内镜下肾盂切开置管术治疗输尿管肾盂连接部狭窄；1984 年 Ramsey 等报告顺行肾盂内切开治疗输尿管肾盂连接部狭窄，成功率是 65%，Motola 等报道 212 例经皮肾盂内切开术（Percutaneous endopyelotomy）治疗肾盂输尿管连接部狭窄病例，平均随访 8 年，成功率为 86%。内镜手术治疗输尿管肾盂连接部狭窄的优点是创伤小，手术时间、住院时间和康复时间均短于开放手术。

**（一）适应证**

1. 有腰痛、反复感染或进行性肾功能损害者。

2. 合并结石者。

3. 开放手术失败者。

**（二）禁忌证**

1. 不能纠正的出血性疾病。

2. 狭窄段长度大于 2cm。

3. 患侧肾肾小球滤过率<10ml/min。

4. 急性尿路感染期。

5. 外在因素压迫造成的梗阻。

**（三）手术方法**

1. 经皮肾盂镜钩状刀切开法（顺行法）

（1）器械设备：①钩状内切开刀（图 5-8-63）；②开口输尿管导管（自制：剪去输尿管导管头端）。

（2）操作步骤：①膀胱镜下置"开口输尿管导管"入肾盂，经输尿管导管建立人工肾积水；②经皮肾盂镜通过经皮肾通道进入肾盂，先行肾盂检查（图 5-8-64），找到肾盂输尿管连接处（图 5-8-65，66）；③安置安全导丝：通过开口输尿管导管逆行送导丝入肾盂（图 5-8-67），异物钳拉导丝出体外。也可采用顺行法，导丝经输尿管导管头端开口放入；④钩状内切开刀沿导丝切开狭窄的肾盂输尿管连接部后外

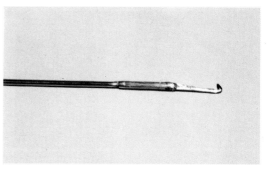

图 5-8-63　钩状内切开刀

侧壁全层，用回抽方式反复切开（图 5-8-68，69），直到看到输尿管外侧脂肪，继续向切口二端延长 0.5cm；⑤沿导丝放入一根 7F 或二根 5F 的双 J 管和合适外径的支架引流管

（图 5-8-70）；⑥留置肾造瘘管和导尿管；⑦术后 5~7 天经肾造瘘管顺行造影，了解有无尿外渗，决定是否拔除肾造瘘管。

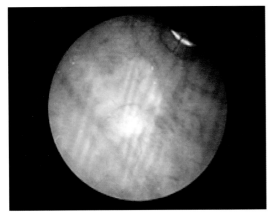

图 5-8-64　经皮肾盂镜所见肾盂黏膜，
1 点处可见异物钳

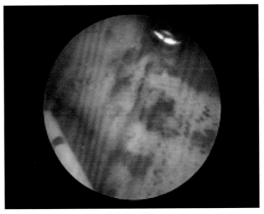

图 5-8-65　肾盂黏膜有片状出血，
7~9 点见输尿管导管

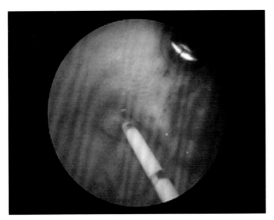

图 5-8-66　输尿管导管经 UPJ 处进入肾盂

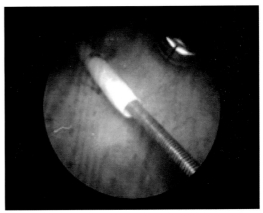

图 5-8-67　导丝从开口输尿管导管送入肾盂

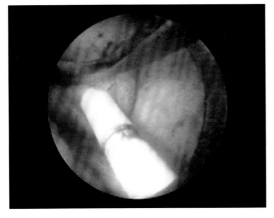

图 5-8-68　导管上方见钩状内切开刀

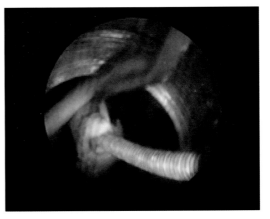

图 5-8-69　钩状内切开刀沿导丝切开 UPJ 狭窄

2. 经尿道输尿管镜钬激光切开法
（逆行法）　①灌注下输尿管镜经尿道到
膀胱，经输尿管开口放导丝入输尿管，直
到肾盂输尿管狭窄处，通过狭窄处到达肾
盂（图 5-8-71，72）；②钬激光光纤沿导
丝的外上或外侧方向切开狭窄段，逐渐扩
大切口，并向狭窄瘢痕上下二侧延长，直
到看见切口外脂肪，输尿管镜可以非常通
畅的进入肾盂（图 5-8-73 ~ 80）；③通过
输尿管镜放入二根导丝进入肾盂，沿导丝
把二根 5.5F 双 J 管或一根 7F 双 J 管放入
肾盂；④保留导尿 2-3 天，6~8 周后拔除
双 J 管。

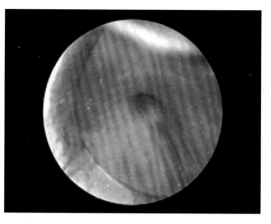

图 5-8-70　沿导丝顺行放入支架管
（支架管内可见导丝）

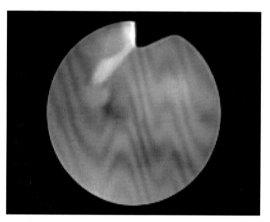

图 5-8-71　UPJ 狭窄

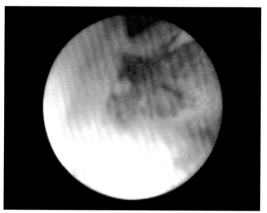

图 5-8-72　导丝通过狭窄入肾盂

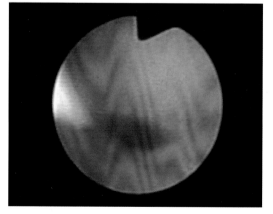

图 5-8-73　准备钬激光切开

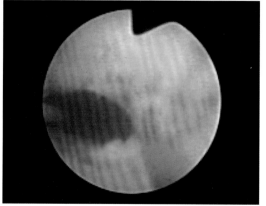

图 5-8-74　钬激光切开狭窄段

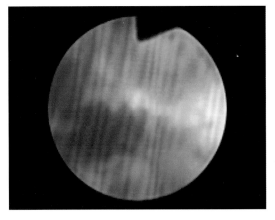

图 5-8-75 扩大切开范围

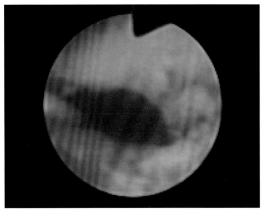

图 5-8-76 输尿管腔明显增大

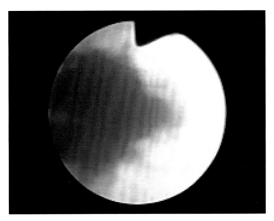

图 5-8-77 切开边缘可见脂肪

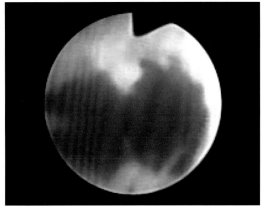

图 5-8-78 切开边缘可见脂肪

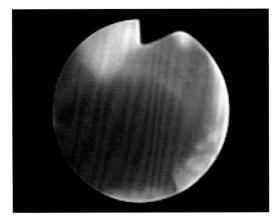

图 5-8-79 狭窄已解除，输尿管镜无阻力通过

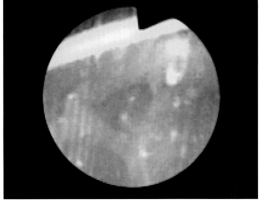

图 5-8-80 输尿管镜进入肾盂（上方是导丝）

（四）术后处理

1. 保留导尿 2~3 天，以减少膀胱尿液反流。

2. 术后 6~8 周拔除双 J 管，定期门诊随访。

**（五）并发症防治**

并发症防治与经皮肾盂镜钬激光碎石术类似。经皮肾盂输尿管连接部切开术选择切开的部位很重要，切开前应观察切开处有无搏动，以免损伤输尿管外周血管。最好的预防血管损伤的方法是术前行 CTA 检查，了解肾盂输尿管连接部狭窄是否由迷走动脉压迫所致。

## 四、经皮肾盂镜术治疗肾盂肿瘤

肾盂癌以尿路上皮癌最为多见，鳞状细胞癌和腺癌少见。尿路上皮癌常为多灶性，20% 以上的患者在诊断时已有多处而不是一处病变。近 50% 的患者同时发生膀胱癌。根治性肾输尿管全切除术是传统的基本的治疗方法。1982 年 Tomera 首先报告经皮肾盂镜肾盂肿瘤切除术；2004 年 Palou 报告应用经皮肾盂镜切除上尿路尿路上皮癌 34 例的长期随访结果，平均随访 51 个月，病灶切除率 41.2%，复发平均 24 个月，因肿瘤死亡 2 例。

**（一）适应证**

1. 孤立肾。

2. 对侧肾功能损害。

3. 局限性、低级别尿路上皮癌。

4. 双侧上尿路尿路上皮癌。

**（二）禁忌证**

1. 浸润性或恶性程度高的尿路上皮癌。

2. 难以治疗的凝血功能障碍者。

3. 患肾无功能者。

4. 合并下尿路无法切除的尿路上皮癌。

5. 合并远处转移者。

6. 肿瘤直径大于 2cm 者。

**（三）术前准备**

特别注意 IVP、CTU、膀胱镜和输尿管镜检查，了解肿瘤数目、大小、范围和浸润程度。其他术前准备同经皮肾镜钬激光碎石手术。

**（四）手术方法**

①穿刺点的选择：通过影像学了解肿瘤位置。对肿瘤位于肾上、中盏者，选择下肾盏穿刺；肿瘤位于肾盂、肾下盏或输尿管上段者，选择穿刺肾中盏；②扩张和建立经皮肾通；③寻找肿瘤：置入肾盂镜后寻找肿瘤，肾盂灌注用蒸馏水，灌注压力<40cmH$_2$O，找到肿瘤后取肿瘤组织送冷冻切片检查，如病理切片符合要求者，则行内镜肿瘤切除；④切除肿瘤：切除肿瘤范围包括肿瘤及肿瘤边缘 0.5cm 正常黏膜。对有蒂的肿瘤可直接用抓钳去除肿瘤后用钬激光或电灼止血。此外，在切除肿瘤时避免损伤肾实质的动脉血管；⑤安置引流管：术毕顺行安放双 J 管和肾盂引流管。

**（五）术后处理**

①术后处理与 PCNL 类同；②术后 4~14 天，从原皮肾通道行二期肾盂镜复查。如有肿瘤残留可再次电灼或钬激光切除；如无肿瘤残留，可行原肿瘤边缘组织活检。二期复查后 2~4 天，对证实肿瘤已切除者，拔除肾造瘘管，换入 8F 肾盂引流管，作后期肾盂内灌

注化疗之用；③二期肾盂镜复查后后一周开始，通过肾盂引流管滴注化疗，每周一次，总共 6 次。滴注压力<25cmH$_2$O，滴注药物为丝裂霉素 40mg 加蒸馏水 100ml，持续滴注 1 小时，或表柔比星 50mg 加蒸馏水 100ml，持续滴注 1 小时，或卡介苗（Pasteur 菌株 BCG 150mg 加生理盐水 250ml 持续滴注 3 小时；Connaught 菌株 BCG 81mg 加生理盐水 250ml，持续滴注 3 小时）。

### （六）随访

术后一年每 3 月复查一次 IVP 或 CTU 和膀胱镜检查。此后每年复查一次。

### （七）并发症

经皮肾盂镜治疗肾盂尿路上皮肿瘤并发症与 PCNL 类同。此外还有与滴注化疗药物相关的反应。术中应用蒸馏水、注意低灌注压力可以减少肿瘤种植和血内播散机会，术后应用化疗药物可以减少向输尿管或膀胱种植可能。

• 主要参考文献 •

1. Liu Dingyi，He Hongchao，et al. Ureteroscopic lithotripsy using holmium laser for 187 patients with proximal stones. Chin Med J，2012：125（9）：1542-1546

2. 刘定益，王建，唐崎，等. 输尿管镜钬激光治疗输尿管结石 1015 例疗效分析. 中国微创外科杂志，2015，15（8）：695-698

3. 郭应禄、周利群. 主译. 坎贝尔-沃尔什泌尿外科学［M］. 2009 版. 北京：北京大学医学出版社，1439-1645

4. 那彦群，叶章群，孙颖浩，等. 中国泌尿外科疾病诊断指南［M］. 2014 版. 北京：人民卫生出版社，245-340

5. 黄健，孙颖浩. 泌尿外科微创技术标准化教程［M］. 2013 版. 武汉：华中科技出版社，41-94.

6. 梅骅，陈凌武，高新. 泌尿外科手术学［M］. 第 3 版. 北京：人民卫生出版社，686~709.

7. 刘定益，巢志复，经浩，等. 膀胱镜下肾盂输尿管连接处狭窄内切开的初步报告. 内镜，1992：9（1）：48-49

8. 刘定益，巢志复，车文骏，等. 经皮肾造瘘取石 31 例报告 临床泌尿外科杂志，1988：3：179-182

9. 刘定益，巢志复，何小舟，等. 经皮肾穿刺取石的并发症及其防治. 临床泌尿外科杂志，1989：4（3）：135-136

10. 刘定益，张祖豹，吴瑜璇，等. B 超引导下经皮肾盂穿刺造瘘临床应用体会，江苏医药，1998（24）：12：901

11. 刘定益，王建. 输尿管镜下钬激光碎石肾包膜下血肿漏诊 1 例分析. 中国误诊杂志，2010；10（27）：6624

12. 刘定益，王建，唐崎，等. 输尿管硬镜联合软镜钬激光治疗肾盂 2~3cm 结石 42 例报告. 中国微创外科杂志，2015，15（9）：827-829

13. 刘定益，陈其智：腔内手术治疗输尿管狭窄（附 11 例报告）. 中华泌尿外科杂志，1995：1：15-17

14. 刘定益，王建，唐崎，等. 输尿管镜下钬激光治疗输尿管阴性结石. 南昌大学学报（医学版），2013，53（6）：49-51

15. 刘定益，王建，王名伟，等. 提高输尿管镜钬激光治疗输尿管上段结石成功率的体会. 临床泌尿外科杂志，2010；25（3）：189-191

16. 刘定益，王建，张翀宇，等. 输尿管镜钬激光治疗输尿管结石合并息肉. 中国微创外科杂志，2011，11（8）：741-742

17. 刘定益，王建，唐崎，等. 输尿管肿瘤 19 临床分析. 现代泌尿外科杂志，2011，16（6）：563-564

18. 刘定益，王建，唐崎，等. 输尿管软镜在治疗输尿管上段漂移结石中的应用. 中国微创外科杂志，2013，19（148）：603-605

19. 中华医学会泌尿外科分会，中国泌尿系结石联盟. 软性输尿管镜术中国专家共识. 中华泌尿外科杂志，2016. 37（8）：561-565